MINISTÈRE DE L'INSTRUCTION PUBLIQUE

CAISSE NATIONALE DES RECHERCHES SCIENTIFIQUES

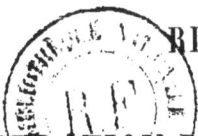

RECHERCHES

SUR

L'ÉPURATION BIOLOGIQUE ET CHIMIQUE

DES EAUX D'ÉGOUT

EFFECTUÉES A L'INSTITUT PASTEUR DE LILLE

ET A LA STATION EXPÉRIMENTALE DE LA MADELEINE

PAR

LE Dʀ A. CALMETTE

Membre correspondant de l'Institut et de l'Académie de Médecine

ET

E. ROLANTS

Chef de laboratoire à l'Institut Pasteur de Lille
Auditeur au Conseil Supérieur d'Hygiène publique de France

AVEC LA COLLABORATION DE MM.

E. BOULLANGER
Chef de laboratoire à l'Institut Pasteur de Lille

F. CONSTANT
Préparateur à l'Institut Pasteur de Lille

SEPTIÈME VOLUME

PARIS

MASSON ET Cⁱᵉ, ÉDITEURS

120, BOULEVARD SAINT-GERMAIN

1912

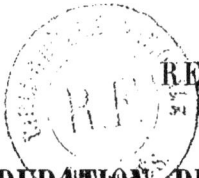

RECHERCHES

SUR

L'ÉPURATION BIOLOGIQUE ET CHIMIQUE

DES EAUX D'ÉGOUT

69846. — Imprimerie Lahure, 9, rue de Fleurus, à Paris.

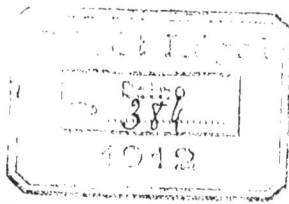

MINISTÈRE DE L'INSTRUCTION PUBLIQUE

CAISSE NATIONALE DES RECHERCHES SCIENTIFIQUES

RECHERCHES

SUR

L'ÉPURATION BIOLOGIQUE ET CHIMIQUE DES EAUX D'ÉGOUT

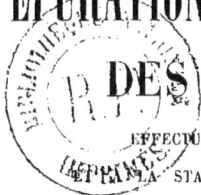

EFFECTUÉES A L'INSTITUT PASTEUR DE LILLE

ET A LA STATION EXPÉRIMENTALE DE LA MADELEINE

PAR

LE Dᴿ A. CALMETTE

Membre correspondant de l'Institut et de l'Académie de Médecine

ET

E. ROLANTS

Chef de laboratoire à l'Institut Pasteur de Lille
Auditeur au Conseil Supérieur d'Hygiène publique de France

AVEC LA COLLABORATION DE MM.

E. BOULLANGER
Chef de laboratoire à l'Institut Pasteur de Lille

F. CONSTANT
Préparateur à l'Institut Pasteur de Lille

SEPTIÈME VOLUME

PARIS

MASSON ET Cᶦᵉ, ÉDITEURS

120, BOULEVARD SAINT-GERMAIN

1912

RECHERCHES

sur

L'ÉPURATION BIOLOGIQUE ET CHIMIQUE
DES EAUX D'ÉGOUT

CHAPITRE PREMIER

CONSIDÉRATIONS SUR LE PROJET DE LOI
RELATIF AUX MESURES A PRENDRE CONTRE LA POLLUTION
ET EN VUE DE LA CONSERVATION DES EAUX

Les résultats des recherches que nous poursuivons depuis bientôt dix ans sur l'épuration biologique et chimique des eaux résiduaires ont, dans une certaine mesure, servi de base aux membres de la Commission instituée par décret du 25 mars 1907 pour l'élaboration du projet de loi relatif aux mesures à prendre contre la pollution et en vue de la conservation des eaux.

Il nous sera donc permis de discuter ici les objections ou les desiderata formulés par quelques grandes corporations industrielles au sujet de certains articles de ce projet.

La Chambre de commerce de Paris et l'Union des Fabricants de papiers de France, tout en reconnaissant le caractère d'intérêt général présenté par le projet dont il s'agit, estiment qu'il conviendrait d'en amender plusieurs articles pour le rendre acceptable par les industriels qui sont les principaux intéressés dans la question.

On pourrait, à notre avis, leur donner satisfaction sans compromettre les intérêts généraux qu'il s'agit de sauvegarder en modifiant le texte des articles 1, 2, 3 et 21 dans le sens que nous indiquerons ci-après; mais nous ne saurions protester avec trop d'énergie contre cette thèse énoncée par

M. Pascalis dans son rapport présenté au nom de la Commission de Législation commerciale et industrielle, et adopté par la Chambre de commerce de Paris ([1]), que l'application de la loi n'apparaîtrait possible *qu'à la suite d'un ensemble d'études sur l'épuration des eaux dont les résultats, rendus publics, auraient la sanction de l'expérience.*

« Nous estimons, ajoute le rapporteur, qu'une enquête complète et détaillée sur la nature des résidus industriels et les traitements dont ils seraient susceptibles, devrait précéder toute mesure législative de cet ordre. »

Il est regrettable que ni la Chambre de commerce de Paris ni même son rapporteur n'aient eu connaissance des recherches que, depuis 1904, nous avons poursuivies sur ce sujet grâce au concours de la Caisse Nationale des Recherches Scientifiques. Dans les six volumes que nous avons publiés successivement, nous avons pris soin d'exposer, avec les résultats de nos travaux, ceux des chimistes, des ingénieurs sanitaires, des bactériologistes et des industriels étrangers. Nous avons décrit dans tous leurs détails les procédés d'épuration appliqués aux diverses eaux résiduaires industrielles et nous avons pris soin d'indiquer dans quelles conditions ou dans quelles circonstances tel ou tel de ces procédés devait être choisi.

Le côté économique de la question n'a jamais cessé de nous préoccuper, car nous n'ignorons pas de quels ménagements il convient d'entourer les industries qui font vivre les travailleurs et qui créent la richesse de la France. Aussi le principal objectif que nous avons toujours cherché à réaliser était-il de permettre aux industriels et aux villes d'épurer leurs eaux résiduaires avec le minimum de dépenses et en s'affranchissant de l'obligation de recourir à des systèmes ou à des appareils protégés par des brevets. Nous estimons, en effet, que s'il est juste qu'un inventeur tire le plus grand profit possible d'une idée dont l'application peut enrichir les industriels ou les commerçants qui la mettent volontairement en pratique, il serait injuste d'imposer aux industriels ou aux villes l'obligation de payer des droits de brevets pour assurer

([1]) Séance du 14 juin 1911.

la protection des rivières ou des nappes souterraines et la
sauvegarde de la santé publique, alors que cette protection
ou cette sauvegarde ne leur procurent à eux-mêmes aucun
bénéfice particulier.

Chacun peut donc trouver dans nos travaux et dans les
publications qui les ont fait connaître les éléments d'infor-
mation dont il a besoin et nous ne croyons pas téméraire
d'affirmer qu'avec ces données, complétées par les quelques
expériences de mise au point, toujours indispensables dans
chaque industrie, *il n'y a pas d'eau résiduaire qui ne soit susceptible d'être épurée convenablement.* Avec un minimum de
dépenses inévitables, tout industriel est sûrement en mesure
de satisfaire aux conditions qui lui sont dictées par le projet
de loi sur la conservation des eaux, et il est impossible de ne
pas admettre la nécessité de garantir cette conservation,
chaque citoyen étant également intéressé à protéger sa santé
et ayant également besoin de puiser aux rivières ou aux
nappes souterraines pour son alimentation ou pour le service
de son industrie.

La réserve qui précède étant admise, nous ne faisons
aucune difficulté à reconnaître le bien fondé de quelques-unes
des critiques que la Chambre de commerce de Paris et
l'Union des Fabricants de papiers de France ont formulées
contre certaines dispositions du projet de loi. Aussi n'hési-
tons-nous pas à proposer les modifications de texte qui nous
paraissent acceptables tout en garantissant le maintien des
prescriptions essentielles.

Pour expliquer plus clairement en quoi consistent ces modifications, nous croyons utile de reproduire, précédé de son
exposé des motifs, d'abord le texte élaboré par la Commission plénière du Ministère de l'agriculture, tel qu'il est présenté au Parlement, puis les critiques de la Chambre de commerce de Paris et celle de l'Union des Fabricants de papiers
de France, et enfin le texte de conciliation qui nous paraîtrait
devoir être adopté par le Parlement.

PROJET DE LOI

RELATIF AUX

MESURES A PRENDRE CONTRE LA POLLUTION

ET EN VUE DE LA

CONSERVATION DES EAUX

PRÉSENTÉ

au nom de M. Armand FALLIÈRES, Président de la République
par M. RAYNAUD, Ministre de l'Agriculture
et par M. Louis PUECH, Ministre des Travaux Publics
des Postes et des Télégraphes

EXPOSÉ DES MOTIFS

Messieurs,

La pollution sans cesse croissante des eaux ne constitue pas seulement un danger pour la salubrité, elle menace encore de compromettre l'utilisation des ressources hydrauliques de notre territoire. Depuis quelques années, de toutes les régions, s'élèvent des plaintes justifiées contre cette situation désastreuse et il importe d'y porter promptement remède dans l'intérêt de la santé et de la richesse publiques. Souillées par les déchets de la vie humaine, par les résidus de l'industrie qui y sont apportés par les égouts ou qui y sont déversés directement, les eaux de la plupart de nos rivières perdent leur pureté naturelle, deviennent impropres aux multiples usages auxquels elles devraient pouvoir servir et constituent même assez souvent des foyers d'épidémies. Le mal n'est d'ailleurs pas limité aux eaux superficielles et les causes de contamination des eaux souterraines augmentent tous les jours, au moment même où l'emploi des eaux de cette provenance prend une importance de plus en plus grande et s'étend de l'alimentation publique à l'industrie, aux besoins agricoles et domestiques des populations rurales.

Chargé d'assurer la police et la conservation des eaux non domaniales, de diriger toutes ces eaux vers un but d'utilité générale, le Ministère de l'Agriculture ne pouvait manquer de se préoccuper de chercher à mettre fin aux inconvénients de toutes natures que présente leur pollution. Tout d'abord, dans tous les départements, les préfets ont édicté des règlements de police sur les cours d'eau non navigables, dont les dispositions sont conformes à un modèle que la Direction de l'Hydraulique et des Améliorations Agricoles a préparé pour remplacer, en le complétant, celui qui avait été abrogé précédemment comme ne concordant plus avec la loi du 8 avril 1898 sur le régime des eaux. Entre autres prescriptions, ces arrêtés préfectoraux réglementaires soumettent à l'autorisation administrative tous les déversements et interdisent ceux qui sont susceptibles de nuire *à la salubrité, à l'écoulement ou à l'utilisation des eaux*. La circulaire qui accompagnait et commentait le modèle de règlement de police [1] faisait d'ailleurs ressortir qu'il n'est pas moins essentiel pour l'intérêt général de préserver les eaux de la contamination que d'assurer leur libre écoulement, et elle recommandait aux ingénieurs du service hydraulique de veiller avec le plus grand soin à la stricte observation des précautions destinées à sauvegarder la pureté des rivières.

Cependant, l'Administration se rendait parfaitement compte des difficultés que rencontrerait dans la pratique l'application des dispositions qu'elle venait de prescrire, et pour en obtenir tous les effets possibles, elle jugea qu'il y aurait un sérieux intérêt à régler d'une manière toute spéciale la procédure à suivre en ce qui concerne les déversements opérés par les égouts et par les établissements classés comme dangereux, insalubres ou incommodes. Des mesures particulières étaient indiquées dans ces deux cas, d'une part parce que ces déversements constituent les causes principales de ces contaminations, d'autre part, parce que l'intervention administrative devant nécessairement s'exercer pour autoriser les égouts et les établissements classés, il est possible de profiter de cette circonstance pour réglementer parallèlement leurs évacuations dans les rivières.

Le Ministre de l'Agriculture s'est donc entendu avec le Ministre de l'Intérieur en ce qui concerne les égouts communaux, et avec le Ministre du Commerce et de l'Industrie en ce qui touche les établissements classés, pour fixer les formalités à observer pour la réglementation par le service hydraulique des déversements dans les cours d'eau non navigables des eaux usées qui en proviennent. Une circulaire du 20 août 1906 a porté à la connaissance des préfets cette procédure qui permet de réduire autant que possible

_____

[1] Voir ces *Recherches*, vol. III, p. 246.

les formalités tout en donnant à l'Administration plus de facilités pour exercer son contrôle.

L'effort ainsi tenté par le Département de l'Agriculture pour protéger les eaux non domaniales dont il a la gestion ne fut pas limité aux cours d'eau non navigables ; il s'étendit aux eaux souterraines. Depuis plusieurs années déjà, la Direction de l'Hydraulique et des Améliorations Agricoles procède, avec le concours du comité d'études scientifiques institué auprès d'elle, à un inventaire des richesses hydrauliques du sous-sol, en vue de déterminer leur importance si mal connue et de faciliter leur utilisation : la préservation des ressources aquifères dont elle s'efforce de développer la mise en valeur s'imposait donc à sa vigilance. En vue d'atteindre les causes de contamination en dehors des périmètres de protection des eaux servant à l'alimentation, qui peuvent être constitués en vertu de la loi sur la santé publique, le Ministre de l'Agriculture s'est mis d'accord avec le Ministre de l'Intérieur pour que les opérations d'épandage effectuées par les communes soient réglementées à la suite de conférences entre les ingénieurs du service hydraulique et les représentants des services municipaux intéressés. A la suite de cette entente, la circulaire du 20 août 1906, dont il a été déjà parlé, a donné aux préfets des instructions qui indiquent les moyens de mettre les eaux souterraines et les sources à l'abri des inconvénients d'entreprises dont la nocivité peut être particulièrement redoutable,

Les mesures qui viennent d'être indiquées ont rencontré, dès qu'elles ont été prises, une approbation qui témoigne de l'étendue du mal dont les usagers des eaux ont à souffrir. De toutes parts, dans des Congrès, dans des réunions d'associations, dans des brochures, les hygiénistes, les industriels, les agriculteurs, les pêcheurs furent unanimes pour donner leur adhésion à la réglementation édictée par le Ministre de l'Agriculture et pour lui demander de poursuivre sans relâche la lutte contre la pollution des eaux. Malheureusement, l'expérience a démontré que les nouvelles prescriptions ne pouvaient à elles seules apporter un remède satisfaisant, et l'Administration a rapidement reconnu qu'il était indispensable de les compléter sur différents points et de trancher certaines difficultés rencontrées dans leur application : en particulier, l'absence de sanctions suffisantes risquait de rendre stérile l'œuvre entreprise. Il était d'ailleurs impossible, pour y suppléer, de faire appel à d'autres dispositions des lois en vigueur, car ces lois ne peuvent, comme le démontreront les explications détaillées données plus loin, fournir pratiquement les moyens de répression qui sont nécessaires. Si l'on veut obtenir les heureux résultats qu'on s'était efforcé de réaliser, il faut atteindre les auteurs des déversements nuisibles avec assez d'énergie pour que les précautions prises dans le but d'éviter la souillure des eaux soient exactement respectées.

L'intervention du Parlement s'impose donc pour pouvoir frapper les délinquants de pénalités sévères. Les problèmes à résoudre sont d'ailleurs si nombreux et si complexes, les intérêts à concilier sont si divers qu'une législation spéciale peut seule permettre d'assurer efficacement la protection des eaux. L'exemple des nations étrangères renseigne utilement à cet égard.

En Angleterre, où la question de la contamination des ressources aquifères émeut tout particulièrement l'opinion publique, sont intervenues, depuis 1865, une série de lois réglementaires, parmi lesquelles il faut citer, à cause de son importance exceptionnelle, « The river's pollution presentation act 1876 », dont les prescriptions ont été arrêtées en s'inspirant des travaux d'une grande Commission contre la pollution des rivières (« River's pollution Commission »). Cette réglementation était à peine en vigueur que l'on se préoccupait de la perfectionner, et les recherches se poursuivent encore actuellement dans ce sens. La législation anglaise, déjà très stricte, doit encore être rendue plus étroite, et le fait est d'autant plus caractéristique que les usages de ce pays sont hostiles à l'intervention administrative, qu'ils laissent en général aux particuliers le soin de recourir après coup aux tribunaux lorsqu'un dommage leur est causé. Aux États-Unis, les législations des divers États renferment des dispositions souvent très étendues pour s'opposer à la contamination des eaux. En Allemagne, les lois diffèrent suivant les pays. La loi générale sur les eaux du royaume de Wurtemberg, en date du 1er décembre 1900, renferme, en vue de remédier à la pollution, de nombreux articles qui sont commentés et renforcés par une ordonnance du 16 novembre 1901. En Prusse, une ordonnance très complète du 20 février 1910 a réglementé la matière en attendant le vote d'un projet de loi en préparation. Dans les autres États allemands, comme dans les autres nations de l'Europe, la législation, quoique moins étendue, se préoccupe également de la protection des eaux.

Ainsi, les exemples de l'étranger conduisent, comme les leçons tirées en France de l'application des mesures prises par le service hydraulique, à reconnaître la nécessité de soumettre au Parlement un projet de loi pour défendre les eaux contre la pollution. Dans le but de préparer le texte de ce document, une Commission a été instituée auprès de la Direction de l'Hydraulique et des Améliorations Agricoles par un décret du 22 mars 1907 rendu sur la proposition de M. Ruau, Ministre de l'Agriculture. Dans cette Commission ont été groupés tous les éléments susceptibles de donner un avis éclairé sur les questions si délicates à résoudre : à côté de membres du Parlement, de fonctionnaires de différentes Administrations compétentes, de jurisconsultes, prirent place des techniciens de divers ordres (hygiénistes, bactériologistes, chimistes, géologues, etc.), et des représentants des multiples intérêts en cause (industriels, agriculteurs, pêcheurs, etc.). En traçant à la Commission le programme détaillé de ses travaux, l'Administration ne lui signalait pas seulement la nécessité d'obvier à l'insuffisance des moyens de répression dont elle dispose, elle insistait encore sur l'intérêt capital qui s'attacherait à *prévenir* les opérations nuisibles. Elle lui recommandait encore de s'efforcer, avant tout, de mettre un terme à la contamination sans cesse croissante des eaux *sans imposer aux communes et à l'industrie des charges inacceptables*, car elle estimait cette condition indispensable pour aboutir à une œuvre viable.

La Commission, pour mener à bien la mission si difficile qui lui était confiée, s'est divisée en Sous-Commission de législation et d'administration et en Sous-Commissions techniques. A la Sous-Commission de législation devait incomber le soin d'établir un projet de loi, tandis que les sections techniques étaient chargées d'élucider les questions d'ordre technique dont la solution est indispensable pour permettre de prendre les mesures réglementaires qui doivent compléter la loi à intervenir et assurer son application. Les travaux de ces Sous-Commissions se sont poursuivis parallèlement sans relâche pendant plus de trois ans.

Les dispositions élaborées par la section de législation (¹) ont été revisées et amendées par la Commission plénière, en tenant compte notamment des observations formulées par les sections techniques qui, dans leur examen des mesures proposées, s'étaient surtout préoccupées de leurs facilités d'application.

Ce projet de loi « contre la pollution et en vue de la conservation des eaux non domaniales » (²) répondait parfaitement aux vues que

---

(¹) La section de législation, après une étude approfondie des divers projets de loi dont elle était saisie, a pris pour base de ses travaux les propositions formulées par l'Administration. Après avoir longuement discuté le projet préparé par cette dernière, elle a chargé un Comité de rédaction du soin de le revoir dans tous ses détails et elle a revisé le texte que ce Comité avait préparé en s'inspirant des observations présentées au cours de la discussion générale.

Pour tenir le plus grand compte des nécessités de la pratique, le Comité de rédaction avait été formé, en dehors de jurisconsultes et de représentants de l'Administration, de techniciens de divers ordres et de représentants des intérêts industriels. Il était ainsi composé : MM. Salles, inspecteur général des ponts et chaussées, président de la Commission de l'hydraulique, *président*; Bonjean, chimiste, membre et chef du laboratoire du Conseil supérieur d'hygiène publique de France ; Bellanger, président de l'Association des établissements classés de France; Dabat, directeur de l'hydraulique et des améliorations agricoles; Defert, avocat au Conseil d'État et à la Cour de cassation ; Martel, géologue, membre du Conseil supérieur d'hygiène publique de France; Ory, président du Consortium d'assainissement du Nord; Pascalis, président du Syndicat des produits chimiques; de Thélin, inspecteur général de l'Hydraulique; Thérel, préfet de l'Yonne; Thibault, chef de bureau à la Direction de l'hydraulique ; Troté, ingénieur des ponts et chaussées, chef du service technique hydraulique, *rapporteur*.

(²) Les lois des 22 décembre 1789-janvier 1790 et du 8 avril 1898, qui ont l'Administration avait exprimées au début des travaux de la Commission.

Avant de saisir les Chambres de ce projet de loi, le Ministre de l'Agriculture l'a soumis, d'une part, au Ministre de l'Intérieur qu'il intéresse doublement au point de vue de ses conséquences pour l'hygiène publique et de sa répercussion sur les finances communales; d'autre part, au Ministre du Commerce et de l'Industrie, qu'il concerne en ce qui touche les sujétions imposées à l'industrie. Ces deux Administrations ont donné leur adhésion complète et sans réserve aux dispositions projetées, à l'élaboration desquelles leurs représentants avaient, d'ailleurs, participé.

Le dépôt du projet de loi devant le Parlement allait être effectué lorsque M. le Ministre des Travaux publics exprima le désir qu'il lui fût communiqué en vue d'examiner s'il ne serait pas possible d'adopter une législation uniforme sur toutes les rivières, qu'elles fussent navigables ou non. Le projet de loi préparé par le Département de l'Agriculture ne s'appliquait, en effet, qu'aux eaux non domaniales dont il a gestion (cours d'eau non navigables, eaux souterraines), et il lui avait paru, pour de multiples raisons, qu'un projet de loi spécial devrait régler la question de la protection des cours d'eau du domaine public.

Tout d'abord, les différences entre le régime légal des deux catégories de cours d'eau sont si profondes qu'il semblait difficile de prendre des mesures d'ensemble : c'est d'ailleurs à cette conclusion que sont arrivés le Parlement, comme les deux Départements ministériels intéressés, lorsqu'il s'est agi de modifier la législation en vigueur en ce qui touche les usines hydrauliques.

D'autre part, la nécessité de remédier à la pollution des eaux présente une importance primordiale pour les eaux non domaniales. La loi sur la santé publique ne permet de sauvegarder que très imparfaitement la pureté des eaux souterraines, et il importe d'autant plus de la défendre que les difficultés rencontrées pour déverser dans les rivières les eaux usées de toute nature conduisent inévitablement les industriels comme les villes à chercher à s'en débarrasser dans les profondeurs du sol.

Le problème n'est pas moins capital sur les cours d'eau non navigables pour de multiples raisons : leur développement est incomparablement supérieur à celui des rivières navigables puisque

---

chargé l'autorité administrative de la conservation des rivières, ne se sont pas moins préoccupées de les protéger au point de vue de leur qualité que de leur quantité et elles ont entendu empêcher que leur cours naturel ne puisse être détourné (conservation du lit) que leur pureté ne puisse être compromise (conservation des eaux). Dans ces conditions, il a paru que, pour synthétiser les dispositions nouvelles, il convenait d'indiquer qu'elles étaient destinées à la fois à combattre la pollution des eaux et à assurer leur conservation, comme l'avait déjà prescrit la législation antérieure.

le réseau des voies de navigation comprend 7980 kilomètres, alors
que les autres cours d'eau s'étendent sur 270000 kilomètres et leur
faible débit rend beaucoup plus facile leur contamination par les
évacuations des égouts et des établissements industriels. De plus,
il convient de remarquer que la lutte contre la pollution présente,
en dehors de son intérêt pour la salubrité et pour la pêche, commun à toutes les eaux du territoire, une nécessité spéciale pour
les rivières non domaniales, qui sont particulièrement utilisées pour
l'alimentation, pour l'agriculture et pour l'industrie.

Enfin, il faut ajouter que pour ne pas perdre le fruit des mesures
déjà prises par le service hydraulique, il est essentiel que les dispositions législatives destinées à les compléter et à permettre d'en
tirer efficacement parti ne se fassent pas attendre : en compliquant
le problème à résoudre, on risquait de retarder des réformes qu'il
est urgent de faire aboutir.

A la suite de l'examen auquel il a procédé, M. le Ministre des
Travaux publics a reconnu que les avantages d'une législation
commune aux deux catégories de cours d'eau étaient tels qu'il n'y
avait pas lieu de s'arrêter aux difficultés que soulevaient les diver-
gences de leur législation, notamment en ce qui touche l'ordre des
tribunaux chargés de réprimer les infractions commises. Il a donc
admis que le texte préparé par l'Administration de l'Agriculture
devait être étendu aux cours d'eau navigables, sauf à y apporter
les simples changements de pure forme que nécessitait cette extension.

Le Ministre de l'Agriculture ne pouvait, dans ces conditions,
que donner son adhésion à la proposition de son collègue de s'asso-
cier à l'œuvre qu'il avait entreprise, et à se féliciter d'une entente
qui, en réunissant les efforts des deux Administrations intéressées,
facilitera l'adoption par le législateur des mesures qui s'imposent.

Le projet de loi qui est actuellement déposé ne vise donc plus
seulement les eaux *qui ne font pas partie du domaine public* ; il est
relatif « aux mesures à prendre *contre la pollution et en vue de la
conservation des eaux* » : il s'applique à la fois aux *eaux souterraines, aux cours d'eau non navigables ni flottables, aux rivières
navigables et flottables*. Son texte ne diffère, d'ailleurs, de celui
proposé par la Commission instituée par le décret du 22 mars 1907
auprès de la direction de l'Hydraulique et des Améliorations Agricoles, que par les changements de rédaction nécessaires en vue
d'étendre aux rivières du domaine public les articles relatifs aux
cours d'eau non navigables.

Pour justifier les dispositions prévues, il est indispensable de
faire ressortir tout d'abord que la législation actuelle ne peut
fournir les moyens de combattre la contamination des eaux en
envisageant séparément les eaux non domaniales (cours d'eau non
navigables, eaux souterraines) et les eaux domaniales (rivières

navigables et flottables). Les bases de la nouvelle législation seront ensuite discutées de façon à permettre de mieux apprécier par une étude d'ensemble le but et l'efficacité des mesures proposées. Enfin, les divers articles du projet de loi soumis au Parlement seront analysés et commentés successivement.

Insuffisance de la Législation actuelle pour protéger les Eaux contre la pollution.

EAUX NON DOMANIALES

COURS D'EAU NON NAVIGABLES NI FLOTTABLES

Déversements particuliers. — Si l'on se préoccupe tout d'abord des déversements nuisibles effectués par des particuliers, on constate que leur répression est avant tout arrêtée par l'inefficacité de sanctions applicables dans la législation existante. Les pénalités encourues sont en effet, ou insignifiantes, ou si sévères qu'elles ne sont pas pratiquement appliquées. Les diverses lois ou règlements en vigueur dont l'application peut être envisagée sont les suivants : règlements de police sur les cours d'eau non navigables ni flottables; lois du 5 avril 1884 sur l'organisation municipale et du 21 juin 1898 sur la police rurale; loi du 15 février 1902 sur la santé publique; législation concernant la pêche; décret du 15 octobre 1810, sur les établissements classés comme dangereux, incommodes ou insalubres.

Les règlements de police sur les cours d'eau non navigables édictés dans les conditions qui ont été indiquées précédemment à la suite de la loi du 8 avril 1898 sur le régime des eaux, renferment des prescriptions dont l'observation suffirait à protéger ces cours d'eau contre la pollution. Mais celles-ci n'ont d'autres sanctions que les peines prévues par l'article 471, § 15, du Code pénal, c'est-à-dire une amende insignifiante de 1 à 5 francs.

Il n'est pas possible de tirer un meilleur parti des lois du 5 avril 1884, sur l'organisation municipale, du 21 juin 1898 sur la police rurale et du 15 février 1902 sur la santé publique. Les deux premières donnent aux maires le droit d'intervenir en faveur de la salubrité, mais celle-ci n'est en général sérieusement menacée que dans les cas où les matières déversées sont très putrescibles et où les eaux qui les reçoivent sont stagnantes. D'autre part, les seules dispositions de la loi sur la santé publique permettant d'assurer la protection des eaux courantes sont celles relatives aux règlements sanitaires municipaux dont les modèles types préparés par le Ministre de l'Intérieur, renferment un article interdisant l'évacua-

tion des vidanges dans les rivières. Ces prescriptions ont été édictées beaucoup plus dans un but d'hygiène générale que pour sauvegarder les cours d'eau. Leur application comme celle des lois du
5 avril 1884 et du 21 juin 1898, appartient aux maires, qui, sauf
des cas exceptionnels, ont une répugnance manifeste à sévir.
Auraient-ils d'ailleurs la volonté de réprimer les déversements nuisibles, que leurs arrêtés n'auraient, comme le règlement de police.
d'autre sanction que l'article 471 du Code pénal.

Si l'on passe à l'examen de la législation sur la pêche, on voit qu'en
pratique, elle n'offre pas de moyens plus énergiques de répression.
L'article 25 de la loi du 15 avril 1829 qui a abrogé les anciens
règlements relatifs à la pêche, punit d'une amende de 50 à 100 francs
et d'un emprisonnement de un à trois mois celui qui a jeté des
drogues ou appâts de nature à enivrer le poisson ou à le détruire.
Bien que l'exposé des motifs et la discussion de la loi de 1829
montrent de la manière la plus nette que l'article 25 ne vise que
la répression des procédés illicites de pêche, la jurisprudence,
après de longues hésitations, a fini par admettre que ces dispositions s'appliquaient aux déversements industriels. Mais en présence
du paradoxe légal qui punit de prison celui qui détruit le poisson,
et qui ne frappe que d'une amende dérisoire celui qui peut menacer
la santé humaine ou compromettre l'agriculture et l'industrie, les
tribunaux ne consentent que d'une façon exceptionnelle à faire
application de l'article 25 aux industriels. Cette résistance de l'autorité judiciaire jointe à la sérieuse difficulté de faire la preuve que
la mortalité constatée chez les poissons provient des déversements
opérés par une usine déterminée a eu pour effet de faire, pour
ainsi dire, renoncer les services chargés de pêche à chercher à
appliquer la loi de 1829 aux évacuations industrielles. Sauf des cas
exceptionnels, la protection du poisson contre la pollution des
eaux est actuellement demandée à des arrêtés préfectoraux pris en
vertu du décret du 5 mars 1897, interdisant l'évacuation des matières susceptibles de nuire aux poissons et ces arrêtés n'ont eux
aussi d'autre sanction que celle prévue par l'article 471 du Code
pénal.

Il reste enfin à envisager l'application du décret du 15 octobre
1810 sur les établissements classés comme dangereux, incommodes
ou insalubres. Les dispositions insérées dans les arrêtés d'autorisation des établissements classés ne concernent en principe que
les précautions à prendre pour remédier aux risques du voisinage
et les mesures qu'elles peuvent prescrire en ce qui touche l'épuration des résidus industriels ne visent pas directement la protection
des cours d'eau où ils peuvent être déversés. Mais, à la suite de
l'accord intervenu entre le Ministre de l'Agriculture et le Ministre
du Commerce et de l'Industrie et dont la portée a été indiquée
précédemment, la procédure nouvelle adoptée permet de statuer

simultanément sur l'autorisation concernant l'établissement projeté et sur celle relative à l'évacuation dans une rivière des eaux
usées. Il est ainsi possible d'atteindre la violation des conditions
imposées pour le déversement des mêmes sanctions que celles qui
peuvent être appliquées si l'industriel n'observe pas les autres
prescriptions de son autorisation. Quelles sont ces sanctions?
D'une manière générale celle que prévoit l'article 471, § 15, pour la
violation des règlements régulièrement faits, c'est-à-dire encore
une fois la même que celle dont dispose le service hydraulique
pour réprimer les infractions commises aux règlements de police
sur les cours d'eau non navigables. Il est vrai que le décret du
15 octobre 1810 donne à l'Administration le pouvoir de retirer l'autorisation accordée, mais cette pénalité qui entraînerait le chômage
des nombreux ouvriers occupés dans la manufacture nuirait à l'intérêt général en frappant l'industriel, de telle sorte qu'elle n'est
pour ainsi dire jamais appliquée.

En résumé, des indications précédentes il résulte incontestablement que les dispositions des lois et règlements en vigueur ne
peuvent permettre en pratique d'atteindre les auteurs des déversements nuisibles avec assez d'énergie pour que les mesures prises
dans l'intérêt de la conservation des eaux soient respectées.

Égouts communaux. — Les évacuations des eaux usées des communes sont moins nombreuses que celles provenant de l'industrie,
mais, étant données leur importance et leur nature, elles constituent l'une des causes principales de pollution des cours d'eau. A
la suite des accords intervenus entre le Ministre de l'Agriculture
et le Ministre de l'Intérieur et dont il a déjà été parlé, l'établissement des égouts demeure subordonné aux conditions qui sont
reconnues nécessaires par le service hydraulique pour sauvegarder
les cours d'eau où ces ouvrages aboutissent; en théorie, les évacuations de sewages communaux à l'état brut peuvent donc être
évitées, mais en pratique il est souvent difficile d'obtenir que les
communes n'échappent pas à l'obligation d'épurer leurs eaux.

Pour les y contraindre on ne saurait songer à l'application de
l'article 9 de la loi sur la santé publique qui permet dans certains
cas l'exécution d'office des travaux destinés à l'évacuation des eaux
usées. L'intervention administrative ne peut en effet s'exercer que
si la mortalité dans la commune a dépassé pendant trois ans le
chiffre de la mortalité moyenne de la France et les déversements
des eaux usées peuvent présenter les plus graves inconvénients
sans que les conditions sanitaires de la commune soient aussi
mauvaises. Il ne serait pas en général plus pratique d'avoir recours
aux articles 55, 36 et 37 de la loi de 1807 qui donnent le droit au
Gouvernement d'ordonner les travaux de salubrité qui intéressent
les villes et les communes et mettent les dépenses à la charge de

celles-ci. Il a bien été fait une application intéressante de cette loi à l'assainissement de l'Espierre qui reçoit les égouts des villes de Roubaix et de Tourcoing, mais ces mesures de coercition n'ont été adoptées qu'à la suite des plaintes incessantes de la Belgique où cette rivière coule à sa sortie de France. De plus, l'opération, étant donnée l'infection des eaux de l'Espierre, présentait nettement un caractère de salubrité que l'on ne pourrait mettre en avant toutes les fois qu'il serait nécessaire d'obliger une commune à épurer l'effluent de ses égouts.

Pas plus que la loi de 1902, la loi de 1807 ne peut donc donner les moyens de contrainte indispensables et en fait l'Administration est actuellement désarmée à l'égard des communes comme vis-à-vis des particuliers.

EAUX SOUTERRAINES

Les difficultés soulevées pour la protection des eaux souterraines sont encore plus nombreuses que celles rencontrées pour la préservation des cours d'eau. Les dispositions existantes sont en effet dépourvues de sanctions sérieuses et elles ont le grave inconvénient de laisser le plus souvent à l'autorité municipale le soin de prendre les mesures nécessaires. De plus, les prescriptions en vigueur sont insuffisantes si l'on veut remédier efficacement aux causes de pollution.

Pour justifier ces conclusions, il suffit de rappeler l'état présent de la législation. La loi du 15 février 1902 s'est efforcée de sauvegarder les eaux souterraines destinées à l'alimentation publique. L'article 10 prévoit la constitution de périmètres de protection où il est interdit de répandre des engrais humains et de forer les puits sans l'autorisation du Préfet. L'article 28 interdit l'abandon de cadavres d'animaux, de débris de boucherie, fumiers, matières fécales, et en général de résidus animaux putrescibles, dans les failles, gouffres, bétoires et excavations. D'autre part, le modèle de règlement sanitaire communal applicable aux villes, préparé par le Ministre de l'Intérieur, défend l'évacuation des eaux usées des habitations dans les puits et puisards absorbants.

La loi sur la police rurale contient également quelques prescriptions utiles pour préserver les eaux du sous-sol. L'article 19 prévoit que, en cas d'insalubrité constatée par la Commission sanitaire, le maire devra ordonner la suppression des fosses à purin non étanches et des puisards d'absorption. Sur l'avis de la même Commission, le maire peut interdire les dépôts de vidange ou de gadoues qui seraient de nature à compromettre la santé publique.

A l'exception de l'article 28 de la loi du 15 février 1902 (¹) les

_____

(¹) L'article 28 punit des peines portées aux articles 479 et 480 du Code pénal (11 francs à 15 francs d'amende, emprisonnement pouvant aller à dispositions précédentes n'ont comme sanction que l'article 471, § 15 du Code pénal, dont l'insuffisance a déjà été signalée à plusieurs reprises.

De plus la plupart des prescriptions existantes ont le défaut d'être confiées à la discrétion de l'autorité locale. Les maires sont peu disposés à appliquer des mesures dont ils n'apprécient pas toujours la nécessité et ils ne peuvent d'ailleurs que rencontrer les plus grandes difficultés pour exercer leur action.

Enfin, pour en finir avec les inconvénients de l'état de choses actuel, il reste à montrer que la constitution des périmètres de protection prévus par la loi de 1902 ne peut assurer que d'une manière très imparfaite la préservation des eaux souterraines. Tout d'abord la surface où l'épandage des engrais humains est interdit est nécessairement assez limitée ; les germes de pollution existant en dehors de ce périmètre subsistent donc et ils ne sauraient être négligés, car les études faites en France et à l'étranger sur la circulation souterraine des eaux démontrent, comme l'expérience, que les causes de contamination exercent leur action à des distances très lointaines.

D'autre part, à l'intérieur même du périmètre, les dangers résultant de l'évacuation des résidus industriels ne sont pas évités, et si des précautions convenables ne sont pas prises, cette situation peut présenter de sérieux dangers. Les substances toxiques provenant des déchets de l'industrie dissoutes par les eaux pluviales qui traversent le sol parviennent en effet le plus souvent aux ressources aquifères sans que le filtrage des couches souterraines ait exercé sur elles une action efficace. Arrivant dans des eaux dont la vitesse est très réduite, ne s'y diluant pas, ces principes nuisibles conservent presque indéfiniment leur action et risquent de causer les plus graves préjudices aux populations qui utilisent ces eaux.

Aux considérations précédentes, il faut ajouter que, quelle que soit l'efficacité des périmètres de protection, ils ne peuvent être constitués que pour sauvegarder les eaux d'une provenance déterminée, destinées à l'alimentation d'une commune, mais qu'ils ne sauraient empêcher que les eaux souterraines envisagées dans leur ensemble ne puissent être contaminées.

Il importe cependant de conserver à ces eaux leur qualité naturelle et c'est aux principales causes de contamination elles-mêmes qu'il faut remédier pour obtenir pratiquement ce résultat. Un premier pas a déjà été fait dans cette voie : conformément à l'entente intervenue entre le Ministre de l'Intérieur et le Ministre de l'Agriculture, qui a été signalée à plusieurs reprises, les projets commu-

---

5 jours) l'introduction de matières excrémentielles dans les sources, fontaines, conduites, etc., et des peines portées à l'article 257 (emprisonnement de 1 à 2 ans, amende de 100 francs à 500 francs) l'abandon *volontaire* de matières putrescibles dans les failles, gouffres, etc.

naux d'épandage doivent être soumis, avant leur exécution, au service hydraulique qui examine, de concert avec les représentants du service municipal, les meilleurs moyens pour préserver les eaux souterraines. Les conditions reconnues nécessaires à cet égard sont insérées dans l'acte déclarant d'utilité publique les travaux. Cette procédure permettrait de remédier à l'une des causes les plus graves de contamination si elle n'était, comme on l'a expliqué plus haut à propos des égouts, dépourvue de sanctions; elle laisse en tous cas subsister les nombreuses autres sources de pollution que la législation actuelle ne permet pas d'atteindre.

EAUX DOMANIALES

COURS D'EAU NAVIGABLES ET FLOTTABLES

Déversements particuliers. — L'administration des Travaux publics dispose de nombreuses lois pour assurer, sur les rivières navigables et flottables, la conservation du domaine et l'exercice de la navigation : par contre, elle se trouve à peu près désarmée, lorsqu'il s'agit de la pollution des eaux. Les textes antérieurs à la Révolution et confirmés par la loi des 19-22 juillet 1791 sont nombreux : ordonnance royale d'août 1669, ordonnance royale du 27 juillet 1725, arrêt du Conseil d'État du 24 juin 1777; mais ils ne permettent de réprimer que les empiétements, dommages et contraventions concernant soit le domaine public ou ses dépendances, soit la navigation. Les actes postérieurs à la révolution en dehors de la législation sur la pêche, notamment la loi des 28 septembre-6 octobre 1791, l'arrêté du Directoire du 19 ventôse an VI, les décrets du 18 août 1810, 16 décembre 1811, 10 avril 1812, la loi du 25 mars 1842, présentent tous également le même caractère. Il n'y a pas longtemps que le Conseil de préfecture d'un de nos grands départements industriels avait renvoyé, des fins de la poursuite engagée contre eux, des manufacturiers qui avaient déversé des eaux résiduaires dans un canal, par ce motif que les eaux évacuées étaient incapables de porter atteinte à la navigation et aux ouvrages d'art [1]. Il est vrai que le Conseil d'État a annulé la décision du Conseil de préfecture, mais il l'a fait parce que les résidus industriels avaient produit dans le canal un envasement de nature à en embarrasser et à en rétrécir le lit [2]. Ainsi donc, la pollution même des eaux n'est pas directement atteinte et, si les déversements nuisibles n'ont pas pour effet de nuire à la conservation de la voie navigable ou de gêner la navigation, ils échappent aux moyens de répression dont dispose l'Administration, en dehors des lois sur la pêche et sur la santé publique.

[1] Conseil de préfecture du Nord, janvier 1907.
[2] Conseil d'État, 17 janvier 1908.

Les explications données en ce qui touche les cours d'eau non navigables montrent, d'ailleurs, que ces deux législations sont impuissantes pour permettre de lutter efficacement contre la contamination des rivières.

Égouts. — La jurisprudence a reconnu que le principe de la personnalité des peines ne s'oppose nullement à ce que des contraventions soient dressées contre des communes qui effectueraient des déversements nuisibles aux rivières, en vue d'obtenir la réparation des dommages causés (¹). Mais là encore le seul intérêt pris en considération est celui de la navigation, et la contamination des eaux ne saurait servir de base aux poursuites. Une circulaire du Ministre des Travaux publics en date du 8 janvier 1907 a demandé aux ingénieurs de lui faire connaître les villes pratiquant le tout-à-l'égout avec évacuation finale dans les rivières navigables et flottables ainsi que les plaintes formulées contre ces opérations, et les moyens susceptibles de remédier à la situation actuelle. Mais, en l'état de la législation, les mesures à prendre ne pourraient être imposées aux communes qu'en triomphant des difficultés qui ont été signalées pour les cours d'eau non navigables.

Sur les rivières du domaine public comme sur les cours d'eau qui n'en font pas partie, l'Administration est actuellement désarmée à l'égard des communes comme vis-à-vis des particuliers.

BASES DU PROJET DE LOI

Ainsi que l'a fait ressortir le long exposé qui précède, si les efforts de l'Administration demeurent impuissants pour combattre la pollution des eaux, c'est principalement parce que les lois en vigueur ne comportent pas de sanctions suffisantes pour permettre de s'opposer efficacement aux opérations nuisibles. Cette lacune de la législation existante n'offre pas seulement l'inconvénient d'empêcher de *réprimer* les actes qui compromettent la pureté des rivières ou des eaux souterraines, elle a encore le défaut plus grave de rendre inefficaces les prescriptions destinées à *prévenir* les causes de contamination. Tous les règlements édictés dans ce but demeurent en effet inobservés faute d'armes suffisantes pour obliger les particuliers comme les villes à s'y conformer. C'est cette raison qui a notamment empêché les dispositions prises par le Ministre de l'Agriculture d'accord avec le Ministre de l'Intérieur

(¹) Conseil d'État (ville de Roubaix), 30 juin 1899.

et le Ministre du Commerce et de l'Industrie de donner tous les résultats que l'on en attendait.

Pour remédier à la situation actuelle, il importe donc d'instituer les sanctions qui font défaut *moins pour punir les infractions commises que pour obtenir le respect des mesures imposées à titre préventif.* Mais, comme l'avait signalé la direction de l'Hydraulique à la Commission chargée de la préparation du projet de loi en lui traçant le programme de ses travaux, cette question n'est pas la seule à envisager pour aboutir à une œuvre viable.

Le résultat à atteindre, c'est que les industriels, que les communes, avant de se débarrasser de leurs eaux usées dans les cours d'eau ou dans les profondeurs du sol, les épurent suffisamment pour éviter leurs nuisances. Pour réaliser ce but, il convient de renforcer et de faciliter le contrôle des dispositions de purification, sans que l'intervention de l'Administration puisse avoir pour effet de substituer sa responsabilité à celle des intéressés, sans qu'elle devienne pour eux une entrave.

D'autre part, il n'est pas moins essentiel que les dépenses nécessitées par l'épuration ne nuisent pas au développement de l'industrie, qu'elles n'entraînent pas pour les communes des charges hors de proportion avec leurs ressources. Il importe donc de réduire au minimum les sujétions imposées et d'accorder les tolérances compatibles avec l'intérêt général. Il faut encore chercher par tous les moyens possibles à rendre plus facile, moins onéreuse l'exécution des travaux destinés à l'évacuation et à l'épuration des eaux usées.

C'est en s'inspirant de ces principes qu'a été préparé le projet de loi. Les dispositions prévues peuvent être groupées en deux catégories, les unes ont pour objet de prévenir les opérations dangereuses et de permettre de réaliser pratiquement les précautions à prendre : les autres édictent les sanctions indispensables pour triompher des résistances qui seraient rencontrées : il y a lieu de les examiner successivement.

Dispositions destinées à prévenir les opérations dangereuses et à faciliter la réalisation des précautions imposées.

Tout d'abord les déversements ne devront être effectués dans les rivières que sous la réserve de remplir aux points de vue organoleptique, physique, chimique et bactériologique les conditions qui seront fixées par des arrêtés ministériels concertés entre les Ministres de l'Agriculture et des Travaux publics. Cette disposition est inspirée de la législation anglaise. Mais elle est conçue sur des bases plus larges et tient compte des leçons de l'expérience de façon à être pratiquement applicable. Ainsi qu'il sera expliqué en analysant l'article 2, les charges ainsi imposées seront réduites au strict nécessaire pour sauvegarder les divers intérêts généraux en cause, notamment la salubrité et l'utilisation des eaux.

En outre, pour que le contrôle de l'Administration puisse s'exercer de plus près qu'actuellement et avoir ainsi des effets plus satisfaisants, le projet de loi prévoit les mesures suivantes :

Les industries dont les évacuations sont les plus nuisibles *ne pourront déverser leurs résidus dans les cours d'eau qu'après leur avoir fait subir une épuration dont le dispositif devra être agréé par le préfet.*

La nomenclature des industries soumises à ce régime sera fixée de concert par les Ministres de l'Agriculture et des Travaux publics, après accord avec le Ministre du Commerce et de l'Industrie. Il n'est pas, en effet, nécessaire d'imposer cette sujétion à tous les déversements sans exception, les mesures de répression devant suffire pour les opérations les moins dangereuses.

L'obligation, ainsi imposée à certaines industries, procurera des moyens sûrs et commodes d'obtenir que l'épuration de leurs résidus soit réellement efficace ainsi que de tenir la main à ce que son fonctionnement soit régulièrement assuré.

Mais en laissant l'industriel libre du choix des moyens d'épurer, on lui donne la faculté d'avoir recours aux procédés les mieux appropriés à son exploitation, on lui accorde toute la liberté, toute l'initiative désirables. Comme le montrera le commentaire de l'article 5, ces garanties ne sont pas les seules accordées, de sorte que les nouvelles sujétions seront aussi légères que possible pour les intéressés.

Les évacuations d'eaux usées des communes seront soumises aux mêmes obligations que celles des particuliers, et les mesures prévues pour que l'intervention de l'Administration puisse se faire sentir d'une façon plus étroite qu'actuellement à leur égard sont tout à fait semblables à celles édictées en ce qui touche les particuliers : il serait injuste et impossible d'imposer aux industriels d'avoir recours à de coûteux procédés d'épuration pour remédier aux nuisances de leurs déversements si les mêmes obligations n'étaient pas imposées aux communes dont les eaux usées présentent une nocivité plus grande encore et peuvent être plus facilement épurées.

Si l'on envisage ensuite la protection des eaux souterraines, les prescriptions destinées à remédier à l'insuffisance de la législation actuelle peuvent, en laissant de côté les sanctions dont il sera parlé ultérieurement, se résumer comme il suit. Les opérations les plus dangereuses ne pourront plus être effectuées qu'en supprimant leurs nuisances par des moyens qui devront être reconnus acceptables par le préfet. Au contraire, les entreprises susceptibles de présenter moins d'inconvénients ne seront pas soumises à une autorisation préalable, mais elles pourront être interdites ou subordonnées à certaines précautions, si l'expérience prouve qu'elles compromettent l'utilisation des eaux souterraines, qu'elles nuisent à la salubrité.

En principe, ont été rangées dans la première catégorie les évacuations de toute nature dans les profondeurs du sol. Les dépôts ou les déversements à la surface du sol, qui présentent en général des dangers beaucoup moins graves à raison du pouvoir épurateur de la couche arable, ont été rangés dans la deuxième catégorie. Mais, dans les deux cas, des exceptions ont été prévues qui seront fixées par un arrêté ministériel. Il sera aussi possible de soumettre au régime de l'autorisation préalable, en plus des opérations d'épandage déjà réglementées par le service hydraulique, les dépôts de vidange et de gadoues provenant des agglomérations, les déversements de certains établissements industriels particulièrement nocifs. Par contre, les opérations courantes de la vie agricole pourront être librement effectuées et ne seront réglementées que dans le cas où leurs inconvénients auront été dûment constatés. Ces dispositions permettront d'une part de suppléer à l'inertie de l'autorité municipale, d'autre part d'atteindre les sources de pollution qui sont situées en dehors des périmètres de protection ou qui, comme les déversements de résidus industriels, ne sont actuellement soumises à aucun contrôle.

Pour atténuer les charges ainsi imposées à l'industrie comme aux communes, de nombreuses tolérances, de multiples facilités qui seront analysées en détail dans le commentaire des articles, ont été accordées. Il convient de signaler ici les plus caractéristiques.

Tout d'abord les sujétions imposées pourront être considérablement réduites sur les sections de cours d'eau dont l'affectation à l'industrie présente une importance prépondérante sur les autres utilisations. D'autre part, les servitudes imposées par la loi du 29 avril 1845 en faveur des irrigations au moyen d'eaux propres sont étendues aux irrigations effectuées par les eaux résiduaires. Le projet de loi va encore beaucoup plus loin et il permet dans certaines conditions aux communes d'exproprier les terrains indispensables à l'épuration pour le compte des propriétaires des établissements industriels situés sur leurs territoires. Enfin une autre facilité non moins importante est accordée aux industriels. Ceux-ci auront la faculté de constituer des associations syndicales libres pour l'exécution à frais communs d'égouts et de travaux d'épuration. Ces associations pourront être transformées par arrêté préfectoral en associations autorisées, ce qui leur donnera le droit d'exproprier les terrains nécessaires à la réalisation de leur entreprise.

La purification des sewages provenant des agglomérations n'est d'ailleurs pas moins favorisée par un ensemble de mesures qui ont

principalement pour objet de permettre aux communes de grouper
leurs efforts de façon à diminuer les dépenses qui leur incombent.

D'autre part, quelques autres dispositions essentielles du projet
de loi témoignent encore une fois du souci constant de tenir un
juste compte de tous les intérêts en présence et d'aboutir à une
œuvre pratique.

Si l'on étudie les diverses législations étrangères qui se sont
occupées de la question de la protection des eaux contre la pollution, on constate qu'elles prévoient, pour la fixation des mesures de
préservation à édicter, l'intervention de Commissions formées de
spécialistes, soit qu'elles subordonnent les décisions de l'autorité
compétente à leur consultation, soit même qu'elles leur donnent
le pouvoir de statuer personnellement. C'est ainsi qu'en Angleterre,
les services sanitaires chargés de la surveillance des cours d'eau
sont placés sous la dépendance de conseils de comté et agissent en
se conformant aux règles posées par la Commission de pollution
des rivières. En Italie, les préfets statuent après avis du Conseil,
provincial de santé; en Prusse et en Saxe, l'Administration doit
consulter des médecins, des inspecteurs de l'industrie, des chimistes
et autres hommes de la pratique; dans le Wurtemberg, les décisions de l'autorité peuvent être frappées d'appel devant des Administrations d'arrondissement qui comprennent des techniciens et
des agriculteurs. Enfin dans divers États d'Amérique (Connecticut,
Massachusetts, New-Jersey) des pouvoirs très étendus ont été
conférés à des Commissions d'État, à des Conseils de district et
même à des Commissions d'eau spécialement chargées des mesures
concernant une vallée déterminée.

Si des nations, où l'esprit général de la législation diffère pro-
fondément, se sont trouvées d'accord pour exiger l'intervention de
Commissions quand il s'agit de la pollution des eaux, c'est que les
problèmes difficiles et complexes à résoudre doivent être examinés
en s'inspirant des avis de personnalités de compétences diverses et
en ne négligeant aucun des intérêts opposés en présence. Tenant
compte de cette nécessité le projet de loi prévoit que les Ministères
de l'Agriculture et des Travaux publics ainsi que les préfets ne
pourront exercer les pouvoirs qui leur sont conférés en la matière,
qu'après avis des Commissions chargées de les éclairer.

De multiples raisons qui seront développées au commentaire de
l'article 17 ont fait reconnaître que, pour rendre les services
attendus, la Commission placée auprès du préfet devrait être
formée par le Conseil départemental d'hygiène, complété, d'une
part par diverses personnalités qui n'en font pas partie et dont les
avis s'imposent, d'autre part par des représentants de diverses catégories d'usagers des eaux. Cette Commission spéciale a reçu le
nom de Commission de conservation des eaux. De son côté, le
Conseil appelé à prêter son concours aux Ministres de l'Agriculture

et des Travaux publics, qui constituera un organisme complètement nouveau, a été désigné sous le nom de « Commission supérieure de conservation des eaux ».

Étant données les conséquences si importantes qui résulteront pour l'industrie de la loi nouvelle, il a paru qu'il conviendrait de porter le nombre de ses représentants dans ces Conseils jusqu'au tiers du nombre total de leurs membres. L'application de la loi sera ainsi considérablement facilitée, car les industriels auront l'assurance que les mesures qui leur seront imposées tiendront toujours le plus grand compte des nécessités de leurs exploitations.

Les garanties précédentes ont encore été complétées par de nouvelles facilités procurées pour la purification des résidus industriels. L'expérience démontre tous les jours les avantages qui s'attacheraient à la création d'un Institut analogue à celui qui a été chargé en Allemagne[1] d'étudier les questions concernant la pollution des eaux, et qui poursuivrait d'une façon permanente les études confiées temporairement par la Caisse des Recherches Scientifiques à l'Institut Pasteur de Lille. La nécessité de cette institution a été reconnue par toutes les Administrations intéressées, et, d'un commun accord, les Ministres de l'Intérieur, des Travaux publics et de l'Instruction publique ont décidé de charger le Ministre de l'Agriculture de l'organiser et de la diriger. Les études à entreprendre ne pourraient être effectuées dans de meilleures conditions que par le laboratoire dont l'établissement s'impose pour assurer le fonctionnement de la Commission supérieure de conservation des eaux. En spécifiant la création de ce laboratoire, le projet de loi stipule donc qu'il sera chargé des recherches relatives à l'expérimentation et à l'amélioration des procédés d'épuration. Cette combinaison permettra, d'ailleurs, d'assurer le fonctionnement de l'Institut dans des conditions aussi économiques que possible, car les industriels, qui seront les premiers à profiter des progrès des procédés de purification, n'hésiteront pas à contribuer aux dépenses.

Pour compléter l'analyse sommaire des mesures prises en vue de rendre l'application de la loi aussi légère que possible, il y a lieu de dire quelques mots des dispositions transitoires, dont l'importance est capitale. Leur fixation était particulièrement délicate, car, s'il convient de remédier le plus rapidement possible à la situation actuelle, il est indispensable de ne pas bouleverser le fonctionnement des établissements existants et de laisser aux industriels comme aux communes le temps suffisant pour prendre les précautions qui leur sont imposées. Sur la demande des représentants

---

[1] Königliche Prüfungsanstalt für Wasserversorgung und Abwasserbeseitigung (Berlin).

de l'industrie au sein de la Commission qui a préparé le projet de loi, le délai d'application de la nouvelle loi, que l'Administration proposait de fixer à dix-huit mois, a été porté à quatre ans.

Il y a plus : une nouvelle facilité a été accordée, en ce qui touche les déversements dans les rivières, car on s'est borné à exiger des intéressés que, quatre ans après la promulgation de la loi, ils aient mis en fonctionnement, pour épurer leurs résidus, un dispositif reconnu acceptable par le préfet. Ce n'est qu'après une période de dix ans que leurs évacuations ne seront admises dans les cours d'eau que s'ils remplissent les conditions imposées aux points de vue organoleptique, physique, chimique et bactériologique à toutes les opérations effectuées après la promulgation de la loi. Cette tolérance ne peut présenter d'inconvénients, puisque l'Administration reste maîtresse du degré d'épuration à exiger. Elle permettra de réaliser une amélioration énorme au bout de quatre ans, sans entraver l'industrie, ni imposer de très lourdes charges aux communes. Enfin, il faut bien reconnaître qu'elle est justifiée par l'insuffisance des procédés de purification connus qui, dans le plus grand nombre des cas, ne permettraient pas d'obtenir dès à présent une épuration parfaite. Grâce aux recherches qui se poursuivent de toutes parts, et que le vote du projet de loi développera considérablement, les progrès qui seront réalisés permettront certainement, dans le délai de dix ans prévu, de remplir sans difficulté des exigences auxquelles il ne pourrait être actuellement satisfait qu'au prix de dépenses inacceptables.

Sanctions aux obligations imposées.

Il est inutile de revenir ici sur l'importance des sanctions à édicter, et il y a seulement lieu de faire connaître le système de répression adopté dans la nouvelle législation, en envisageant successivement les particuliers et les communes.

Les peines de prison ne correspondent pas aux délits de la nature de ceux qui sont envisagés. D'ailleurs, l'expérience a démontré leur inefficacité, car les tribunaux se refusent de les appliquer. Écartant donc ces moyens de répression, il a été reconnu que les pénalités ne pouvaient comporter que des amendes. Pour produire les résultats désirés, ces amendes doivent être telles que l'application des procédés d'épuration soit moins onéreuse pour les industriels que les condamnations dont ils sont menacés. La solution à laquelle on s'était tout d'abord arrêté consistait à prévoir des amendes dont le montant croîtrait rapidement au cas de récidive pour atteindre un chiffre très important (5000 fr.). Mais un examen approfondi montre que pour de multiples raisons ces mesures ne donneraient pas le résultat désiré. Alors même que l'on fixerait la progression des amendes à un taux très élevé, la répression ne pourrait être réellement efficace qu'à la troisième ou quatrième récidive et jusqu'à ce moment aucune pénalité sérieuse ne viendrait arrêter ceux qui persisteraient à contaminer les eaux.

D'autre part, les délinquants réussiraient le plus souvent à éviter de se trouver dans des conditions légales nécessaires pour être considérés comme étant en état de récidive. Il serait en particulier, presque impossible d'atteindre les établissements pour lesquels la période de fabrication ne dure que quelques mois, notamment les sucreries, qui doivent être placées cependant parmi les causes les plus dangereuses de pollution. Enfin, ce qui est plus grave encore, ce mode de répression ne frapperait pas les sociétés industrielles ; celles-ci ne peuvent en effet encourir personnellement de responsabilité pénale, et il leur suffirait de changer leurs administrateurs ou directeurs pour éviter les amendes élevées dont ceux-ci seraient passibles en cas de récidive et dont elles seraient civilement responsables. Ce dernier défaut aurait été à lui seul de nature à faire renoncer à chercher dans les amendes progressives les sanctions efficaces puisque les établissements les plus importants auraient pu ainsi facilement se mettre à l'abri de la répression.

Cette solution ainsi écartée, il a été reconnu qu'on atteindrait le but poursuivi en entrant résolument dans la voie tracée par la législation anglaise qui a produit de si heureux effets et en adoptant les mesures suivantes : Le jugement frappant le délinquant devra impartir *au maître de l'entreprise* (particulier ou société) civilement responsable un délai pour prendre les mesures convenables en vue de faire cesser la nuisance du déversement et le condamner, au cas où les dispositions nécessaires n'auraient pas été prises à l'époque fixée, *à une amende formant astreinte qui se renouvellera chaque jour aussi longtemps que les dispositions n'auront pas été mises en fonctionnement.*

Ce système évite tous les reproches que l'on pouvait adresser à la première combinaison envisagée : il atteindra les sociétés comme les particuliers, il produira ses effets en temps utile, puisqu'il doit être appliqué dès la première condamnation ; enfin il permettra de vaincre les résistances des plus récalcitrants en les touchant dans leurs intérêts. Le résultat obtenu sera le même que si l'Administration exécutait d'office les travaux de préservation indispensables, mais les graves inconvénients qui résulteraient de son ingérence dans un établissement industriel sont évités : le maître de l'entreprise reste libre du choix des procédés de purification qui doivent seulement être agréés par le préfet.

Cependant, si au point de vue pratique ces prescriptions offrent des avantages incontestables, elles appellent au point de vue juridique quelques observations. Actuellement, notre législation n'admet l'astreinte qu'en matière civile, comme réparation d'un dommage causé. On peut, pour rattacher les prescriptions envisagées à la jurisprudence actuelle, invoquer les dommages causés par la pollution à l'intérêt général que représente l'ensemble des usagers des eaux. Mais, en envisageant l'astreinte sous cet aspect, on rencontrerait certaines difficultés d'application, en particulier pour savoir à qui attribuer le montant des astreintes considérées comme réparations des préjudices. Il vaut donc mieux reconnaître franchement que les mesures projetées constituent une innovation. Il ne faut d'ailleurs pas perdre de vue que l'on n'aurait pu obtenir un résultat pratique, en ayant recours aux amendes progressives, qu'en modifiant la définition de la récidive telle qu'elle est consacrée par le Code. Le problème à résoudre est si nouveau et si complexe que toute autre combinaison susceptible d'être adoptée entraînerait également des changements dans les errements actuels : dans ces conditions, la supériorité manifeste du système de « l'astreinte pénale », sa nécessité même pour triompher dans la lutte contre la contamination des eaux justifie amplement son adoption.

Les sanctions qui viennent d'être indiquées pour obliger les particuliers à se conformer aux prescriptions concernant la protection des rivières ont été intégralement maintenues pour assurer l'observation des dispositions relatives à la préservation des eaux souterraines.

Cependant, quelle que soit la sévérité des pénalités, la répression ne saurait avoir d'effet utile si la preuve juridique des délits commis demeurait, comme à présent, presque impossible à établir.

Actuellement, pour qu'une contravention puisse être dressée contre l'auteur d'un déversement nuisible, il est indispensable de prendre pour base des poursuites les dommages causés (récoltes compromises, moteurs hydrauliques détériorés, fabrication industrielle entravée, poissons détruits).

Mais, lorsque ces dommages sont constatés, il est très souvent impossible de remonter avec précision à la cause du mal ; les eaux résiduaires peuvent ne devenir nuisibles que loin du point où elles sont déversées, à la suite de décompositions ou de réactions ultérieures ; d'autre part les évacuations des diverses usines ont, les unes sur les autres, une action qui empêche de faire exactement ressortir les inconvénients de chacune d'elles envisagé isolément. Dans ces conditions, il est nécessaire de procéder aux constatations devant servir de base aux poursuites à la sortie de l'usine, et non sur les lieux où la qualité des eaux est compromise ; mais il est alors le plus souvent impossible de convaincre les tribunaux que le déversement est réellement nuisible ; les dommages causés ne peuvent donc servir de base incontestable de poursuite.

Ces difficultés que l'expérience a déjà fait ressortir en ce qui concerne la protection des rivières seraient encore plus redoutables pour la préservation des eaux souterraines : comment démontrer que des évacuations dangereuses ont compromis la pureté de sources, de puits, d'eaux profondes situées à de très grandes distances ?

Pour résoudre cette question si délicate le projet de loi considère comme délictueux et frappe des pénalités prévues les déversements dans les cours d'eau, les évacuations dans le sol opérés contrairement aux prescriptions imposées *sans qu'il y ait lieu de rechercher quelles en ont été les conséquences.*

Si l'analyse révèle que les eaux usées, considérées à leur arrivée dans le cours d'eau, ne remplissent pas les conditions qui seront fixées par arrêté ministériel, aux points de vue organoleptique, physique, chimique et bactériologique, si le dispositif d'épuration agréé par l'Administration n'est pas appliqué, si les précautions auxquelles a été subordonnée l'évacuation dans le sol de substances dangereuses ne sont pas observées, ce seul fait constituera un délit et sera réprimé comme tel.

Les dispositions qui précèdent suffiront à assurer l'observation de la nouvelle loi par les particuliers. Comment le même résultat sera-t-il obtenu à l'égard des communes? La loi anglaise a fait disparaître les causes de pollution provenant des sewages de villes en les frappant d'amendes énormes lorsqu'elles ne prennent pas des dispositions convenables. L'esprit de la législation française est contraire à un tel système ; on s'est donc arrêté à des mesures que les lois antérieures ont déjà consacrées : l'exécution d'office aux frais des communes des travaux reconnus indispensables. Les crédits destinés à couvrir les dépenses seront inscrits au budget dans les conditions prévues par la loi municipale. Il sera ainsi possible de triompher de la résistance des communes comme de celle des particuliers et de les contraindre à n'évacuer leurs eaux usées dans les rivières ou dans le sol qu'en prenant toutes les précautions nécessaires pour éviter leurs nuisances.

Tel est l'ensemble des sanctions instituées par le projet de loi : elles semblent bien de nature à réaliser le but que l'on s'est efforcé avant tout d'atteindre : obtenir pratiquement que les mesures préventives imposées dans l'intérêt de la conservation des eaux soient respectées.

ANALYSE DES ARTICLES DU PROJET DE LOI

TITRE PREMIER

Cours d'Eau.

Le titre premier est consacré à la protection des cours d'eau, et comprend onze articles. Il est divisé en trois chapitres : le premier relatif aux dispositions générales qui visent tous les déversements sans exception quelle que soit leur origine ; le second concernant plus spécialement les mesures s'appliquant aux résidus industriels : le troisième, celles qui regardent les eaux usées provenant des communes.

CHAPITRE PREMIER

Dispositions générales.

ARTICLE PREMIER.

L'article premier interdit les opérations qui seraient susceptibles de nuire aux intérêts de diverses natures que l'Administration doit sauvegarder. Ceux-ci, qui sont énumérés en reproduisant les désignations consacrées par la législation actuelle ainsi que par la jurisprudence, comprennent :

La conservation et le libre écoulement des eaux :

La salubrité ;

L'utilisation des eaux pour l'alimentation des animaux, pour les besoins domestiques, pour les emplois agricoles et industriels ;

La protection des animaux et des plantes aquatiques utiles.

Ainsi conçu, l'article premier fait ressortir la nature et l'importance des intérêts que le projet de loi a pour objet de sauvegarder. L'Administration a déjà la charge de les défendre, mais ses efforts sont impuissants pour les protéger, à défaut des armes nécessaires : à l'avenir elle pourra frapper ceux qui les compromettraient des pénalités sévères édictées par la nouvelle législation.

Il y a lieu de faire remarquer que la rédaction de l'article premier a été développée de façon à enlever toute incertitude sur l'étendue des opérations interdites : celui qui *laisse écouler* des matières nuisibles dans un cours d'eau est responsable au même titre que celui qui les *jette ou les déverse volontairement*; les déver-

sements ou écoulements *indirects* sont défendus, comme ceux qui
sont effectués *directement*.

L'énumération des intérêts que l'on s'est proposé de défendre
appelle les observations suivantes. Les évacuations d'eaux usées
des villes et de l'industrie dans les rivières menacent à la fois la
salubrité, l'écoulement et l'utilisation des eaux.

Les émanations putrides, l'altération des eaux constituent un
danger pour la santé des riverains et peuvent même très souvent
provoquer des maladies épidémiques qui se propagent bien au delà
de la région traversée par les cours d'eau. Les dépôts qui sont
formés risquent d'entraîner des inondations en obstruant le lit et
les ouvrages d'art et augmentent en tout cas considérablement les
charges des curages. Il importe essentiellement de pouvoir contraindre ceux qui mettent des obstacles au libre cours des eaux à
les faire disparaître, car, en l'état de la législation et de la jurisprudence, l'Administration ne peut, pour ainsi dire, agir à cet
égard. Sur les cours d'eau non navigables, si les dangers d'inonda-
tion ne sont pas imminents, les villes ou les industriels ne sauraient
être contraints à l'enlèvement des dépôts qu'ils ont provoqués sans
que les autres propriétaires intéressés au curage soient mis en
cause, au prix de formalités dont la complication et la durée
rendent l'application presque impossible. Il pourrait même être
difficile, dans certains cas, d'obliger les auteurs des dépôts à contribuer à la dépense. Sur les rivières navigables, l'intervention
administrative ne peut utilement s'exercer que si la navigation est
compromise, et les obstacles à l'écoulement présentent souvent les
plus sérieux inconvénients, sans que la circulation des bateaux soit
empêchée.

Les dommages qui résultent de l'altération de la qualité des
eaux sont, plus que tous les autres, à redouter. Ils présentent un
tel danger pour l'utilisation des richesses hydrauliques de notre
territoire et plus particulièrement des cours d'eau non navigables
que la *conservation des eaux* a dû être considérée comme l'un des
objets principaux du projet de loi. En portant atteinte à la pureté
naturelle des rivières, les déversements d'eaux usées font disparaître leur faune et leur flore et causent aux usagers des eaux, à
l'agriculture comme à l'industrie, les plus graves préjudices. Les
populations riveraines sont frappées par les difficultés rencontrées
pour se procurer l'eau destinée à abreuver leurs animaux, à cuire
leurs aliments, à laver leur linge, et parfois même par l'impossibilité de pourvoir à leur alimentation. Les intérêts agricoles ne sont
pas moins gravement lésés par les inconvénients que présente
l'emploi d'eaux polluées pour l'irrigation : les substances provenant des résidus industriels sont en effet souvent toxiques pour les
végétaux, d'autres fois elles peuvent être nuisibles aux récoltes en
facilitant la dissolution des matières nutritives les plus importantes

pour les plantes et leur entraînement dans le sous-sol. Elles peuvent encore diminuer la valeur des prairies par les sédiments qu'elles déposent et même occasionner des maladies au bétail qui fait usage du foin produit dans ces conditions.

Enfin les industriels sont peut-être encore atteints davantage que les autres usagers des eaux. Leurs moteurs ont particulièrement à souffrir des obstacles apportés à l'écoulement des eaux, des dommages causés aux moteurs hydrauliques et aux chaudières. Mais l'impureté des rivières est beaucoup plus redoutable encore, en rendant impossible l'exploitation d'industries auxquelles une eau neutre et de bonne qualité est indispensable. La pollution des eaux peut paralyser la vie industrielle et il importe d'y insister, car l'intérêt primordial qu'offre pour les manufactures la pureté des rivières suffit à justifier les sujétions qui leur sont imposées pour ne pas la menacer.

En présence de la diversité et de l'importance des inconvénients que peuvent présenter les évacuations dans les rivières pour la qualité de leurs eaux, l'article 1er du projet de loi a caractérisé à un double point de vue les opérations interdites. Les déversements ne devront pas nuire à la *conservation des eaux*; ils devront donc laisser la rivière dans le même état qualitatif que celui qu'elle avait avant de les recevoir. Les déversements ne devront jamais être susceptibles de compromettre *l'utilisation des eaux pour l'alimentation des animaux, pour les besoins domestiques, pour les emplois agricoles et industriels*. Cette énumération protège les usages multiples auxquels servent les cours d'eau. Cependant le projet de loi se borne à interdire que les évacuations ne puissent rendre l'eau des rivières impropres à l'alimentation des animaux et ne va pas jusqu'à exiger d'une façon absolue la même obligation en ce qui concerne l'alimentation humaine. Cette distinction n'a été décidée qu'après une longue discussion de la Commission qui a préparé le projet de loi, et elle demande à être justifiée particulièrement.

Le Conseil supérieur d'hygiène publique de France, chargé par le Ministre de l'Intérieur d'examiner dans quelles conditions les sewages communaux peuvent être évacués dans les rivières, n'a pas cru devoir exiger qu'ils ne puissent préjudicier à l'alimentation des hommes, parce qu'il estime que les eaux des rivières ne sauraient en principe servir à l'alimentation humaine, si elles n'ont pas subi une épuration préalable. S'il en est ainsi, l'obligation envisagée ne présente en effet qu'un intérêt théorique, et elle doit d'autant moins être imposée qu'étant donnés les résultats fournis actuellement par les procédés d'épuration, elle ne peut pas toujours être remplie et en tous cas seulement au prix de sérieuses dépenses.

Cependant, malgré l'autorité du Conseil qui l'a adoptée, cette

conclusion a été combattue au sein de la Commission par une minorité importante, qui a fait valoir les raisons suivantes : tout d'abord
dans la partie supérieure des bassins où il n'existe ni habitations
ni cultures, les cours d'eau peuvent sans danger servir à l'alimentation publique. Plus en aval, il est évidemment rationnel que les
communes ne puissent distribuer l'eau de rivière sans purification,
mais il est alors indispensable de veiller à ce que le fonctionnement
de l'épuration soit *régulièrement* assuré et dans de *bonnes conditions*. Ce résultat risque d'être rarement atteint dans les communes
rurales, où le contrôle n'est pas et ne peut être que difficilement
exercé. Enfin, l'alimentation des habitations isolées demeurera
presque toujours assurée par l'eau prise directement aux rivières.
Il y a donc le plus grand intérêt à chercher à ce que les eaux de
cette provenance puissent être autant que possible consommées
sans inconvénient. Pour l'obtenir, on ne saurait évidemment
demander que les déversements soient susceptibles de servir eux-
mêmes à l'alimentation humaine, car les procédés d'épuration
connus sont trop imparfaits pour réaliser cette condition. Mais
l'effluent pourrait sans impossibilité pratique être suffisamment
purifié pour que, lorsque son volume est faible par rapport au
débit de la rivière où il aboutit, celle-ci soit rapidement régénérée
par l'auto-épuration. Reprenant leurs qualités naturelles, ses eaux
pourraient alors être utilisées sinon pour une distribution d'eau,
tout au moins pour le besoin des habitations isolées.

Ces arguments, malgré leur valeur, n'ont pas semblé suffisants
pour adopter une rédaction qui aurait été en opposition avec les
vues exprimées par le Conseil supérieur d'hygiène publique de
France. Cependant les nécessités de l'alimentation individuelle des
riverains pourront être sauvegardées, puisqu'elles sont comprises
dans les besoins domestiques. L'alimentation collective des populations ne pourra elle-même être compromise lorsqu'elle est déjà
assurée par les eaux brutes des rivières, puisque l'obligation de ne
pas nuire à la conservation des eaux s'opposera à ce que leur qualité naturelle puisse être désavantageusement modifiée.

Pour terminer les explications concernant les intérêts que l'article
premier a eu pour objet de défendre, il reste à dire quelques mots
de la protection des animaux et des plantes aquatiques utiles.
Ainsi qu'on l'a dit précédemment, la pollution des eaux fait
disparaître la faune et la flore des rivières, qui présentent une
utilité et une valeur incontestables. Il a paru indispensable de
spécifier que les déversements ne devaient pas nuire à ces éléments
de richesse.

On ne pourrait d'ailleurs se borner à assurer la conservation du
poisson et il était indispensable de protéger d'autres animaux
aquatiques utiles (crustacés, mollusques, etc.), ainsi que les
plantes alimentaires (cresson, etc.).

Il convient d'autre part de signaler que les questions concernant la pêche font l'objet d'une législation particulière, qui ne peut être améliorée que par une loi spéciale, d'ailleurs à l'étude. Cependant, les dispositions adoptées, quoique limitées au principe de l'interdiction de préjudice à la vie des poissons, répondront déjà dans une large mesure aux vœux exprimés par les syndicats de pêcheurs. Ils mettront à la disposition de ceux qui défendent les intérêts piscicoles les pénalités sévères et pratiquement applicables, qui actuellement leur font défaut.

ARTICLE 2.

L'article 2 est l'un des plus essentiels du projet de loi, puisqu'il a pour objet de permettre une répression efficace en caractérisant les faits constituant des délits, d'une façon assez nette pour servir de base incontestable aux poursuites devant les tribunaux. La solution adoptée, après une discussion approfondie qui en a démontré la valeur, consiste à envisager les déversements avant leur arrivée dans le cours d'eau, et à considérer comme délictueux tous ceux qui ne remplissent pas certaines conditions fixées par arrêt ministériel, *sans qu'il y ait lieu de rechercher quelles en ont été les conséquences.*

Comme on l'a déjà indiqué, ce système a été emprunté à la législation anglaise, mais pour tenir compte des nécessités de la pratique ses bases ont été élargies de façon à présenter l'élasticité jugée indispensable par les autorités les plus compétentes dans les questions d'épuration. La Commission royale du sewage, qui a été chargée d'étudier en Angleterre les modifications à apporter aux lois existantes, a, en effet, fait récemment connaître, à la suite de l'enquête et des expériences auxquelles elle a procédé, que les conditions imposées actuellement ne tenaient pas suffisamment compte de divers éléments qui peuvent avoir une influence sur la qualité des déversements. Ainsi que le montrent les recherches effectuées à l'étranger et les résultats des travaux récents de divers savants français, il est indispensable, pour apprécier les nuisances d'un effluent, de tenir un grand compte de ses propriétés organoleptiques et physiques (aspect, odeur, évaluation du degré de limpidité, température). Enfin, on peut envisager certaines circonstances, notamment lorsqu'il s'agit d'une rivière servant à l'alimentation publique où l'effluent devra être soumis à certaines obligations, en ce qui concerne les germes qu'il renferme. Pour tenir compte de ces diverses nécessités pratiques, le texte qui a été adopté est le suivant : « Des arrêtés ministériels, pris de concert par les Ministres de l'Agriculture et des Travaux publics, fixeront les conditions que les déversements devront remplir aux points de vue organoleptique, physique, chimique et bactériologique ». Ces arrêtés pourront d'ailleurs être revisés, si l'expérience en démontre la nécessité.

On pourrait faire à cette rédaction le seul reproche de laisser à l'Administration des pouvoirs trop étendus, mais il n'en résultera pas de charges trop lourdes pour les intéressés.

Il est possible de remédier à la pollution, tout en réduisant les conditions imposées à celles dont l'expérience démontre l'absolue nécessité, et il convient d'autant plus de s'y limiter que ces conditions pourront toujours être rendues plus sévères, si la pratique en révèle le besoin. Des mesures rigoureuses ne sauraient manifestement être prescrites qu'en se mettant en contradiction avec l'esprit du projet de loi tout entier qui s'est efforcé d'accorder toutes les tolérances compatibles avec l'intérêt général. Les industriels et les communes n'ont donc rien à redouter; de plus une nouvelle garantie leur est accordée par l'obligation prévue à l'article 16 de ne prendre l'arrêté ministériel concernant les conditions imposées qu'après avis de la Commission supérieure de conservation des eaux, dont le rôle a déjà été indiqué précédemment. Étant donné que ce Conseil comprendra des industriels dans la proportion d'un tiers de ses membres, qu'il renfermera également dans son sein des représentants des communes, il ne peut faire de doute que ses avis seront toujours inspirés par la volonté d'assurer la protection des eaux, sans entraver l'essor de l'industrie et sans exiger des communes des dépenses inacceptables.

CHAPITRE II

Déversements des résidus industriels.

ARTICLE 5.

Pour *prévenir* les évacuations industrielles susceptibles de contaminer les cours d'eau, l'article 5 prévoit que les industries *les plus dangereuses*, fixées par arrêté ministériel, seront tenues de n'effectuer aucun déversement de résidus sans leur avoir fait subir une épuration de nature à éviter leurs inconvénients.

La liste des industries soumises à ce régime sera fixée par les Ministres des Travaux publics, de l'Agriculture et après accord avec le Ministre du Commerce et de l'Industrie. Cette liste pourra d'ailleurs être modifiée et complétée lorsque la pratique en démontrera l'utilité.

Comment les dispositions à prendre pour l'épuration seront-elles déterminées? Elles pourraient être imposées par le service qui réglemente les déversements en vertu de ses pouvoirs de police. Mais cette façon de procéder présenterait le sérieux inconvénient de substituer sa responsabilité à celle des industriels, le défaut plus grave encore de ne pas prescrire aux intéressés les travaux les mieux appropriés à leur exploitation, ceux qui peuvent être les moins onéreux ou les plus facilement réalisables. Ces difficultés sont au contraire évitées en laissant l'industriel libre du choix des moyens à employer pour purifier ses résidus, en limitant le rôle de l'Administration au soin de décider si les dispositions proposées offrent une efficacité suffisante pour être acceptables. C'est ce système que consacre le projet de loi.

Afin de compléter les avantages ainsi accordés, les conditions dans lesquelles l'autorité administrative statuera en ce qui touche l'épuration ont été réglées de façon à garantir les industriels contre tout arbitraire. C'est ainsi qu'un délai maximum d'un an est imparti au préfet pour faire connaître sa décision sur les dispositions concernant l'épuration, de façon que les intéressés soient fixés, aussi rapidement que peut le permettre l'instruction administrative, sur la suite donnée à leurs propositions. D'autre part, l'arrêté à intervenir devra toujours être pris après l'avis de la Commission de conservation des eaux, organe dont l'utilité a été déjà justifiée et qui comprend des industriels dans la proportion du tiers. De leur côté, les Ministres de l'Agriculture et des Travaux publics ne pourront exercer leurs pouvoirs en ce qui concerne la fixation des industries soumises à l'obligation d'épurer, ainsi que la suite à donner aux recours formés contre les arrêtés du préfet relatifs à l'épuration, qu'après avoir consulté la Commission supérieure de conservation des eaux où les intérêts de l'industrie sont, comme on le sait, également défendus par le tiers des membres.

Pour achever l'analyse de l'article 3, il reste à signaler les points suivants :

Il est indispensable d'éviter que les industriels ne cherchent, soit à se soustraire à l'obligation d'épurer qui leur est imposée, soit à ne pas se conformer aux dispositifs d'épuration agréés par l'Administration. Dans ce but, les infractions commises à cet égard ont été assimilées aux délits constitués par la violation des prescriptions des articles 1 et 2, et réprimées aussi sévèrement. D'autre part, l'article 3 prévoit que le préfet pourra toujours ordonner la revision des dispositions agréées par lui pour l'épuration, si les déversements ne remplissent pas les conditions imposées à l'article 2.

Pour se rendre compte de la portée de cette clause, il convient de ne pas perdre de vue qu'étant donnée l'insuffisance des procédés d'épuration connus pour certains résidus industriels, l'Administration pourra se trouver dans l'obligation d'agréer des dispositifs qui ne permettent pas de réaliser les conditions prescrites à l'article 2. Mais cet agrément ne saurait la lier, et il est indispensable qu'elle puisse exiger que les mesures prises soient complétées si l'expérience démontre la notoire insuffisance de l'épuration, ou si des perfectionnements apportés aux procédés donnent les moyens de la rendre sensiblement plus efficace. Cette faculté est d'ailleurs la conséquence logique du système adopté pour la détermination des moyens de purification. Puisque l'Administration ne les impose pas, qu'elle se contente de délivrer à l'intéressé *un laissez-passer*, celui-ci doit rester responsable des dispositions qu'il a librement choisies. Il importe d'ailleurs de faire remarquer que les industries existant au moment de la promulgation de la loi seront placées par l'article 25 dans une situation plus favorable. Pendant dix ans il leur suffira d'épurer dans des conditions reconnues acceptables par le préfet, pour que leur responsabilité pénale soit dégagée ; mais après ce délai, elles retomberont sous la loi commune.

ARTICLE 4.

Les mesures destinées à prévenir les déversements nuisibles ainsi réglées par l'article 3, on s'est proposé dans les articles suivants d'alléger les charges imposées à l'industrie, en lui accordant toutes les tolérances possibles. En premier lieu l'article 4 prévoit que les résidus industriels dont les déversements dans les cours d'eau sont interdits, pourront être admis dans les égouts sous réserve de l'autorisation de l'autorité compétente, qui différera suivant que les ouvrages auront été exécutés par une commune, un syndicat de communes ou un département. Afin que les facilités ainsi concédées ne puissent compromettre la qualité des eaux de la rivière où les résidus parviendront finalement, deux sortes de précautions ont été prévues. L'égout devra être régulièrement autorisé, ce qui n'aura lieu que si les mesures convenables ont été prises dans les conditions prévues au chapitre 3 pour que le déversement de son effluent dans le cours d'eau ne présente pas d'inconvénients. De plus, le préfet aura le droit d'interdire l'admission dans les égouts, des résidus de certaines industries ou de la subordonner aux précautions nécessaires pour éviter leur nuisance.

ARTICLE 5.

L'article 5 concède aux industriels de nouvelles facilités particulièrement avantageuses, en leur permettant d'évacuer dans certaines sections de rivières des eaux résiduaires, alors même qu'elles ne rempliraient pas les conditions imposées à tout déversement par l'article 2. La liste de ces cours d'eau sera fixée par le Ministre de l'Agriculture et par le Ministre des Travaux publics chacun en ce qui le concerne, pour les cours d'eau dont ils ont la gestion. On pourra ainsi réduire considérablement les sujétions imposées sur les cours d'eau dont l'affectation à l'industrie présente une importance prépondérante sur les autres intérêts en jeu ou dont le débit est considérable. Cependant, on ne saurait admettre que cette tolérance soit une source de dangers pour la santé publique ou qu'elle puisse compromettre l'utilisation des eaux et plus particulièrement rendre les eaux de la rivière impropres aux besoins des manufactures. Ce danger est prévenu par l'application d'une épuration préalable, dont le degré devra évidemment varier suivant les circonstances locales et notamment le débit du cours d'eau, les conditions dans lesquelles il est utilisé.

S'il devient nécessaire de revenir sur la tolérance accordée, les industriels qui cesseront d'en bénéficier disposeront d'un délai qui ne pourra être inférieur à deux ans pour se conformer aux prescriptions de l'article 2, ce qui leur donnera un temps suffisant pour prendre les dispositions convenables sans que leur exploitation soit gênée. Par contre, une durée maximum de quatre ans a été prévue pour le délai ainsi accordé, de façon à ce que les industriels ne puissent se soustraire indéfiniment aux obligations que l'on estime indispensables de leur imposer.

Article 6.

L'article 6 complète heureusement l'effet utile des deux articles qui le précèdent, en procurant à l'industrie des facilités très importantes pour l'exécution des travaux destinés à l'épuration de ses résidus.

Tout d'abord, les servitudes instituées par la loi du 29 avril 1845 en faveur des irrigations au moyen d'eaux propres, sont étendues aux irrigations effectuées avec les eaux résiduaires. Les droits nécessaires pour exercer les servitudes des deux catégories seront d'ailleurs obtenus dans des conditions identiques. Toutefois, pour éviter les inconvénients qui résulteraient du transport de certaines eaux résiduaires, les propriétaires des fonds traversés auront le droit d'exiger qu'elles soient renfermées dans des tuyaux ou des aqueducs souterrains.

Les industriels pourront ainsi épurer leurs résidus par voie d'épandage, sans avoir à redouter d'obstacles pour l'établissement des conduites destinées à amener les eaux à purifier, de leur établissement au lieu d'emploi. Les facilités qui précèdent offrent un intérêt d'autant plus considérable, que l'épandage a donné, pour diverses catégories d'industries, les meilleurs résultats. Opéré sur des terrains convenablement choisis, ce procédé assure une purification efficace, sans danger de contamination pour les eaux souterraines, et il permet, grâce à la valeur comme engrais de certains résidus, le développement de cultures très rémunératrices qui non seulement couvrent les frais de l'opération, mais même procurent des bénéfices.

Pour triompher des difficultés qui pourraient empêcher la réalisation des mesures projetées pour la purification, l'article 6 a été beaucoup plus loin. Il prévoit que, lorsque la pollution d'un cours d'eau par les résidus d'un établissement industriel rentrant dans la catégorie de ceux fixés par l'article 5 ne pourra disparaître que par des travaux s'étendant en dehors de l'immeuble d'où ils proviennent, la commune pourra exproprier, après l'accomplissement des formalités prescrites par la loi du 5 mai 1841, les propriétés indispensables à l'exécution des travaux pour le compte des propriétaires de l'établissement.

A première vue, cette disposition paraît s'écarter des principes consacrés par le droit administratif en matière d'expropriation; un examen plus attentif montre qu'il n'en est rien. Tout d'abord, il ne s'agit pas de conférer *à un particulier* le droit d'expropriation, puisque c'est au nom de la commune qu'il sera procédé à cette formalité, l'industriel n'intervenant que pour supporter les charges qui en résulteront. D'autre part, les propriétaires ne seront pas dépossédés *au profit d'un particulier*, mais pour « *cause d'utilité publique* ». Les travaux à exécuter présentent, en effet, doublement ce caractère, d'une part par suite de leur nécessité pour sauvegarder la santé publique ainsi que l'utilisation des eaux en empêchant la pollution de la rivière où les résidus sont déversés, d'autre part par suite de leur importance pour la prospérité de la commune où l'usine est située. Si l'industriel était placé dans l'impossibilité absolue de procéder à l'épuration qui lui est imposée, il se verrait obligé de fermer son établissement, et c'est pour éviter cette mesure nuisible à l'intérêt général de ses habitants que la commune exercera son intervention.

Les considérations qui précèdent suffiraient à elles seules à justifier le § 2 de l'article 6; il faut remarquer de plus que ses dispositions reproduisent intégralement le texte que le Conseil d'État avait inséré dans un projet de loi sur le régime des eaux dont le Parlement a abandonné la discussion après en avoir voté quelques chapitres. L'autorité de la Haute Assemblée enlève toute incertitude sur la possibilité de conférer aux industriels les facilités qui sont ainsi prévues.

Les conditions d'application des dispositions qui précèdent appellent quelques observations.

Tout d'abord, sera-t-il possible de contraindre les communes à exproprier les terrains nécessaires à l'épuration, au cas où elles s'y refuseraient. Malgré les instances réitérées des industriels qui redoutent d'être désarmés en présence de la mauvaise volonté des communes, il n'a pas paru possible d'entrer dans cette voie. L'expropriation ne peut être justifiée que si l'intérêt général de la commune est en jeu, et cette question ne peut être résolue que par ses représentants, sans que l'autorité supérieure puisse substituer son appréciation à la leur. A défaut du concours de la commune, les industriels obtiendront d'ailleurs le droit d'expropriation en constituant des associations syndicales comme il sera indiqué plus loin.

Ce point réglé, il convient de fournir encore quelques explications sur la portée du 2ᵉ § de l'article 6.

L'expropriation ne pourra frapper les maisons, cours, jardins, parc et enclos attenants aux habitations.

Cette clause aura pour effet de limiter les cas où les droits de propriété seront atteints. Les industriels n'auront d'ailleurs recours à la faculté qui leur est concédée que lorsqu'aucune autre solution ne sera réalisable, car les indemnités laissées à leur charge et dont la fixation appartient au jury constitueront pour eux un aléa redoutable. Pour empêcher les exagérations qui pourraient être commises à cet égard, on s'était demandé s'il ne serait pas possible d'étendre au cas actuel l'application de la loi du 21 avril 1810 sur les mines, qui permet d'occuper temporairement, puis définitivement les terrains nécessaires à l'exploitation en payant le double de leur revenu ou de leur valeur. Il ne paraît pas possible d'accepter cette extension : d'une part les charges imposées aux propriétaires par l'occupation temporaire sont combattues plus vivement tous les jours; d'autre part il est manifeste que l'industrie aura toujours besoin de disposer définitivement des terrains destinés à la purification de ses résidus; dans ces conditions, l'application des dispositions exceptionnelles de la loi du 21 avril 1810 ne pourrait manquer de rencontrer une sérieuse opposition, qui paraît justifiée et qu'il vaut mieux éviter en s'en tenant au droit commun. Malgré les risques qu'il laisse subsister en ce qui concerne les indemnités, l'article 6 offrira certainement un intérêt considérable pour l'industrie, car la possibilité d'une expropriation suffira en général à rendre les propriétaires plus disposés à céder à l'amiable les terrains nécessaires.

Enfin, le dernier paragraphe de l'article 6 donnera encore de nouveaux moyens de triompher des résistances rencontrées dans l'épuration des résidus des manufactures. Il accorde aux industriels la faculté de constituer des associations syndicales pour l'exécution et l'exploitation à frais communs d'égouts et de procédés d'épuration. On pourrait prétendre que ces facilités sont déjà accordées par les lois des 21 juin 1865 et 22 décembre 1888, puisque l'article 1ᵉʳ, § 6, permet la constitution d'associations syndicales en vue de l'exécution des travaux d'assainissement. Mais les entreprises visées concernent exclusivement la construction d'égouts desservant tous les immeubles riverains de voies publiques ou privées. Il ne s'agit nullement d'égouts spéciaux à plusieurs établissements industriels et surtout de la réalisation de dispositifs de purification. Les dispositions adoptées donnent donc réellement de nouvelles facilités aux industriels. Mais alors que les propriétaires intéressés aux travaux prévus par le § 6 de l'article 1er de la loi 1865-1888 peuvent être réunis directement en association syndicale autorisée, les associations d'industriels instituées en vertu de la nouvelle loi devront toujours être libres à l'origine, c'est-à-dire ne comprendre que ceux qui consentiront volontairement à en faire partie. Les mesures à prendre pour la purification sont en effet trop diverses et trop spéciales à chaque établissement pour que l'on puisse accorder à une majorité d'industriels le pouvoir de contraindre une minorité à se réunir à eux pour coopérer à une opération d'épuration commune. Mais l'association libre pourra se transformer en association autorisée dans les conditions prévues par l'article 8 de la loi de 1865-1888. Il suffira que la demande soit formée par la majorité prévue à cet égard par les statuts et que l'Administration en reconnaisse le bien-fondé. Cette formalité aura le précieux avantage d'assurer à la collectivité des intéressés le droit d'expropriation et de lui permettre ainsi de triompher des obstacles qui entraveraient la réalisation de leurs travaux.

Les indications qui précèdent montrent que les facilités procurées par l'article 6 viendront heureusement compléter les tolérances accordées aux deux articles précédents ; l'ensemble de ces dispositions rendra aussi légère et aussi pratique que possible pour les industriels l'application des prescriptions qui leur sont sont imposées, en ce qui concerne l'épuration de leurs résidus.

CHAPITRE III

Déversements d'eaux usées des communes.

Article 7.

Le premier paragraphe de l'article 7 impose aux déversements d'eaux usées provenant des communes des conditions identiques à celles auxquelles sont subordonnées les évacuations des résidus industriels. Ce traitement d'égalité est tout d'abord de nature à faire accepter beaucoup plus facilement par l'industrie les charges qui lui sont imposées. Il semble, d'autre part, nécessaire, pour sauvegarder la pureté des eaux, car, si les déversements communaux sont plus rares que ceux provenant des usines, leur importance est en général plus considérable. Enfin, il ne faut pas perdre de vue qu'actuellement l'épuration des sewages est plus facile pratiquement que celle des résidus de certaines industries, et que les dépenses mises à la charge des communes ne seront par suite pas proportionnellement plus lourdes que celles qui incomberont aux particuliers.

Ce point réglé, il convient d'appeler tout spécialement l'attention sur ce qu'en visant les déversements provenant des *agglomérations communales*, l'article 7 s'est proposé d'atteindre non seulement les eaux usées amenées par les égouts, mais encore celles qui proviendront des fossés des routes et des chemins aboutissant à un cours d'eau. Les opérations de cette nature constituent une cause des plus importantes de pollution qu'il importe de faire disparaître(¹), et l'étude des mesures à adopter dans ce but a longuement retenu l'attention de la Commission chargée de la préparation du projet de loi.

Si l'on envisage séparément les évacuations de chaque habitation dans un fossé, les articles 1 et 2 donnent les moyens de les réprimer, puisque les déversements *indirects*, offrant des inconvénients, sont interdits comme ceux qui sont effectués directement. En pratique, la constatation des délits de cette nature, leur poursuite entraîneraient le plus souvent de sérieuses difficultés, et il est évidemment désirable de remédier autrement à ces sources de pollution. On ne saurait trouver une solution pratique de la question dans l'interdiction absolue des déversements d'eaux usées dans les fossés, car cette prescription aurait pour conséquence l'évacuation dans le sol des déchets de la vie, ce qui, dans les cas les plus fréquents, rendrait inévitable la contamination des eaux souterraines. D'autre part, il est en général difficile de faire intervenir les services de voirie, car la jurisprudence donne aux riverains de la route le droit d'y écouler leurs eaux ménagères et la police de la salubrité appartient tout particulièrement à l'autorité municipale. Est-il possible de mettre en cause la commune, alors qu'elle n'intervient sous aucune forme dans l'accomplissement des actes délictueux, qu'elle n'a exécuté aucun travail pour recevoir les eaux usées, pour les conduire à la rivière. Il a paru que sa responsabilité pouvait être considérée comme engagée, lorsque le groupement des habitations prenait une certaine importance, car il lui appartenait alors de prendre les mesures convenables pour remédier aux nuisances résultant de l'évacuation des eaux usées d'une fraction de sa population. Les cas où sa responsabilité sera ainsi engagée dépendront d'ailleurs évidemment des circonstances.

L'article 7 règle également la procédure à suivre pour la détermination des mesures concernant l'épuration. Il appartiendra aux communes comme aux industriels de proposer les dispositions convenables à cet égard, mais l'Administration ne peut, comme pour ces derniers, se borner à reconnaître si les dispositions pro-

---

(¹) Une circulaire récente du ministre des Travaux publics (28 juillet 1910) vient d'appeler l'attention des ingénieurs sur la responsabilité qui peut incomber à l'État, au département et aux communes, du fait des dommages causés aux propriétés riveraines par l'écoulement des eaux provenant de ces voies, lorsque des déversements illicites y ont été opérés, notamment des déversements d'eaux polluées autres que les eaux ménagères.

posées sont acceptables : elle doit les imposer dans l'acte d'autorisation, de façon que les communes placées sous sa tutelle soient fixées avec précision sur leurs obligations. C'est au Préfet qu'il appartiendra de statuer en ce qui concerne les déversements communaux ; cependant, l'intervention de l'Administration supérieure paraît indispensable dans les cas où leur nuisance sera le plus à redouter, lorsqu'il s'agira d'égouts destinés à recevoir des matières provenant des fosses d'aisances. Dans ces cas on s'était demandé s'il ne conviendrait pas de subordonner les déversements à une déclaration d'utilité publique ; mais il a paru que l'intervention du Conseil d'État entraînerait une perte de temps ainsi qu'une complication inutile et qu'il suffirait d'exiger que l'arrêté préfectoral d'autorisation fût approuvé par le Ministre de l'Agriculture ou le Ministre des Travaux publics, suivant la catégorie des cours d'eau où le déversement sera opéré. Les décisions du Préfet et du Ministre devront d'ailleurs, comme pour les résidus industriels, être prises après avis des Commissions de conservation des eaux.

ARTICLE 8.

L'article 8 a pour objet de donner à l'Administration les moyens de contraindre les communes à exécuter les travaux qui ont été reconnus nécessaires lorsqu'elles ne proposent pas les dispositions convenables, ou qu'elles ne se conforment pas à celles arrêtées par le Préfet. Le système adopté consiste, comme on l'a indiqué précédemment, à prévoir l'exécution d'office, aux frais des communes, des travaux reconnus indispensables. Conformément aux vues du Ministre de l'Intérieur, il a semblé que le moyen le plus pratique, pour faire couvrir la dépense, consisterait dans l'accomplissement des formalités prévues par l'article 149 de la loi municipale du 5 avril 1884. En conséquence, si le Conseil municipal n'allouait pas les fonds exigés, ou n'allouait qu'une somme insuffisante, l'allocation nécessaire serait inscrite d'office au budget, soit par un arrêté du Préfet en Conseil de préfecture, soit par un décret du Président de la République, suivant que le revenu de la commune serait ou non inférieur à 5 millions. En cas d'insuffisance des ressources de la commune et en cas de refus du Conseil municipal d'y pourvoir, une contribution extraordinaire serait imposée par un décret ou par une loi, suivant qu'elle serait ou non dans les limites du maximum fixé annuellement par la loi de finances.

ARTICLE 9.

L'article 9 reconnaît aux communes le droit de se constituer en syndicats dans les conditions prévues par la loi du 22 mars 1890 pour l'usage commun d'égouts et de travaux destinés à l'épuration des eaux usées. Il a paru nécessaire de prévoir expressément cette faculté pour qu'elle ne puisse être contestée aux communes, car les syndicats intercommunaux ont rencontré parfois certaines difficultés pour se constituer. La formation de ces syndicats, en groupant les efforts de plusieurs communes, permettra de réduire les dépenses nécessitées par l'évacuation et la purification de leurs sewages.

Article 10.

L'article 10 règle comme il suit les conditions dans lesquelles pourront être expropriés les terrains destinés à l'épuration de façon à sauvegarder à la fois les intérêts de la commune et ceux des propriétaires :

« Les projets relatifs à l'épuration des eaux d'égout, par le sol ou par tout autre procédé, pourront faire l'objet de déclarations d'utilité publique autorisant le département, ou les communes, ou les syndicats de communes propriétaires d'égouts, à exproprier les terrains nécessaires pour assurer l'épuration des eaux.

« Si l'épuration doit être effectuée par le sol, ne pourront être compris dans l'expropriation les maisons, cours, jardins, parcs et enclos attenant aux habitations, si mieux n'aime leur propriétaire requérir l'expropriation dans le cas où l'immeuble se trouverait enclavé dans les champs d'épuration. Cette exception sera étendue à une zone attenante à ces immeubles et dont les limites seront déterminées dans chaque cas par l'acte portant déclaration d'utilité publique.

« Les habitants et les propriétaires des communes où seront établis les travaux et ceux des communes dans l'intérêt desquelles ces travaux seront exécutés, ne pourront être appelés à faire partie du jury spécial d'expropriation qui statuera sur les indemnités à allouer. »

Article 11.

L'article 11 présente un intérêt tout particulier, car il pourra permettre dans un grand nombre de cas, de réduire les dépenses nécessitées par l'évacuation et l'épuration des eaux usées en donnant aux communes des moyens faciles de procéder en commun aux opérations de cette nature. L'expérience démontre les avantages qui résultent souvent de l'utilisation par plusieurs communes, des mêmes ressources aquifères pour les besoins de leur alimentation, car les dépenses de premier établissement et d'exploitation sont sensiblement réduites. Cette économie sera au moins aussi marquée dans le cas où il s'agira de construire des égouts et de procéder à épuration des sewages. Pour éviter des difficultés que rencontrerait l'entente entre les diverses communes en cause, l'article 11 est ainsi conçu :

« Lorsque les égouts d'une commune traverseront le territoire d'autres communes pour atteindre le lieu de l'épuration ou le cours d'eau où l'effluent est déversé, ces dernières pourront déverser leurs eaux usées dans l'égout établi sous leur sol, à la condition de contribuer proportionnellement à l'usage qui sera fait par elles de cet ouvrage, aux frais d'établissement, d'entretien et d'exploitation des égouts et à ceux des procédés d'épuration.

« En cas de désaccord sur la part contributive de chaque commune, le Préfet statuera, après avis de la Commission départementale. Si les communes appartiennent à des départements différents, il sera statué par décret.

« Lorsqu'il s'agira d'égouts à construire, les communes devront déclarer leur intention d'en faire usage au moment des enquêtes préalables à la déclaration d'utilité publique. Elles ne pourront faire usage des égouts existants que si les dimensions de ces égouts permettent de recevoir leurs eaux. »

Il convient d'ailleurs de signaler que les trois articles qui précèdent sont extraits d'un projet de loi sur les eaux préparé par le Conseil d'État et dont il a déjà été fait mention. La seule modification apportée aux dispositions prévues par la Haute Assemblée concerne la procédure à suivre en cas de désaccord entre les communes sur la part contributive des dépenses faites en commun. Le texte du Conseil d'État prévoyait l'intervention du Conseil de Préfecture sauf recours au Conseil d'État. Il a paru, conformément à l'avis du Ministre de l'Intérieur, que la répartition des dépenses ne présentant pas un caractère contentieux, leur fixation devait appartenir au Préfet plutôt qu'au Conseil de Préfecture. La consultation de la Commission départementale qui est stipulée est justifiée dans une question où les intérêts de plusieurs communes sont en cause et elle présente la plus grande analogie avec les attributions actuelles de ce Conseil.

L'insertion dans le projet de loi des articles 9, 10 et 11 présente le plus grand intérêt, car il assure aux communes des avantages analogues à ceux qui ont été accordés aux industriels pour rendre plus facile et moins onéreuse la réalisation des précautions auxquelles leurs déversements seront subordonnés.

TITRE II

Eaux Souterraines.

Le titre II consacré à la protection des eaux souterraines, comprend 4 articles destinés à remédier aux diverses imperfections que présente, comme on l'a expliqué précédemment, la législation actuelle.

Articles 12 et 13.

Pour empêcher la pollution des ressources aquifères du sous-sol, on avait d'abord pensé à interdire les diverses opérations *susceptibles* de nuire à la salubrité, de compromettre l'utilisation des eaux souterraines pour les divers usages auxquels elles servent (alimentation, agriculture, industrie). Ces dispositions ont donné lieu à des critiques, car une interdiction aussi générale aurait été de nature à gêner un grand nombre de travaux agricoles et n'aurait pu, par suite, être pratiquement appliquée.

L'examen approfondi de la question a montré qu'il fallait faire une distinction absolue entre les évacuations ou les déversements effectués dans les *profondeurs du sol* et les dépôts ou les déversements pratiqués à *sa surface*. Les évacuations opérées dans le sous-sol sont à redouter en principe et ne peuvent être exécutées que dans les terrains arrêtant les germes de pollution avant leur arrivée aux eaux souterraines.

Au contraire, dans le cas de déversements à la surface du sol, les inconvénients sont beaucoup moins à craindre quelle que soit la nature géologique du sous-sol, car la couche arable a une action épurative très sérieuse. En conséquence, le projet de loi fait une distinction absolue entre les deux catégories d'opérations. L'article 12 subordonne à une autorisation préalable toutes les évacuations, tous les déversements directs ou indirects de matières dans le sol, dans des excavations naturelles ou artificielles, dans des puits ou forages. Par contre, les dépôts ou les déversements à la surface du sol pourront être effectués sans aucune autorisation administrative. Mais si l'expérience fait ressortir leurs inconvénients, le Préfet aura le droit d'exiger leur suppression ou de subordonner leur maintien aux précautions nécessaires pour éviter leurs nuisances (art. 13). Cependant, ces règles générales doivent nécessairement comporter quelques exceptions.

Si les opérations effectuées à la surface du sol sont le plus souvent moins à redouter que celles qui sont pratiquées dans des profondeurs, elles présentent, dans certains cas, des nuisances tellement indiscutables qu'il est nécessaire de ne pas attendre que leurs inconvénients se soient manifestés et qu'il convient de les soumettre à une autorisation préalable. On peut ranger parmi ces opérations les évacuations de certains résidus industriels, les dépôts ou l'utilisation agricole des vidanges, des gadoues *provenant des agglomérations*, l'épuration par le sol des eaux usées des communes. Des précautions s'imposent d'autant plus à leur égard que les difficultés rencontrées pour se débarrasser dans les rivières des

résidus d'industrie et des déchets de la vie conduiront inévitablement à chercher à les évacuer dans le sol.

L'article 15 stipule donc qu'un arrêté du Ministre de l'Agriculture, après avis de la Commission supérieure des eaux, fixera les
matières qui ne pourront être mises en dépôt, déversées directement ou indirectement à la surface du sol qu'après une autorisation préalable. Cet arrêté sera pris d'accord avec le Ministre du
Commerce et de l'Industrie en ce qui touche les résidus industriels
et les produits industriels en dépôt ou en travail.

De même que l'intervention administrative doit s'exercer avant
tout commencement de réalisation pour certaines entreprises, bien
qu'elles ne comportent de déversements qu'à la surface du sol, de
même, il est nécessaire, pour tenir compte des nécessités de la
pratique, que certaines évacuations dans le sol puissent être effectuées sans autorisation préalable contrairement au régime qui leur
est normalement imposé. C'est ainsi que les populations des campagnes ouvrent dans le sol des fosses d'aisances fixes qui ne pourraient pas plus être réglementées d'une façon générale que les
opérations agricoles courantes appliquées à la surface du sol telles
que l'emploi des fumiers, purins et vidanges sur les terres des
exploitations rurales d'où ils proviennent. La Direction de l'Hygiène
et de l'Assistance publiques a reconnu, d'accord avec le Ministre
de l'Agriculture, qu'il convenait, dans ces conditions, d'apporter
des tempéraments à la règle qui régit les évacuations dans le sol.
L'article 12 prévoit à cet effet qu'un arrêté du Ministre de l'Agriculture déterminera les cas exceptionnels où une autorisation ne
sera pas exigée. Bien entendu, les opérations de cette catégorie
qui présenteraient des inconvénients dûment constatés, pourraient
être interdites par le Préfet ou subordonnées aux conditions nécessaires pour éviter leurs nuisances.

Dans ces conditions, les prescriptions imposées aux particuliers
par les articles 12 et 15 limitent l'intervention administrative aux
cas où elle est indispensable et où elles seront réalisables sans difficulté. Les pouvoirs conférés aux préfets permettront de suppléer à
l'inertie des maires, et ils sont d'autant plus justifiés que les déversements dangereux peuvent exercer leurs effets bien au delà du
territoire de la commune où ils ont été effectués. Le préfet devra
d'ailleurs prendre l'avis de la Commission de conservation des eaux
avant d'intervenir, de sorte que les intérêts en cause auront la cer-
titude de n'être atteints que dans la mesure indispensable pour
éviter la contamination des eaux souterraines.

ARTICLE 14.

Pour les opérations soumises au régime de l'autorisation préalable par les articles 12 et 15, la réglementation a été rendue aussi

légère que possible en prévoyant une procédure identique à celle adoptée pour la détermination des dispositifs d'épuration auxquels sont subordonnés certains déversements dans les cours d'eau. C'est aux intéressés qu'il appartiendra de choisir le mode qui leur paraît le plus convenable pour éviter les nuisances de leurs évacuations, et l'autorité préfectorale n'interviendra que pour indiquer qu'elle reconnaît ou non que ces précautions sont acceptables. Afin de compléter les garanties accordées, un délai d'un an est imparti au préfet pour statuer et son arrêté ne devra être pris qu'après avis de la Commission de conservation des eaux.

Les prescriptions qui viennent d'être indiquées risqueraient de demeurer inobservées si elles étaient dépourvues de sanctions; pour l'éviter, le dernier paragraphe de l'article 14 stipule que le simple fait qu'un déversement ou une évacuation de matières rentrant dans les catégories soumises à la réglementation préalable, aura été effectué sans autorisation ou en ne se conformant pas aux dispositions acceptées par les préfets, constituera un délit. *sans qu'il y ait lieu de rechercher quelles en ont été les conséquences.*

Ainsi qu'on l'a déjà expliqué, il aurait été impossible de prendre pour base des poursuites les dommages commis, car l'Administration aurait été le plus souvent dans l'incapacité de démontrer que ces dommages avaient pour origine une cause de contamination déterminée.

Les pénalités prévues pour réprimer ce délit sont les mêmes que celles destinées à punir les infractions aux prescriptions en vue de sauvegarder les cours d'eau.

ARTICLE 15.

Les articles 12, 13, 14 ont pour objet de protéger les eaux souterraines contre les évacuations dangereuses provenant des particuliers; l'article 15 vise le même résultat en ce qui touche l'épuration par le sol des eaux usées des communes. Les entreprises ne pourront être réalisées que suivant les dispositions qui seront fixées par le préfet *sur le rapport du service hydraulique*, sous la réserve de l'approbation du Ministre de l'Agriculture.

L'intervention de l'Administration supérieure a paru s'imposer pour examiner si les précautions prévues sont satisfaisantes, car les opérations de cette catégorie peuvent présenter de graves inconvénients lorsqu'elles ne sont pas réalisées dans des conditions convenables. L'épuration biologique naturelle par le sol (épandage avec ou sans utilisation culturale) est assurément un des procédés qui, pour le traitement des eaux usées des villes, fournissent en général les résultats les plus parfaits, avec le minimum de dépenses. Mais ce procédé n'est applicable que lorsqu'on dispose, à une distance acceptable, de terrains suffisamment vastes, assez peu coûteux, d'une constitution homogène sur une assez grande profondeur, et régulièrement perméables. L'établissement d'un champ d'épandage au voisinage de puits ou d'eaux souterraines servant à l'alimentation et insuffisamment protégées contre les infiltrations, peut constituer un danger si l'épuration est insuffisante, irrégulière ou mal dirigée. L'application rationnelle de l'épandage exige une étude hydro-géologique préalable qui, souvent, n'est pas sérieusement faite et à laquelle le service hydraulique devra toujours procéder de concert avec la Commission de conservation des eaux, et notamment le géologue qui en fait partie.

Lorsque le principe de l'épuration par le sol aura été reconnu admissible, la détermination des surfaces nécessaires pour que la purification soit efficace exigera un examen attentif, car ces surfaces varient suivant le climat, la situation du sol, le choix et la répartition des cultures. Enfin, les conditions dans lesquelles il devra être drainé, qui dépendent de la situation des eaux souterraines, du degré de perméabilité des terrains, de l'importance de volume d'eau épandu, demanderont encore à être étudiées de près.

Il ne suffit d'ailleurs pas que les entreprises d'épandage soient réalisées en prenant les précautions nécessaires pour ne pas compromettre l'utilisation des eaux souterraines, pour ne pas nuire à la salubrité ; il faudra encore que le fonctionnement de l'opération soit surveillé d'une façon continue, de manière à éviter une exploitation mal dirigée. Les volumes d'eau soumis à l'épuration, leur mode de déversement, les soins à apporter au sol, ainsi que la nature des cultures développées sur le champ d'épandage, exigent un contrôle constant et attentif. Les Commissions de conservation des eaux pourront d'autant plus utilement intervenir à cet égard, qu'elles auront examiné les projets d'épuration par le sol présentés par les communes et qu'elles auront discuté les conditions auxquelles leur établissement devait être subordonné.

Les indications précédentes étaient nécessaires pour faire ressortir l'importance de la mission qui incombe à l'Administration en matière d'épandage. Pour que son autorité ne soit pas méconnue, il est indispensable qu'elle puisse disposer à l'égard des communes des moyens de contrainte au cas où celles-ci ne se conformeraient pas aux dispositions imposées dans l'intérêt général. Les moyens prévus sont les mêmes que ceux adoptés pour assurer l'épuration de leurs sewages avant leur déversement en rivière, c'est-à-dire l'exécution d'office à leurs frais des travaux nécessaires. Les dépenses seront couvertes, s'il y a lieu, après accomplissement des formalités prévues par l'article 149 de la loi municipale qui ont été indiquées à l'occasion de l'analyse de l'article 8.

TITRE III

Commission de Conservation des Eaux.

ARTICLES 16 ET 17.

Le titre III, consacré à l'organisation et au fonctionnement des Commissions de conservation des eaux, comprend 2 articles. L'utilité et l'importance de ces Conseils ont été expliquées en détail précédemment et il est inutile d'y revenir, mais il convient d'insister sur les raisons qui ont conduit à ne pas avoir recours, pour remplir ce rôle, aux Conseils d'hygiène tels qu'ils existent actuellement, et à prévoir que ces Conseils seraient complétés de façon à former en quelque sorte un organisme nouveau.

Les Conseils d'hygiène auraient certainement toute la compétence désirable en ce qui touche les conséquences que peut avoir la contamination des eaux au point de vue sanitaire ; mais la protection des rivières comme des eaux souterraines ne s'impose pas moins pour sauvegarder leur utilisation que pour maintenir la salubrité. De plus il importe, lorsqu'il s'agit de cours d'eau, de veiller à ce que leur écoulement ne puisse être compromis.

L'étude des mesures à prendre pour remplir ce programme ne saurait être poursuivie qu'avec le concours de nombreuses personnalités qui ne font pas en général partie des Conseils d'hygiène. Tout d'abord les agents des services auxquels incombe la police des eaux (service hydraulique, service de navigation) doivent nécessairement intervenir au point de vue administratif comme au point de vue technique. D'autre part, ainsi qu'on l'a reconnu d'une façon générale à l'étranger, les questions relatives à l'épuration ne sauraient être utilement examinées par les seuls hygiénistes, et il convient, pour tenir compte des nécessités pratiques, de consulter des chimistes d'industrie. Enfin, dans le cas des eaux souterraines, l'avis des géologues s'impose.

A ces éléments, il est indispensable d'adjoindre les représentants des diverses catégories d'usagers des eaux : communes, industriels, agriculteurs, syndicats de pêcheurs, de pisciculteurs, de riverains sans l'avis desquels les Conseils placés auprès de l'Administration seraient dans l'impossibilité de remplir convenablement le rôle qui leur est confié de concilier les intérêts en présence si divers.

Étant donnée la complexité des questions à examiner, il ne sera pas moins nécessaire d'avoir recours aux représentants des nombreuses administrations susceptibles de donner un avis utile, notamment aux fonctionnaires des eaux et forêts, aux inspecteurs des établissements classés, aux ingénieurs des améliorations agricoles, aux professeurs d'agriculture. La présence de ces divers membres au sein de la Commission évitera la plupart des difficultés que pourrait soulever l'application de la nouvelle loi, et ces avantages suffisent pour justifier la nécessité de les y comprendre.

Le système auquel on s'est arrêté se trouvait dès lors tout indiqué. Il consiste à compléter le Conseil d'hygiène par les membres énumérés précédemment pour l'examen de toutes les questions sur lesquelles le projet de loi estime que le Préfet a besoin d'être éclairé. L'organisme ainsi constitué a été désigné sous le nom de *Commission de conservation des eaux*, qui fait bien ressortir son rôle.

Il a paru nécessaire de créer une Commission nouvelle pour prêter son concours aux Ministres de l'Agriculture et des Travaux publics dans les cas si délicats où le projet de loi les charge de statuer. En dehors des représentants de ces deux départements ministériels et des grands Conseils déjà existants (Conseil supérieur d'hygiène publique, Conseil supérieur des arts et manufactures), cette Commission est constituée de façon que toutes les compétences, tous les intérêts en présence y trouvent leur place. Le Ministère de l'Intérieur, le Ministère du Commerce et de l'Industrie y seront représentés par les directeurs des services intéressés. A côté des techniciens de divers ordres (chimistes, géologues, etc.) figureront les représentants des diverses catégories d'usagers des eaux. Il y a lieu de signaler à nouveau qu'étant données les conséquences si importantes qui résulteront, pour l'industrie, de la législation nouvelle, le nombre des industriels dans la Commission supérieure comme dans les Commissions de conservation des eaux des départements, a été élevé jusqu'au tiers du nombre total de leurs membres.

La Commission aura à s'occuper à la fois des questions concernant les eaux non domaniales (eaux souterraines, cours d'eau non navigables) et les eaux domaniales (rivières navigables). La protection des eaux non domaniales présente une importance primordiale, car elles sont, comme il a été expliqué précédemment, plus étendues, plus facilement contaminées, plus utilisées pour l'alimentation, l'industrie, l'agriculture que les voies navigables. La Commission a, dans ces conditions, d'un commun accord entre les deux Départements ministériels intéressés, été rattachée au Ministère de l'Agriculture auquel a déjà été confié par toutes les Administrations en cause le soin de procéder aux recherches en vue de l'épuration des eaux usées.

Quant aux attributions des Commissions de conservation des eaux, elles ont été indiquées dans l'étude des articles des deux premiers titres ; il est donc inutile d'y revenir. Il convient cependant de signaler ici que, lorsqu'un arrêté du Préfet, pris par application de la loi projetée, sera l'objet d'un recours hiérarchique devant le

Ministre de l'Agriculture ou des Travaux publics, ceux-ci devront prendre l'avis de la Commission supérieure de conservation des eaux avant de statuer sur la suite à lui donner.

Il y a lieu enfin de signaler que les frais de fonctionnement des Commissions de conservation des eaux et du Laboratoire, adjoint à la Commission supérieure, seront prélevés sur les crédits ouverts au Ministère de l'Agriculture pour les services de l'Hydraulique agricole.

TITRE IV

Pénalités et Constatation des Délits.

Le titre IV comporte 4 articles consacrés aux pénalités, aux agents chargés de constater les délits, à la procédure relative aux poursuites devant les tribunaux, enfin à l'intervention de certaines associations dans les poursuites.

ARTICLE 18.

L'article 18, qui concerne les pénalités, range toutes les infractions diverses à la loi, aux règlements d'administration publique ou aux arrêtés préfectoraux pris en vertu de son application, dans la catégorie des délits et prescrit qu'elles seront jugées comme telles par les tribunaux correctionnels.

La compétence de ces tribunaux ordinaires a d'ailleurs été prévue, même en ce qui concerne les infractions sur les rivières du domaine public, alors que les contraventions commises sur ces cours d'eau sont, à titre de contraventions de grande voirie, justiciables jusqu'à présent des seuls tribunaux administratifs. Il convient de ne pas s'étonner de cette différence de juridiction que justifie la nature même des actes délictueux commis. Les contraventions soumises aux conseils de préfecture portent, en effet, sur des matières d'un ordre purement administratif : la conservation du domaine public et sa mise en usage en vue de sa fin essentielle, la navigation, ce qui explique que les tribunaux administratifs restent juges de la répression de faits dont ils sont mieux que tous autres en situation d'apprécier convenablement la portée. Au contraire, dans le cas actuel, il s'agit de matières d'un ordre bien plus général et qui, au surplus, touchent à des intérêts qui ne sont pas liés d'une manière immédiate à la conservation et à la gestion du domaine public. On comprend donc ici la possibilité de recourir pour la répression à une juridiction autre que les tribunaux administratifs et de déférer les délinquants aux tribunaux ordinaires. La convenance de cette solution est d'ailleurs confirmée par les précédents suivis en matière de pêche et en matière de police du roulage. Il convient d'ailleurs d'ajouter que si, à l'avenir, les opérations nuisibles à la salubrité ou gênant l'écoulement des eaux, sans porter atteinte à la navigation, seront réprimées en vertu de la présente loi par les tribunaux judiciaires, les actes susceptibles de compromettre la circulation par eau ou la conservation du domaine public seront au contraire punis, en vertu des anciens textes, par les conseils de préfecture.

La compétence des tribunaux civils pour l'application de la loi sur les deux catégories de cours d'eau ainsi justifiée, il convient de régler une question d'importance capitale, celle de la fixation des pénalités destinées à réprimer les délits envisagés; c'est d'elles, en effet, que dépend le succès de la nouvelle législation, qui ne sera strictement observée que si elles sont efficaces. Ainsi qu'on l'a longuement expliqué précédemment, le système adopté en vue de contraindre les établissements industriels à avoir recours aux moyens d'épuration convenables pour faire cesser la pollution est celui de l'astreinte pénale, sur l'application duquel on reviendra plus loin. Mais, à côté de cette pénalité, l'article 18 prévoit des amendes pour punir les délits commis, quelle que soit leur nature, et fixe leur montant de 50 à 100 francs pour la première condamnation, de 100 à 2000 francs en cas de récidive.

Il a paru utile de définir la récidive pour fixer le délai pendant lequel un nouveau délit sera puni plus sévèrement et pour éviter que celui qui violerait successivement deux dispositions différentes de la loi et, en particulier, qui contaminerait les eaux souterraines après avoir pollué un cours d'eau, ne puisse échapper à une condamnation plus forte pour le deuxième délit. La définition suivante adoptée est analogue à celle qui figure dans la loi sur les fraudes : « Sera considéré comme étant en état de récidive quiconque ayant été condamné par application de la présente loi, aura, dans les cinq ans qui suivront la date à laquelle cette condamnation sera devenue définitive, commis un nouveau délit tombant sous l'application de la présente loi. » De plus, l'article 18 prévoit qu'en cas de pluralité des délits, l'amende sera appliquée autant de fois qu'il aura été relevé d'infractions, de façon à empêcher le tribunal de confondre les peines relatives à plusieurs délits.

Sur les pressantes instances des industriels, les circonstances atténuantes ont été admises pour la première condamnation. Mais il a été stipulé que l'amende ne descendrait pas au-dessous de 16 francs, minimum des amendes correctionnelles, dans le but de conserver à la condamnation son caractère correctionnel. Par contre, il a été spécifié que la loi du 26 mars 1891, relative au sursis, ne serait pas applicable aux amendes édictées par la présente loi; les procès-verbaux n'étant dressés qu'après avertissement, le sursis comporterait une indulgence excessive et ne pourrait qu'énerver la répression.

Enfin, pour que, dans le cas des établissements industriels, les pénalités atteignent ceux auxquels incombe la véritable responsabilité des délits commis, l'article 18 comporte les deux dispositions suivantes :

« Lorsqu'il s'agira d'un déversement ou d'une évacuation de résidus industriels, les chefs de l'industrie, gérants, administrateurs ou directeurs, pourront être rendus *pénalement* responsables des délits commis par leurs ouvriers ou leurs employés.

« Dans tous les cas, les maîtres de l'entreprise (particuliers ou sociétés) seront *civilement* responsables des condamnations prononcées contre leurs ouvriers, employés, gérants, administrateurs ou directeurs. »

Il convient de faire remarquer la distinction faite au point de vue de la responsabilité civile et de la responsabilité pénale. Alors que la première retombera toujours sur les maîtres de l'entreprise, il appartiendra aux tribunaux d'apprécier, en tenant compte des circonstances, au nom de qui doit être prononcée la condamnation. On s'était demandé s'il ne conviendrait pas de rendre, dans tous les cas, les chefs d'industrie, gérants, administrateurs ou directeurs pénalement responsables des délits de leurs ouvriers ou employés; mais cette solution a été écartée, car, dans certains cas, ces derniers doivent être personnellement frappés, notamment s'ils ont commis une infraction par négligence ou par mauvaise volonté.

Malgré leur importance, les pénalités qui viennent d'être envisagées ne suffiraient pas à imposer l'obligation aux industriels d'avoir recours à l'épuration pour les éviter. Pour obtenir ce résultat, le jugement devra toujours *imposer au maître de l'entreprise l'obligation de prendre les dispositions nécessaires en vue de faire cesser la pollution des eaux et lui impartir un délai pour leur mise en fonctionnement sous peine, pour chaque jour de retard, d'une astreinte pénale qui ne devra, en aucun cas, se confondre avec les amendes dont il a été question précédemment.* Ce système a donné en Angleterre les résultats les plus satisfaisants et ses avantages incontestables, notamment pour permettre d'atteindre les sociétés, ainsi que les observations qu'il soulève au point de vue juridique, ont été développés dans un chapitre précédent; il y a lieu seulement, ici, d'indiquer comment il sera appliqué.

Les travaux à exécuter pour sauvegarder le cours d'eau ou les eaux souterraines ne seront pas déterminés par le jugement mais en se conformant à la procédure prévue aux articles 5 et 14, c'est-à-dire qu'ils devront être proposés par l'intéressé et reconnus acceptables par l'Administration. On évitera ainsi les expertises longues et coûteuses qui seraient indispensables s'il appartenait aux tribunaux de statuer en ce qui touche les dispositifs d'épuration et on empêchera les difficultés qui pourraient se produire si

l'autorité administrative et l'autorité judiciaire n'étaient pas
d'accord sur la nature des précautions à prendre.

Par contre, c'est au tribunal qu'il appartiendra de fixer l'amende
journalière formant astreinte, ainsi que le délai imparti pour la
mise en fonctionnement des dispositifs d'épuration. L'article 18 a
prévu pour le taux de ces amendes les limites étendues de 5 à
100 francs de façon qu'il soit possible, comme le demandent avec
juste raison les industriels, de tenir compte de l'importance de
l'établissement incriminé. Pour la détermination du délai d'exécution, l'Administration devra évidemment fournir à l'autorité judiciaire tous les renseignements susceptibles de l'éclairer, notamment le degré d'urgence des travaux et l'indication de leur durée
probable. Enfin, il importe que l'intervention administrative
nécessaire pour reconnaître l'efficacité des mesures projetées par
le maître de l'entreprise ne puisse pas être une cause de retard
pour leur réalisation ; l'article 18 stipule à cet effet que le Préfet
devra accuser réception des propositions qui lui seront adressées
et statuer sur elles dans un délai maximum de six mois. En terminant ce qui est relatif aux pénalités, il convient de signaler que
leur rigueur nécessaire ne sera pas excessive, car les délinquants
ne seront frappés qu'en cas de mauvaise volonté évidente, et, sauf
des cas très graves, les agents de l'Administration ne dresseront
procès-verbal qu'après les avoir avertis et les avoir mis en demeure
de faire cesser l'acte délictueux dont ils sont responsables.

ARTICLE 19.

Les questions concernant l'application des pénalités étant ainsi
réglées, l'article 19 fixe les conditions dans lesquelles les délits
seront constatés. Les procès-verbaux relatifs aux infractions commises seront dressés par les agents du service hydraulique en ce
qui touche la protection des cours d'eau non navigables et des eaux
souterraines, par les agents des services de navigation en ce qui
touche les rivières navigables. Ces agents seront *respectivement*
commissionnés à cet effet par le Ministre de l'Agriculture et par le
Ministre des Travaux publics. Ils agiront, soit sur leur initiative,
soit sur celle des intéressés.

Il a paru nécessaire de faire aider ces fonctionnaires dans la
tâche si lourde qui leur incombera, et il est prévu que des agents
pourront être spécialement commissionnés à cet effet : le concours
de certains agents appelés à intervenir dans les manufactures, des
gardes-rivières et des gardes-pêche, sera très précieux à cet égard.

Pour que l'action publique ne puisse être mise en mouvement,
au sujet d'un même délit, par des autorités différentes, les procès-
verbaux émanant des divers agents commissionnés seront centra-
lisés entre les mains soit de l'ingénieur en chef du service hydrau-

lique pour les eaux non domaniales, soit de l'ingénieur en chef
de la navigation pour les eaux domaniales ; ces fonctionnaires en
feront parvenir une expédition au procureur de la République et en
adresseront une autre au préfet à titre de renseignement. Les
procès-verbaux des agents commissionnés feront foi jusqu'à preuve
du contraire. Mais, pour éviter tout abus, ne seront commissionnés
par le Ministre que les agents qui présenteront toutes les garanties
désirables pour remplir la mission qui leur incombera. Les
Ministres de l'Agriculture et des Travaux publics devront d'ailleurs
obtenir l'agrément des autorités dont dépendent les agents déjà
chargés d'un service public (fonctionnaires de l'Etat, des départements ou des communes) avant de les commissionner.

Afin de permettre de procéder aux constatations qu'exige l'application de la loi, les agents des diverses catégories précédemment
indiquées auront le droit de pénétrer de jour ainsi que de nuit dans
les usines closes et non closes et leurs dépendances. Cependant,
ils ne pourront pénétrer de nuit dans les parties closes qu'accompagnés d'un représentant de l'autorité municipale ou d'un com-
saire de police.

Les facilités ainsi accordées en vue d'assurer l'application de la
loi pourront permettre aux agents d'être au courant des secrets de
fabrication et, en général, des procédés d'exploitation ; il serait
absolument inadmissible qu'ils fissent connaître ces renseignements dont pourraient tirer profit des concurrents déloyaux. Aussi,
le projet de loi leur impose-t-il l'obligation de prêter serment de ne
pas les révéler. Toute violation de ce serment sera punie de pénalités très sévères prévues à l'article 278 du Code pénal qui permet
d'infliger une condamnation allant jusqu'à six mois de prison et
500 francs d'amende. Par contre, il est indispensable que les industriels ne puissent empêcher les agents préposés à la surveillance
des déversements de remplir leur mission. L'article 19 stipule,
dans ce but, les mêmes prescriptions que celles qui ont été prévues dans la loi réglementant le travail dans les manufactures :
« Sera puni d'une amende de 100 à 500 francs quiconque aura mis
obstacle à l'accomplissement des devoirs des agents ci-dessus
mentionnés. En cas de récidive, l'amende sera portée de 500 à
1000 francs. Les tribunaux correctionnels pourront appliquer pour
la condamnation les dispositions de l'article 463 du Code pénal,
sans que l'amende puisse être inférieure à 16 francs.

ARTICLE 20.

Les dispositions qui viennent d'être analysées doivent être complétées de façon à régler ce qui concerne la constatation des délits
ainsi que les poursuites devant les tribunaux, et en particulier en
vue de fixer les conditions dans lesquelles les prélèvements d'échan-

tillons des déversements seront opérés et les laboratoires qui seront chargés des analyses. L'article 20 confie aux Ministres de l'Agriculture et des Travaux publics le soin de statuer de concert à cet égard. Il a paru convenable de faire intervenir des arrêtés ministériels de préférence à des règlements d'administration publique, parce que, étant donnée la complexité des matières à réglementer, la pratique pourra montrer la nécessité d'apporter quelques changements aux prescriptions édictées et que ces modifications pourront être ainsi beaucoup plus facilement réalisées.

ARTICLE 21.

Le dernier article du titre IV a pour objet de répondre à un vœu unanimement exprimé par les sociétés de pêcheurs et de pisciculteurs dont l'action est entravée, parce qu'elles ne peuvent actuellement intervenir personnellement devant les tribunaux pour obtenir réparation des dommages causés par les déversements qui détruisent les poissons. L'article 21 leur confère cette faculté en leur permettant d'exercer les droits reconnus à la partie civile par le Code d'instruction criminelle et il leur donne ainsi les moyens de se substituer à l'Administration si celle-ci n'intervenait pas pour réprimer les infractions commises. Ces droits ne sont pas d'ailleurs accordés seulement aux sociétés de pêcheurs et de pisciculteurs, mais encore à tous les groupements qui peuvent être lésés par les évacuations opérées dans les rivières et notamment, sur les cours d'eau non navigables, aux associations de curage dont la charge est augmentée par les dépôts résultant de certains déversements.

TITRE V

Dispositions diverses et transitoires.

Le titre V et dernier, qui concerne les dispositions diverses et transitoires, comprend deux articles.

ARTICLE 22.

L'article 22 prévoit que des règlements d'administration publique, rendus sur la proposition du Ministre de l'Agriculture et du Ministre des Travaux publics, fixeront les mesures à prendre pour l'application de la loi en dehors de celles dont la détermination a été conférée au Ministre.

ARTICLE 23.

L'article 23 règle les dispositions transitoires qui, comme on l'a précédemment expliqué, présentent la plus grande importance, puisqu'elles doivent permettre de remédier le plus rapidement possible à la pollution des eaux sans bouleverser l'industrie, sans imposer aux communes des charges inacceptables.

Les mesures prévues dans ce but sont les suivantes :

Les communes, les établissements industriels effectuant des déversements d'eaux usées au moment de la promulgation de la présente loi, devront, au plus tard, quatre ans après cette date, avoir mis en fonctionnement les dispositifs nécessaires pour épurer leurs résidus avant leur évacuation dans les cours d'eau. Les dispositions à adopter seront déterminées comme il a été indiqué aux articles 5 et 7, c'est-à-dire qu'elles seront proposées par les industriels, les communes, auxquels un délai de deux ans est accordé à cet effet, et devront avoir été reconnues acceptables par le préfet.

Au bout d'une période de dix ans, les usines et les égouts existants rentreront dans le droit commun et leurs déversements seront soumis aux conditions imposées par l'article 2.

Les travaux complémentaires à exécuter pour que cette obligation soit remplie devront être soumis par les intéressés au préfet dans un délai de huit ans après la promulgation de la présente loi.

Les mesures transitoires auxquelles on s'est arrêté en ce qui concerne la protection des eaux souterraines sont les suivantes. Bien que leur pollution puisse présenter des inconvénients plus graves encore que celles des cours d'eau, il n'a pas semblé possible d'exiger l'observation immédiate des articles 12, 13, 14 et 15, et il a été prévu un délai de quatre ans pour s'y conformer. Les intéressés (communes et particuliers) devront soumettre au préfet, au plus tard deux ans après la promulgation de la loi, les mesures qu'ils comptent prendre pour ne pas compromettre l'utilisation des eaux souterraines et ne pas nuire à leur salubrité. Il n'est d'ailleurs pas douteux que ces dispositions ne peuvent faire obstacle à l'application des lois en vigueur qui permettraient de remédier à ces causes de pollution.

En résumé, l'article 22, dans son ensemble, paraît de nature à assurer l'application assez rapide de la nouvelle loi, tout en laissant aux particuliers et aux communes des délais suffisants pour s'y conformer sans difficultés.

Il reste enfin à signaler que les moyens de coercition prévus à l'égard des entreprises postérieures à la loi, pourraient être employés en ce qui touche les travaux déjà exécutés si les industriels ou les communes se refusaient à prendre les précautions nécessaires pour qu'ils ne puissent préjudicier à la pureté des rivières ou des eaux souterraines.

Tels sont les motifs du projet de loi que le Gouvernement soumet aujourd'hui à la Chambre des Députés. Les dispositions proposées répondent incontestablement au but que l'on se proposait d'atteindre. Elles donnent à l'Administration les moyens d'exercer plus étroitement et plus efficacement son contrôle, tout en laissant aux industriels et aux communes l'initiative et l'indépendance désirables dans le choix des procédés d'épuration. Les sujétions imposées sont encore réduites en procurant les plus grandes facilités pour la purification des eaux usées, en accordant toutes les tolérances compatibles avec l'intérêt général. Enfin, si les prescriptions édictées pour prévenir la contamination ne sont pas observées, les moyens de répression mis entre les mains de l'État, qui constituent l'une des particularités les plus caractéristiques du projet de loi, permettront d'obtenir que les délinquants ne puissent se soustraire aux obligations qui leur sont imposées.

L'adoption de ces mesures par le Parlement ne pourra manquer d'avoir les plus heureux effets pour la prospérité nationale. La santé et la richesse publiques profiteront également des bienfaits d'une législation qui fera disparaître des causes d'insalubrité préjudiciables à la vie humaine et qui supprimera des sources de pollution néfastes pour la bonne utilisation des ressources hydrauliques de notre territoire.

PROJET DE LOI

Le Président de la République française

Décrète :

Le projet de loi dont la teneur suit sera présenté à la Chambre des Députés par le Ministre de l'Agriculture et par le Ministre des Travaux publics, des Postes et des Télégraphes, qui sont chargés d'en exposer les motifs et d'en soutenir la discussion :

TITRE PREMIER

Cours d'Eau.

CHAPITRE PREMIER

Dispositions générales.

ARTICLE PREMIER.

Il est interdit de jeter, de déverser ou laisser écouler, soit directement, soit indirectement, dans les cours d'eau aucune matière susceptible de nuire :

A la conservation et à l'écoulement des eaux ;

A la salubrité ;

A l'utilisation des eaux pour l'alimentation des animaux, pour les besoins domestiques, pour les emplois agricoles ou industriels ;

A la faune et à la flore aquatiques utiles.

ARTICLE 2.

Des arrêtés concertés entre le Ministre de l'Agriculture et le Ministre des Travaux publics fixeront les conditions que les jets, déversements ou écoulements devront remplir aux points de vue organoleptique, physique, chimique et bactériologique.

Le simple fait qu'un jet, déversement ou écoulement ne remplit pas les conditions ainsi fixées constituera un délit, sans qu'il y ait lieu de rechercher quelles en ont été les conséquences.

CHAPITRE II

Déversements des résidus industriels.

ARTICLE 3.

Des arrêtés pris par le Ministre de l'Agriculture et par le Ministre des Travaux publics, après accord avec le Ministre du Commerce et de l'Industrie, fixeront les industries qui ne pourront déverser directement ou indirectement leurs résidus dans les cours d'eau qu'après leur avoir fait subir une épuration efficace.

Les dispositions à prendre pour l'épuration seront proposées par l'industriel et devront être reconnues acceptables par un arrêté du préfet rendu, dans le délai d'un an, sur le rapport du service chargé de la police du cours d'eau.

Les déversements effectués sans épuration préalable ou en ne se conformant pas aux dispositions acceptées par le préfet seront assimilés aux délits prévus par les articles 1 et 2.

Le préfet pourra toujours prescrire la revision des dispositions agréées par lui pour l'épuration, si les déversements ne remplissent pas les conditions imposées à l'article 2.

ARTICLE 4.

Les résidus industriels, dont les déversements dans les cours d'eau sont interdits, pourront être admis, sous réserve de l'autorisation de l'autorité compétente, dans les égouts autorisés, comme il est prévu au chapitre 3.

Toutefois, un arrêté du préfet, sur le rapport du service chargé de la police des cours d'eau, pourra interdire l'admission dans les égouts de certains résidus industriels ou la subordonner à certaines conditions.

ARTICLE 5.

Des arrêtés pris, chacun en ce qui concerne les cours d'eau dont il a la gestion, par le Ministre de l'Agriculture et par le Ministre des Travaux publics, fixeront les sections de cours d'eau où les déversements de résidus industriels pourront être effectués, bien que ne remplissant pas les conditions imposées à l'article 2, sous la réserve d'avoir subi une épuration préalable, comme il est prévu à l'article 3.

Cette tolérance pourra toujours être retirée par un arrêté du Ministre compétent, mais les industries qui en bénéficiaient disposeront, pour se conformer aux conditions imposées à l'article 2, d'un délai qui sera fixé par le préfet sur le rapport du service chargé de la police du cours d'eau, sans pouvoir être inférieur à deux ans ni supérieur à quatre ans.

ARTICLE 6.

Les irrigations au moyen des eaux résiduaires d'industrie bénéficieront de la servitude d'aqueduc telle qu'elle est réglée par la loi du 29 avril 1845. Les propriétaires des fonds traversés pourront toujours exiger que les eaux soient renfermées dans des tuyaux ou des aqueducs souterrains.

Lorsque la pollution d'un cours d'eau par les résidus d'un établissement industriel, rentrant dans la catégorie définie à l'article 5, ne pourra disparaître que par des travaux s'étendant en dehors de l'immeuble d'où ils proviennent, la commune pourra exproprier, pour le compte des propriétaires de l'établissement, après l'accomplissement des formalités prescrites par la loi du 3 mai 1841, les propriétés indispensables à l'exécution des travaux. Toutefois, ne pourront être compris dans cette expropriation les maisons, cours, jardins, parcs et enclos attenants aux habitations.

L'exécution, l'entretien et l'exploitation d'égouts et de procédés d'épuration pourront donner lieu à la constitution d'associations syndicales libres. Ces associations pourront être transformées en associations autorisées par application de l'article 8 de la loi du 21 juin 1865, 22 décembre 1888, dans les conditions de majorité déterminées par les statuts.

CHAPITRE III

Déversements d'eaux usées provenant des communes.

ARTICLE 7.

Les déversements d'eaux usées provenant des agglomérations communales ne pourront être effectués directement ou indirectement dans les cours d'eau que s'ils remplissent les conditions imposées à l'article 2, § 1er.

Les dispositions à prendre à cet effet seront proposées par la commune et devront être fixées par le préfet sur le rapport du service chargé de la police du cours d'eau.

Si les égouts sont destinés à recevoir des matières provenant des fosses d'aisance, l'arrêté du préfet devra être approuvé par le Ministre de l'Agriculture ou par le Ministre des Travaux publics suivant la nature du cours d'eau où les déversements sont effectués.

ARTICLE 8.

Faute par les communes de proposer les dispositions nécessaires ou de se conformer à celles arrêtées par le préfet, il y sera pourvu, après une mise en demeure sans résultat, d'office et à leurs frais. Les mesures nécessaires pour couvrir la dépense seront ordonnées après l'accomplissement des formalités et dans les conditions prévues par l'article 149 de la loi du 5 avril 1884.

ARTICLE 9.

Les communes pourront se constituer en syndicats dans les conditions prévues par la loi du 22 mars 1890, pour l'usage commun d'égouts et de travaux destinés à l'épuration des eaux usées.

ARTICLE 10.

Les projets relatifs à l'épuration des eaux d'égout par le sol ou par tout autre procédé pourront faire l'objet de déclarations d'utilité publique autorisant le département ou les communes. ou les syndicats de communes, propriétaires des égouts, à exproprier les terrains nécessaires pour assurer l'épuration des eaux.

Si l'épuration doit être effectuée par le sol, ne pourront être compris dans l'expropriation les maisons, cours, jardins, parcs et enclos attenants aux habitations, si mieux n'aime leur propriétaire requérir l'expropriation dans le cas où l'immeuble se trouverait enclavé dans les champs d'épuration. Cette exception sera étendue à une zone attenante à ces immeubles et dont les limites seront déterminées dans chaque cas par l'acte portant déclaration d'utilité publique.

Les habitants et les propriétaires des communes où seront établis les travaux, et ceux des communes dans l'intérêt desquelles ces travaux seront exécutés ne pourront être appelés à faire partie du jury spécial d'expropriation qui statuera sur les indemnités à allouer.

ARTICLE 11.

Lorsque les égouts d'une commune traverseront le territoire d'autres communes pour atteindre le lieu de l'épuration ou le cours d'eau où l'effluent est déversé, ces dernières pourront déverser leurs eaux usées dans l'égout établi sous leur sol à la condition de contribuer, proportionnellement à l'usage qui sera fait par elles de cet ouvrage, aux frais d'établissement, d'entretien et d'exploitation des égouts et à ceux des procédés d'épuration.

En cas de désaccord sur la part contributive de chaque commune, le préfet statuera après avis de la Commission départementale. Lorsque les communes appartiendront à des départements différents, il sera statué par décret.

Lorsqu'il s'agira d'égouts à construire, les communes devront déclarer leur intention d'en faire usage au moment des enquêtes préalables à la déclaration d'utilité publique. Elles ne pourront faire usage des égouts existants que si les dimensions de ces égouts permettent de recevoir leurs eaux.

TITRE II

Eaux Souterraines.

ARTICLE 12.

Aucune évacuation, aucun déversement direct ou indirect de matières ne pourra être effectué dans le sol, dans des excavations naturelles ou artificielles, dans des puits ou forages, qu'après que des dispositions convenables auront été prises pour ne pas compromettre l'utilisation des eaux souterraines et ne pas nuire à la salubrité.

Toutefois, un arrêté du Ministre de l'Agriculture fixera les évacuations ou déversements dans le sol qui pourront être effectués à titre exceptionnel sans autorisation préalable. Un arrêté du préfet, sur le rapport du service hydraulique, pourra toujours soit interdire, soit subordonner à certaines conditions les opérations de cette catégorie qui compromettraient l'utilisation des eaux souterraines ou qui nuiraient à la salubrité.

ARTICLE 13.

Un arrêté du préfet, sur le rapport du service hydraulique, pourra, soit interdire, soit subordonner à certaines conditions, le dépôt, le déversement direct ou indirect à la surface du sol des matières qui compromettraient l'utilisation des eaux souterraines ou qui nuiraient à la salubrité.

Toutefois, un arrêté du Ministre de l'Agriculture fixera les matières qui ne pourront être mises en dépôt, déversées directement ou indirectement à la surface du sol, qu'après que des dispositions convenables auront été prises pour ne pas compromettre l'utilisation des eaux et ne pas nuire à la salubrité. Cet arrêté devra être pris d'accord avec le Ministre du Commerce et de l'Industrie en ce qui concerne les résidus industriels en dépôt ou en travail.

ARTICLE 14.

Les dispositions à prendre en vertu de l'article 12, § 1er, et de l'article 13, § 2, seront proposées par l'intéressé et devront être reconnues acceptables par un arrêté du préfet, rendu dans le délai d'un an sur le rapport du service hydraulique.

Le simple fait qu'une évacuation ou un déversement de matières prévu par ces articles a été effectué sans autorisation, ou en ne se conformant pas aux dispositions arrêtées par le Préfet, constituera un délit, sans qu'il y ait lieu de rechercher quelles en ont été les conséquences.

ARTICLE 15.

Les opérations d'épuration par le sol des eaux usées provenant des communes ne pourront être effectuées qu'à la condition de ne pas compromettre l'utilisation des eaux souterraines et de ne pas nuire à la salubrité.

Les dispositions à prendre à cet effet seront proposées par les communes et fixées par un arrêté du Préfet sur le rapport du service hydraulique. Cet arrêté devra être approuvé par le Ministre de l'Agriculture.

Faute par les communes de proposer les dispositions nécessaires ou de se conformer à celles arrêtées par le Préfet, il y sera pourvu d'office et à leurs frais, comme il est prévu à l'article 8.

TITRE III

Commissions de Conservation des Eaux.

ARTICLE 16.

Il sera institué auprès de la Direction de l'hydraulique et des améliorations agricoles, une Commission supérieure de conservation des eaux, dont les membres seront nommés par le Ministre de l'Agriculture.

Cette Commission comprendra deux membres de la Commission de l'hydraulique et des améliorations agricoles, deux membres du Conseil général des ponts et chaussées désignés par le Ministre des Travaux publics, deux membres du Conseil supérieur d'hygiène publique de France désignés par le Ministre de l'Intérieur, deux membres du Comité consultatif des arts et manufactures désignés par le Ministre du Commerce et de l'Industrie, le directeur de l'hydraulique et des améliorations agricoles au Ministère de l'Agriculture, le directeur des routes et de la navigation au Ministère des Travaux publics, le directeur des affaires départementales et communales et le directeur de l'hygiène et de l'assistance publiques au Ministère de l'Intérieur, le directeur du personnel de la marine marchande et des transports et le directeur des affaires commerciales et industrielles au Ministère du Commerce et de l'Industrie, des inspecteurs généraux ou ingénieurs du service hydraulique, des inspecteurs généraux ou ingénieurs des ponts et chaussées, des inspecteurs généraux ou ingénieurs du service des améliorations agricoles, des représentants des diverses administrations intéressées, des géologues, des chimistes, des industriels, des agriculteurs, des représentants de communes, de syndicats de riverains, de pêcheurs et de pisciculteurs.

Le nombre des industriels dans la Commission devra toujours être le tiers du nombre total de ses membres.

Un laboratoire sera créé auprès de la Commission pour effectuer les recherches nécessaires à son fonctionnement et pour procéder à l'expérimentation des systèmes d'épuration ainsi qu'à des études en vue de leur amélioration. Les dépenses entraînées par cette organisation et par le fonctionnement de la Commission supérieure des eaux seront supportées par les crédits ordinaires inscrits au budget du Ministère de l'Agriculture pour les services de l'hydraulique agricole.

Les arrêtés du Ministre de l'Agriculture et du Ministre des Travaux publics, prévus aux articles 2, 5, 5, et du Ministre de l'Agriculture prévus aux articles 12 et 15 devront être pris après avis de la Commission supérieure de conservation des eaux.

Lorsqu'un arrêté de Préfet, pris par application des articles 3,4, 7,12,15,14,15, fera l'objet d'un recours au Ministre, il sera statué après avis de la Commission supérieure de conservation des eaux.

ARTICLE 17.

Les arrêtés du Préfet, prévus aux articles 5, 4, 7, 12, 15, 14, 15, devront être pris après avis d'une Commission dite « de conservation des eaux » formé du Conseil départemental d'hygiène, auquel seront adjoints les membres suivants : deux représentants du service hydraulique, deux représentants du service chargé de la police des rivières navigables, des représentants des administrations intéressées, un chimiste, un géologue, des industriels, un agriculteur, un représentant des syndicats de riverains, de pêcheurs, de pisciculteurs.

Les membres de cette Commission seront nommés par le Préfet.

Le nombre des industriels devra toujours être le tiers du nombre total des membres de la Commission.

Les frais de fonctionnement des Commissions de conservation des eaux seront imputés sur les crédits ordinaires inscrits au budget du Ministère de l'Agriculture pour les services de l'hydraulique agricole

TITRE IV

Pénalités et constatation des délits.

ARTICLE 18.

Les infractions aux articles 1, 2, 3, 12, 13, 23 de la présente loi, aux arrêtés préfectoraux pris en vertu des articles 3, 4, 12, 13, 14, 25 et aux règlements d'administration publique prévus à l'article 22, seront punies par les tribunaux correctionnels d'une amende de 50 à 100 francs. En cas de récidive, cette amende sera portée de 100 à 2000 francs.

Sera considéré comme étant en état de récidive quiconque, ayant été condamné par application de la présente loi, aura, dans les cinq ans qui suivront la date à laquelle cette condamnation sera devenue définitive, commis un nouveau délit tombant sous l'application de la présente loi.

En cas de pluralité des délits, l'amende sera appliquée autant de fois qu'il aura été relevé d'infractions.

Les tribunaux correctionnels pourront appliquer, pour la première condamnation, les dispositions de l'article 463 du Code pénal, sans que l'amende puisse être inférieure à 16 francs.

Le sursis à l'exécution des peines d'amendes édictées par le présent article ne pourra être prononcé en vertu de la loi du 26 mars 1891.

Lorsqu'il s'agira d'un déversement ou d'une évacuation de résidus industriels, les chefs de l'industrie, gérants, administrateurs ou directeurs pourront être rendus pénalement responsables des délits commis par leurs ouvriers ou leurs employés.

Dans tous les cas, les maîtres de l'entreprise — (particuliers ou sociétés) — seront civilement responsables des condamnations prononcées contre leurs ouvriers, employés, gérants, administrateurs ou directeurs.

Le jugement devra toujours imposer au maître de l'entreprise l'obligation de prendre, dans les conditions prévues aux articles 3 et 14, les dispositions nécessaires pour sauvegarder le cours d'eau ou les eaux souterraines, et lui impartir un délai pour leur mise en fonctionnement, sous peine, pour chaque jour de retard, d'une astreinte pénale qui sera fixée entre 5 francs et 100 francs par jour, suivant l'importance de l'établissement, et qui ne devra, en aucun cas, se confondre avec les amendes prévues aux paragraphes précédents.

Le préfet devra accuser réception des propositions qui seront faites par le maître de l'entreprise en ce qui concerne l'épuration, et lui notifier, dans un délai de six mois, s'il les reconnaît ou non acceptables.

Article 19.

Les procès-verbaux constatant les infractions commises seront dressés par les agents du service hydraulique ou du service des ponts et chaussées, commissionnés à cet effet par le Ministre de l'Agriculture ou par le Ministre des Travaux publics, soit sur leur initiative, soit sur la plainte des intéressés.

La constatation nécessaire pour réprimer les infractions commises pourra être faite, indépendamment des agents du service hydraulique ou du service des ponts et chaussées, par des agents spécialement commissionnés à cet effet par le Ministre de l'Agriculture ou par le Ministre des Travaux publics.

Les procès-verbaux seront transmis à l'ingénieur en chef du service hydraulique ou à l'ingénieur en chef chargé de la police des cours d'eau navigables, qui en adressera deux expéditions, l'une au préfet, l'autre au procureur de la République.

Les agents des deux catégories pourront pénétrer de jour et de nuit dans les usines closes et non closes ou leurs dépendances, pour procéder aux constatations qu'exige l'application de la présente loi. Pour pénétrer de nuit dans les parties closes, ils devront être accompagnés d'un représentant de l'autorité municipale ou d'un commissaire de police.

Ils prêteront serment de ne point révéler les secrets de fabrication et en général les procédés d'exploitation dont ils pourraient prendre connaissance dans l'exercice de leurs fonctions. Toute violation de ce serment sera punie conformément à l'article 378 du Code pénal.

Sera punie d'une amende de 100 à 500 francs quiconque aura mis obstacle à l'accomplissement des devoirs des agents sus-mentionnés. En cas de récidive, l'amende sera portée de 500 francs à 1000 francs. Les tribunaux correctionnels pourront appliquer, pour la première condamnation, les dispositions de l'article 463 du Code pénal, sans que l'amende puisse être inférieure à 16 francs.

Article 20.

Des arrêtés, concertés entre le Ministre de l'Agriculture et le Ministre des Travaux publics, fixeront les conditions dans lesquelles les prélèvements d'échantillons des déversements seront opérés, les laboratoires chargés des analyses, ainsi que toutes les autres mesures ayant pour objet la constatation des délits et les poursuites devant les tribunaux.

Article 21.

Les associations syndicales constituées en vertu des lois des 21 juin 1865, 22 décembre 1888, les associations organisées par l'administration en vertu des lois des 14 floréal an XI, 16 septembre 1807 et 8 avril 1898, les associations de riverains pour la protection des cours d'eau, et les syndicats et sociétés de pêcheurs formés en vertu de la loi du 1er juillet 1901 pourront exercer les droits reconnus à la partie civile par les articles 63, 64, 66, 67, 68 et 182 du Code d'instruction criminelle, en ce qui concerne l'exécution de la présente loi.

TITRE V

Dispositions diverses et transitoires.

ARTICLE 22.

Des règlements d'administration publique, rendus sur la proposition du Ministre de l'Agriculture et du Ministre des Travaux publics, fixeront les mesures à prendre pour l'application de la présente loi.

ARTICLE 23.

Les déversements dans les cours d'eau provenant des établissements industriels ou des égouts communaux existant au moment de la promulgation de la présente loi ne pourront plus être effectués dans un délai de quatre ans s'il n'ont pas été au préalable épurés comme il est prévu aux articles 3 et 7.

Ils devront, dans un délai de dix ans, remplir les conditions imposés à l'article 2, § 1er.

Les dispositions à prendre pour l'épuration des résidus provenant de ces établissements ou de ces égouts devront être proposées par les industriels ou par les communes au préfet, au plus tard deux ans, et mises en fonctionnement après avoir été reconnues acceptables par celui-ci, au plus tard quatre ans après la promulgation de la présente loi.

Les travaux complémentaires à effectuer, pour que les déversements remplissent les conditions imposées à l'article 2, § 1er, devront être soumis par les intéressés au préfet dans un délai de huit ans après la promulgation de la présente loi et reconnus acceptables par celui-ci.

Les évacuations ou déversements de matières effectués dans le sol, dans des excavations naturelles ou artificielles, dans des puits ou forages autres que ceux prévus au deuxième paragraphe de l'article 12; les dépôts ou déversements à la surface du sol rentrant dans la catégorie définie au deuxième paragraphe de l'article 13, les opérations d'épuration par le sol des eaux usées des communes, qui existeront au moment de la promulgation de la présente loi, ne pourront plus être effectués dans un délai de quatre ans s'ils ne remplissent pas les conditions imposées aux articles 12, 13 et 15.

Les dispositions à prendre à cet effet devront être proposées par les intéressés au préfet, au plus tard deux ans, et mises en fonctionnement, après avoir été reconnus acceptables par celui-ci, au plus tard quatre ans après la promulgation de la présente loi.

Fait à Paris, le 24 décembre 1910.

Signé : A. FALLIÈRES.

Par le Président de la République :

Le Ministre de l'Agriculture,
Signé : RAYNAUD.

Le Ministre des Travaux publics,
des Postes et des Télégraphes.
Signé : Louis PUECH.

Critiques de la Chambre de Commerce de Paris et de l'Union des Fabricants de papiers de France.

TITRE PREMIER

CHAPITRE PREMIER

Dispositions générales.

I. — Critiques de la Chambre de Commerce de Paris.

Il y a délit, que le déversement soit *volontaire ou non, direc*
ou indirect et *qu'il ait eu ou non des conséquences fâcheuses*; ce
délit est constitué par le seul fait que les matières déversées ne
remplissent pas les conditions que nous venons de lire.

La lecture de ce texte montre clairement que tous les emplois de
l'eau étant prévus, sauf l'alimentation humaine, on peut dire d'un
mot, en langage vulgaire : il faut que l'eau, après le déversement
demeure *pure*, sans qu'on exige qu'elle soit *potable*. Que doit donc
être le déversement pour n'être pas délictueux? L'article 2 lu
impose avec une très grande précision des conditions *organolep*-
tiques (celles qui impressionnent les organes des sens, aspect, odeur
saveur), *physiques* (densité, température), *chimiques* (matières en
dissolution), enfin *bactériologiques* (teneur en microbes).

On voit que rien n'est oublié, et que les déversements, rigoureu-
sement passés au filtre de l'examen des techniciens, devront être
eux-mêmes presque de l'eau pure pour ne pas altérer la pureté des
cours d'eau et des nappes souterraines; c'est une véritable révolution dans les habitudes traditionnelles de la vie humaine. N'avions-
nous pas raison de dire qu'il est difficile de porter *a priori* un jugement sur les conséquences d'une pareille loi si elle venait à être
votée par le Parlement?

Il est certain que cela mettrait entre les mains des deux Départements de l'Agriculture et des Travaux Publics, appuyés sur les
hygiénistes, un pouvoir considérable vis-à-vis des communes et des
industriels. Il est vrai que l'Administration promet de « ne pas

imposer aux communes et à l'industrie des charges inacceptables ».
Mais sera-ce possible, et quelles garanties offre-t-on aux intéressés?
La suite de l'examen du projet va nous éclairer à cet égard. Disons
cependant tout de suite que les conditions exigées nous semblent
avoir été déterminées par des préoccupations exclusivement hygié-
niques, sans qu'il soit tenu compte de la possibilité de satisfaire à
ces prescriptions. En sorte que cette présomption de culpabilité
apparaît vraiment peu équitable vis-à-vis des contrevenants de
bonne foi, dont la principale excuse serait la tradition séculaire.

II. — CRITIQUE DE L'UNION DES FABRICANTS DE PAPIERS DE FRANCE

Il nous paraît impossible que la qualité des eaux de toute
rivière puisse répondre complètement aux exigences de l'article
premier, d'un caractère trop théorique.

Aucune eau ne nous semble susceptible de satisfaire à toutes les
prescriptions à prévoir au point de vue organoleptique, physique,
chimique et bactériologique.

Il n'est pas admissible en outre que le seul fait d'un déversement
constitue un délit si ce déversement *n'a eu aucune conséquence.* Les
industriels pourraient être ainsi en état d'infraction permanente.
Nous exprimons donc le désir que le second alinéa de l'article 2 soit
supprimé.

CHAPITRE II

Déversements des résidus industriels.

I. — CRITIQUES DE LA CHAMBRE DE COMMERCE DE PARIS.

Le chapitre II comprenant les articles 3, 4, 5 et 6 a rapport
aux déversements industriels : c'est donc celui qui nous touche de
plus près. L'article 3 dispose que des arrêtés ministériels fixeront
les industries qui ne pourront déverser leurs résidus dans les cours
d'eau qu'après leur avoir fait subir une épuration efficace. On
retrouve ici le classement des établissements insalubres : les dispositions à prendre pour l'épuration seront proposées par l'industriel
et devront être reconnues acceptables par un arrêté du préfet.

Nous devons croire à une intention libérale dans cette faculté
laissée à l'industriel de choisir le procédé d'épuration; car il faut
bien reconnaître que si l'on adoptait la solution inverse, c'est-à-dire
la détermination par le préfet du mode d'épuration, l'industriel
serait en droit d'objecter que d'autres procédés existent, plus pratiques ou moins coûteux. La solution proposée est donc à ce point
de vue satisfaisante.

Les articles 4, 5 et 6 indiquent la louable préoccupation de relâcher un peu les liens si étroits dans lesquels les articles 1 et 2 ont enfermé les producteurs d'eaux résiduaires. L'article 4 autorise l'admission dans les égouts des résidus industriels, sous réserve d'autorisation. L'article 5 prévoit que dans certaines sections de cours d'eau, ces résidus pourront être déversés sans remplir les conditions rigoureuses de l'article 2, moyennant une épuration qui sera suivant les cas plus ou moins complète. L'article 6, enfin, donne certaines facilités pour l'épuration : bénéfice de la servitude d'aqueduc en cas d'épandages, facultés d'expropriation par la commune pour le compte des propriétaires de l'établissement, si les travaux nécessaires au traitement des résidus devaient être exécutés en dehors de l'usine d'où ils proviennent.

II. — L'Union des Fabricants de papiers ne formule aucune critique au sujet du Chapitre II.

TITRE III

Commissions de conservation des Eaux.

Critiques de la Chambre de Commerce de Paris.

Nous avons dit plus haut, et on a pu en juger par ce rapide examen, que la loi dont nous nous occupons remettrait entre les mains des Ministres de l'Agriculture et des Travaux Publics un pouvoir considérable.

Le titre III apporte pourtant une sage restriction à ce pouvoir par la création d'organes consultatifs spéciaux, dont la composition est particulièrement intéressante.

L'article 16 institue auprès de la Direction de l'Hydraulique une *Commission supérieure de conservation des eaux.* Cette Commission, dont les membres sont nommés par le Ministre de l'Agriculture, comprend, avec les fonctionnaires intéressés, des représentants du Conseil supérieur d'hygiène, du Comité consultatif des arts et manufactures, des géologues, des chimistes, des industriels, des agriculteurs, des représentants de communes, de syndicats de riverains, de pêcheurs et de pisciculteurs.

Les arrêtés des Ministres prévus dans le projet de loi devront être pris après avis de cette Commission, et lorsqu'un arrêté de Préfet fera l'objet d'un recours au Ministre, il sera statué également après avis de cette Commission.

L'article 17 porte que les arrêtés de Préfet prévus dans le projet devront être pris après avis d'une Commission dite « *de conservation des eaux* », formée du Conseil départemental d'hygiène, auquel seront adjoints des représentants des administrations intéressées, un chimiste, un géologue, des industriels, un agriculteur, un représentant des syndicats de riverains, de pêcheurs, de pisciculteurs.

Ces commissions ne sont que consultatives, car jamais le pouvoir exécutif n'accepterait de leur subordonner entièrement sa décision. Mais nous ne croyons pas qu'un Préfet, et moins encore peut-être un Ministre, se risquerait à prendre sur des questions d'un ordre si spécial un arrêté dont les conséquences pourraient être des plus graves contre l'avis d'une Commission technique à laquelle la loi l'oblige à en référer.

Nous estimons donc qu'on peut considérer ces Commissions comme présentant de sérieuses garanties, surtout si l'on veut bien observer que le tiers au moins du nombre total de leurs membres devra être composé d'*industriels*. Nous croyons que cette condition apporte un contrepoids salutaire à la toute-puissance administrative et au zèle, parfois excessif, des hygiénistes.

La Chambre de Commerce ne manquera pas de comparer ces commissions spéciales au *Conseil supérieur* et aux *Conseils départementaux des établissements classés* dont elle demandait la création au moment de la première proposition de loi de M. Chautemps : il est particulièrement intéressant de constater que ni M. le Sénateur Chautemps, ni le Ministre du Commerce n'ont voulu accepter cette création, tandis qu'aujourd'hui le Ministre de l'Agriculture, avec toutes les précautions que lui suggère le souci de son rôle administratif, n'hésite pas à proposer pour la réglementation des déversements d'eaux résiduaires des organes absolument identiques, dont le rôle serait tout à fait essentiel dans le fonctionnement de la loi. Ajoutons que les Ministres du Commerce et des Travaux Publics ayant donné leur adhésion entière à ce projet, nous pouvons espérer ne plus rencontrer de la part du premier de ces Ministres l'opposition irréductible que nous rappelons plus haut, quand nous redemanderons au Parlement des Conseils spéciaux des Établissements classés.

TITRE IV

Pénalités et Constatation des délits.

I. — CRITIQUES DE LA CHAMBRE DE COMMERCE DE PARIS.

Le titre IV traite des pénalités : certaines sont exagérées, car il ne faut pas oublier que le délit peut être involontaire.

Ce qui nous paraît devoir surtout attirer l'attention, c'est que les procès-verbaux concernant les infractions seront dressés soit par les agents du service hydraulique ou du service des ponts et chaussées, soit par des agents *commissionnés* à cet effet par le Ministre, ayant pouvoir de pénétrer de jour et de nuit dans les usines.

Nous avons dit, à propos des inspecteurs des Établissements classés, combien cette faculté nous semble redoutable : on comprend que ces agents puissent ainsi surprendre des secrets et commettre des indiscrétions qu'aucune sanction pénale ne saurait réparer, et, quant aux réparations civiles, comment pourra-t-on en poursuivre la réalisation? Nous ne voyons pas la nécessité d'introduire dans les usines une nouvelle catégorie de fonctionnaires : elles sont visitées déjà par les inspecteurs du travail et ceux des Établissements classés. N'est-ce point suffisant, et devons-nous vraiment montrer nos ateliers à tout venant? Les résidus d'une usine peuvent être examinés à l'extérieur, et la seule chose à vérifier à l'intérieur, d'après la présente loi, serait l'existence de puisards. Il n'y aurait qu'à en confier la surveillance à des agents ayant déjà le droit d'entrée.

II. — Critiques de l'Union des Fabricants de papiers.

Art. 18. — Cet article, outre qu'il nous semble d'une sévérité exagérée quant à l'importance des sanctions, prévoit la responsabilité civile et *pénale* de l'industriel. Or, la responsabilité pénale est toujours individuelle dans le droit français et il est injuste et impossible de l'appliquer aux industriels, qu'ils soient patrons, gérants, administrateurs ou directeurs. En effet, ces derniers ne sont pas seuls dans leurs établissements; ils peuvent être victimes d'ouvriers inconscients, maladroits ou paresseux, qui laisseraient écouler à la rivière, en dépit des ordres donnés, des produits de contamination. De plus, étant donné l'état d'esprit qui règne parfois dans l'élément ouvrier, il n'est pas téméraire de prévoir un nouveau mode de sabotage que l'industriel serait appelé à supporter *pénalement*.

Nous demandons que les chefs d'industries, gérants, administrateurs ou directeurs ne puissent être rendus *pénalement* responsables des délits commis par leur personnel.

Art. 19. — Cet article, suivant le quatrième alinéa, donne le droit aux agents et fonctionnaires chargés de l'application de la loi, de pénétrer de jour et de nuit dans les usines closes et leurs dépendances. Nous demandons la suppression de l'obligation pour l'industriel de laisser pénétrer les agents dans ses établissements à quelque heure que ce soit, sans son autorisation ou sans un préavis suffisant lui permettant d'assister à la visite des fonctionnaires.

De plus, le serment prêté par les agents de l'autorité de ne pas révéler les secrets de fabrication qu'ils auraient pu surprendre lors de leur visite dans les établissements visés, ne semble pas une garantie suffisante aux industriels, non plus que les pénalités qui pourraient frapper les dits agents pour la divulgation de ces secrets. La preuve de ce délit, qui serait le plus souvent involontaire, *sera, en pratique, presque toujours impossible à faire.*

Art. 21. — Cet article consacre une disposition de la plus haute gravité. On ne peut admettre, en effet, que les syndicats de pêcheurs, de riverains, de pisciculteurs ou tous autres groupe- *ayant un intérêt très spécial dans la question*, aient la faculté d'intervenir personnellement devant les tribunaux et de se substituer à l'administration pour réprimer les infractions commises; les industries *seraient alors sous la dépendance absolue de ces groupements.*

Le plus notoire des inconvénients de cette disposition serait de tenir la porte ouverte *aux vengeances, aux rivalités locales* et même aux tentatives de chantage. Ce serait enfin un aveu d'impuissance de la part de l'autorité administrative en ce qui concerne la constatation des délits et leur répression, et pour tout dire, ce serait la surveillance d'une catégorie de citoyens par une autre catégorie de citoyens ayant des intérêts contradictoires, alors que les agents de l'administration présenteraient plus de garanties d'impartialité.

Dispositions transactionnelles et amendements proposés par nous.

TITRE PREMIER

CHAPITRE PREMIER

Dispositions générales.

Nous ne verrions aucun inconvénient à modifier la rédaction des articles premier et 2 du projet de loi, car la définition des matières dont le déversement dans les cours d'eau est susceptible de nuire gagnerait à être précisée de telle sorte qu'elle ne prêtât à aucune discussion. *Il ne s'agit évidemment pas d'obliger les industriels ou les communes à rendre aux rivières une eau plus pure que celle qu'ils peuvent leur emprunter.* On doit seulement exiger qu'ils ne la rendent pas inutilisable à autrui après en avoir fait eux-mêmes l'usage que comportaient leurs besoins.

D'autre part, il est tout à fait inutile et impossible de fixer les
conditions que les jets, déversements ou écoulements, devront
remplir au point de vue *organoleptique, physique, chimique* et *bactériologique*. Ces conditions devront varier à l'infini suivant les
localités, suivant les circonstances, suivant les saisons, sous peine
de rendre impraticable toute espèce d'industrie et de ruiner les
régions les plus prospères de la France. Il est donc préférable de
renoncer à une réglementation de détail qui ne pourrait jamais
être appliquée.

On ne saurait en outre admettre que, dans certains cas, par
exemple aux époques de fortes crues des rivières, on ne puisse
tolérer à titre exceptionnel et momentané des déversements d'eaux
incomplètement épurées, si ces déversements sont reconnus inoffensifs par les autorités compétentes. Il faut donc prévoir la possibilité d'accorder ces autorisations temporaires.

Enfin nous estimons qu'un déversement non autorisé ne peut
constituer un *délit* que s'il peut en résulter un *dommage pour la
santé publique ou une atteinte aux intérêts généraux que la loi a
pour objet de sauvegarder*. Si le déversement n'est susceptible de
produire aucune nuisance (par exemple s'il s'agit d'eaux de condensation de chaudières convenablement refroidies ou d'eaux de
lavage du sol suffisamment décantées) il n'y a pas lieu de l'interdire
et il serait étrange d'en poursuivre les auteurs.

Nous proposons donc de modifier comme suit le texte des articles 1er et 2.

Texte que nous proposons d'adopter :

ARTICLE PREMIER.

« Il est interdit de jeter, déverser ou laisser écouler soit directement, soit indirectement, dans les cours d'eau aucune matière
susceptible :

De gêner l'écoulement des eaux ;

De provoquer des envasements, des fermentations ou des réactions chimiques qui auraient pour résultat de créer une cause
d'insalubrité ou de rendre, en aval du point de déversement, les
eaux inutilisables pour les besoins domestiques et pour les emplois
agricoles ou industriels ;

D'intoxiquer les poissons.

ARTICLE 2.

Hormis les cas pour lesquels l'autorisation de déversement dans
des conditions particulières aura été dûment sollicitée et accordée
par l'autorité compétente, le simple fait qu'un jet, déversement ou
écoulement est susceptible de réaliser l'une des causes de nuisance énumérées à l'article premier constituera un délit. »

CHAPITRE II

Déversements des résidus industriels.

Texte dont nous proposons l'adoption : (Les additions au texte du projet de loi sont en *italiques*).

ARTICLE 3.

« Des arrêtés pris par le Ministre de l'Agriculture et par le Ministre des Travaux publics, après accord avec le Ministre du Commerce et de l'Industrie, fixeront les industries qui ne pourront déverser directement ou indirectement leurs résidus dans les cours d'eau qu'après leur avoir fait subir une épuration efficace *ou les avoir rendus inoffensifs.*

Les dispositions à prendre pour l'épuration seront proposées par l'industriel et devront être reconnues acceptables par un arrêté du préfet rendu dans le délai d'un an sur le rapport du service chargé de la police des cours d'eau, qui *tiendra compte, dans chaque cas particulier, des circonstances locales, des besoins de l'industrie et des intérêts engagés.* »

(Le reste de l'article 3 et les articles 4, 5 et 6 sans changements).

CHAPITRE III

Déversements d'eaux usées provenant des communes.

Nous ne proposons aucune modification au texte de ce chapitre III.

TITRE II

Eaux souterraines.

Nous ne proposons aucune modification au texte des articles 12 et 13 formant le titre II du projet de loi.

TITRE III

Commission de conservation des Eaux.

Nous n'avons aucune modification à proposer au texte des articles 15, 16 et 17, formant le titre III du projet de loi.

TITRE IV

Pénalités et constatation des délits.

Texte que nous proposons d'adopter :

ARTICLES 18, 19 ET 20.

Sans changement.

ARTICLE 21.

Il serait, à notre avis, nécessaire de limiter aux associations de riverains, aux syndicats ou sociétés de pêcheurs *directement intéressés*, le droit d'exercer des poursuites en se portant partie civile, afin d'éviter que ce droit dégénère en abus dans certaines localités rurales où les hostilités politiques sont parfois féroces.

Nous proposons donc de modifier cet article 21 comme suit : « Les associations syndicales constituées en vertu des lois des 21 juin 1865, 22 décembre 1888, les associations organisées par l'Administration en vertu des lois des 14 floréal an XI, 16 septembre 1807 et 8 avril 1898, les associations de riverains pour la protection des cours d'eau et les syndicats et sociétés de pêcheurs *directement intéressés*, formés en vertu de la loi du 1er juillet 1901, pourront exercer les droits reconnus à la partie civile par les articles 63, 64, 66, 67, 68 et 182 du Code d'instruction criminelle, en ce qui concerne l'exécution de la présente loi. »

TITRE V

Dispositions diverses et transitoires.

Ce titre V relatif aux dispositions diverses et transitoires, ne donne lieu, de notre part, à aucune observation.

Les quelques modifications qui précèdent et que nous proposons d'apporter au texte du projet de loi élaboré par la Commission plénière, nous paraissent de nature à sauvegarder les intérêts respectables de l'industrie sans porter la moindre atteinte à ceux de la santé publique ni aux droits des citoyens qui veulent pouvoir disposer partout d'eaux utilisables pour leurs besoins agricoles ou industriels.

Nous souhaitons qu'elles reçoivent l'approbation des intéressés et que, par suite, le Parlement ne tarde pas davantage à doter notre pays d'une législation libérale et bienfaisante que réclament avec tant de légitime insistance tous les citoyens soucieux du bien public.

CHAPITRE II

LA STATION EXPÉRIMENTALE DE LA MADELEINE

La station de la Madeleine comprend un certain nombre de dispositifs nouvellement établis et ceux décrits dans nos

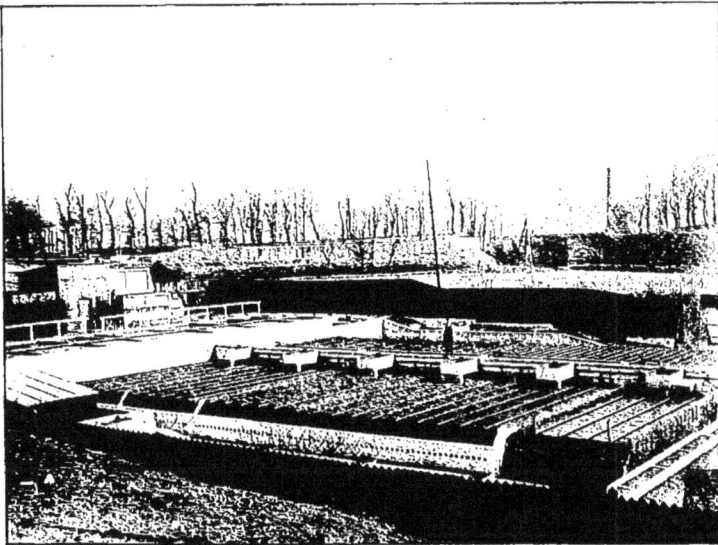

Fig. 1. — Station expérimentale de La Madeleine.

volumes précédents, que nous croyons utile de rappeler brièvement.

Les eaux résiduaires d'une partie de la ville de la Madeleine sont dérivées par un barrage dans l'égout qui se déversait primitivement dans la Deûle ; elles traversent une grille destinée à retenir les corps flottants volumineux, puis un régulateur système Parenty, qui règle l'admission des eaux de manière que leur volume n'excède pas celui déterminé pour les expériences. A la sortie du régulateur, les eaux se divisent en deux courants, lesquels traversent d'abord des *décanteurs à sables*, où elles abandonnent les matières lourdes et imputrescibles (sables, graviers, scories, etc.), pour tomber ensuite dans deux *fosses septiques*, ouvertes à l'air libre, d'une capacité utile de 282 mètres cubes chacune.

Parallèlement à ces fosses se trouve l'ancien bassin collecteur, qui est devenu sans utilité depuis le remplacement des lits de contact par les lits à percolation.

Au sortir des fosses, l'effluent est conduit par un canal perpendiculaire à la direction de celles-ci et, de chaque côté de ce canal, se trouvent les *lits bactériens*. Les lits bactériens à percolation (côté gauche du plan) alimentés par six réservoirs de chasse avec siphons automatiques type Geneste-Herscher ont été, pour la facilité des expériences que nous désirions poursuivre, partagés par des cloisons en quatre lits indépendants.

Le lit bactérien n° 1 est constitué par des fragments de tourbe et de pierres calcaires de la grosseur d'un œuf de poule mélangés dans la proportion de 3 de tourbe pour 1 de pierres calcaires. De plus, pour éviter que les intempéries n'effritent trop rapidement les couches superficielles de la tourbe, nous avons recouvert le lit d'une mince couche de briques cassées.

Le lit bactérien n° 2 est composé de briques cassées en fragments de la grosseur d'un œuf de poule, mélangées aux mêmes pierres calcaires et dans la même proportion que pour le lit n° 1.

Les lits bactériens n°ˢ 3, 4 et 5, désignés sous le seul n° 3 sont les anciens lits gardés tels. Ils sont actuellement remplacés par trois autres lits que nous décrirons dans le prochain volume.

Le lit bactérien n° 6 est construit avec des briques disposées les unes horizontalement, les autres verticalement, par couches alternatives en quinconces, laissant entre elles des espaces vides rectangulaires dans chacun desquels on a placé un mélange de morceaux de tourbe et de pierres calcaires comme pour le lit n° 1. Ces cellules de briques ont une hauteur

Emplacement de l'usine d'épuration

chimico-bactérienne

W.C.

g

Fosse à sable

Fosse septique N° 1   Passerelle   Capacité   375 mc.

Thermomètre enregistreur

Fosse septique N° 2   Capacité   375 mc.

33ᵐ60

ab   ba   abc

λ.u.o   k   j

1   Tubes en fonte D = 0ᵐ...

2   Lits bactériens   Tubes en fonte D = 0ᵐ06

Emplacement d'un distributeur Scott-Moncrieff   Lit bactérien

3

percolation   percolation

4   RR

5   Réservoir à poissons

Fosse d'échantillons de l'eau brute

6   Distributeur automatique Fiddian

Prise d'échantillons de l'eau épurée.

Prise d'échantillons de l'eau épurée.

h   l   i

Bureau   Magasin   halage

Laboratoire   de

Chemin

CANAL   DE   LA   BASSE - DEULE

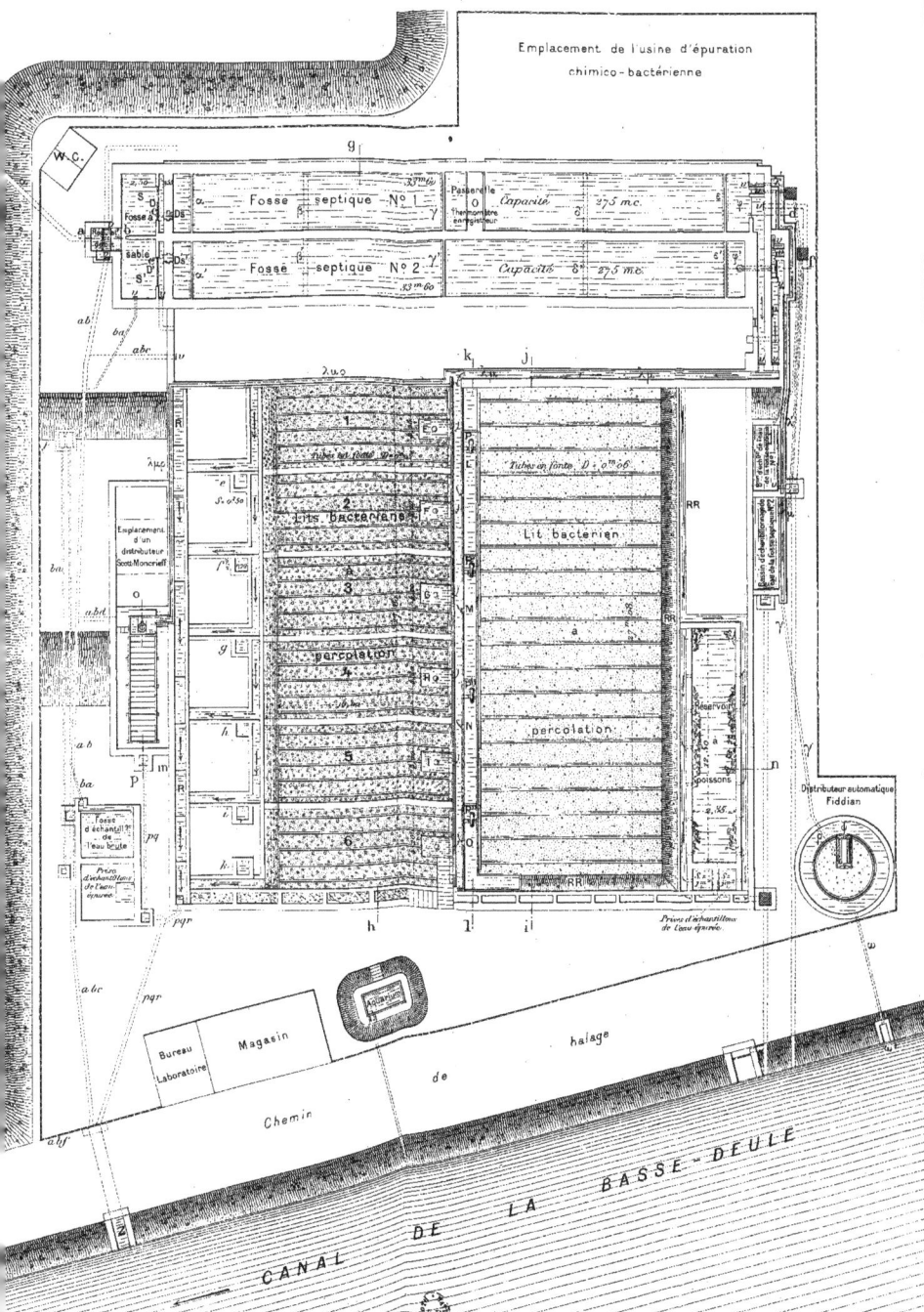

STATION EXPÉRIMENTALE DE LA MADELEINE.

Imp.Dufrénoy, Paris.

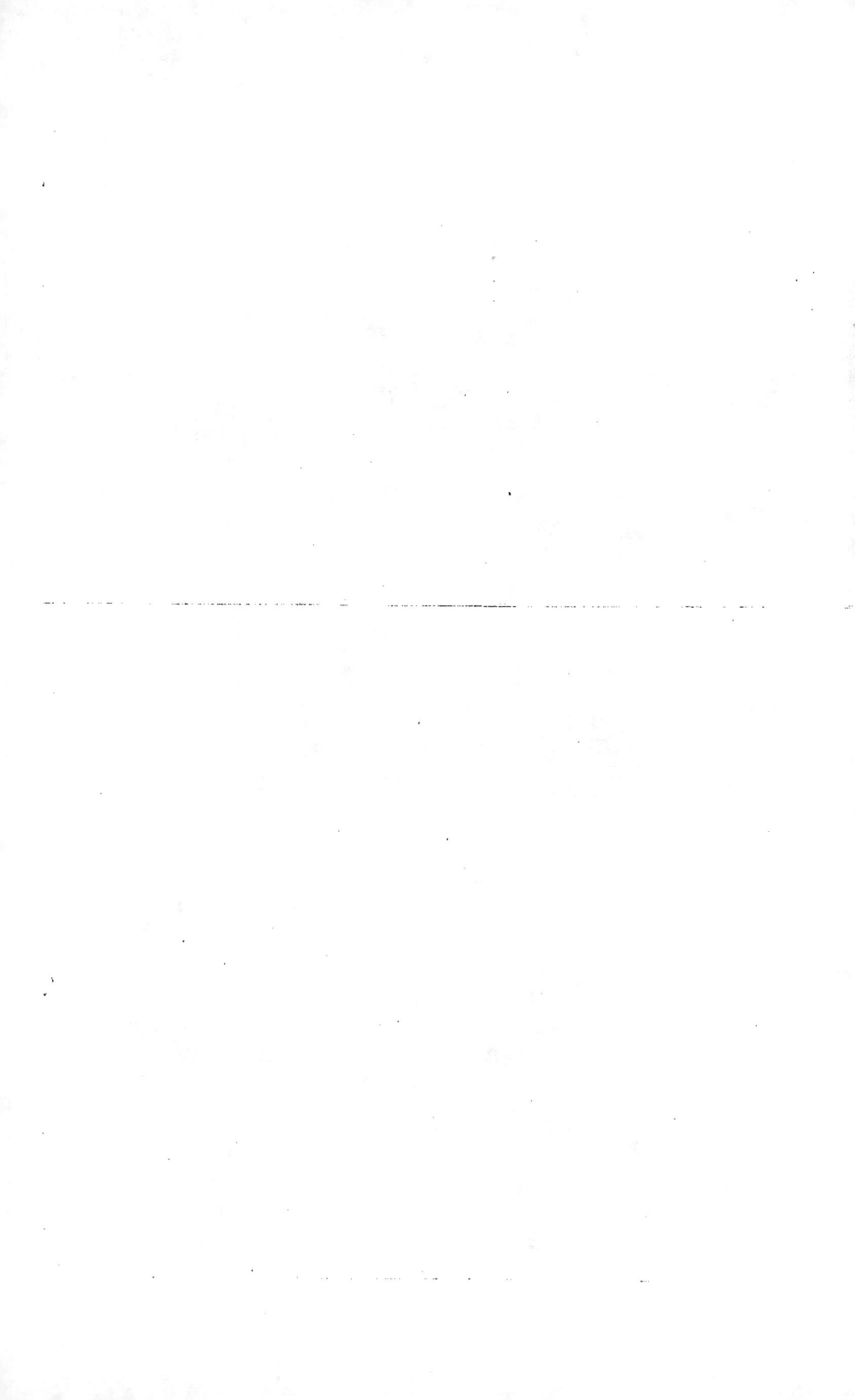

Coupe a, b, c, d.

Coupe a, b, e, f.

Coupe g, h.

Coupe i, j.

Coupe k, l.

Coupe m, n.

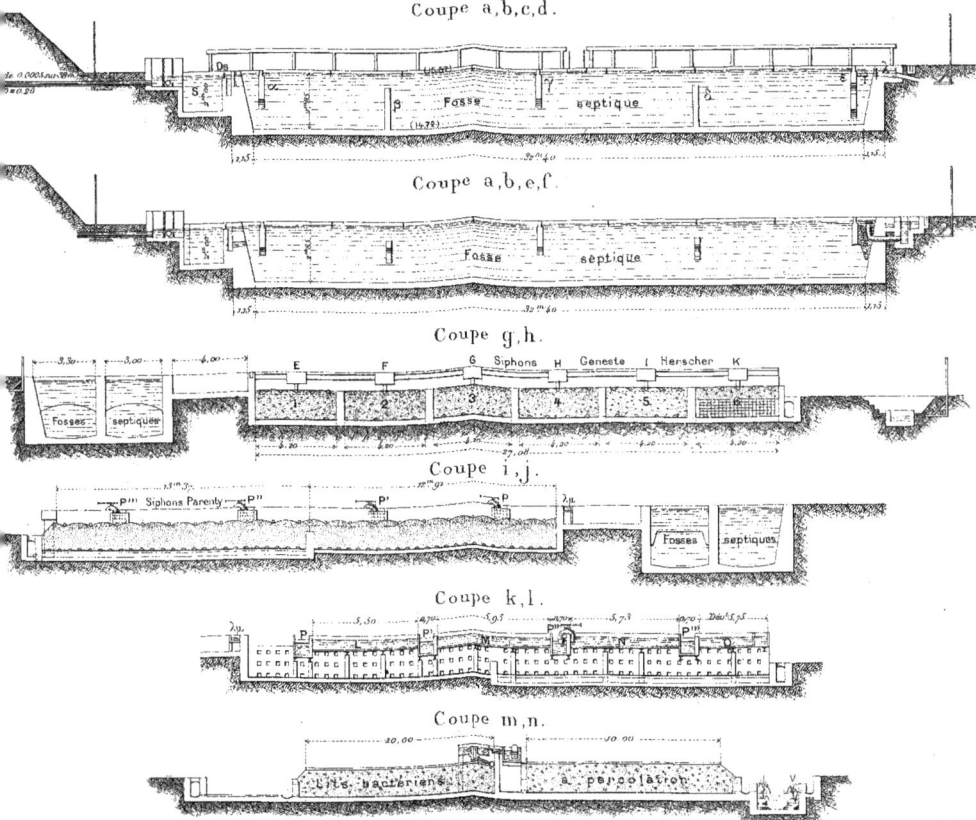

STATION EXPÉRIMENTALE DE LA MADELEINE.

Lith. Dufrénoy, Paris.

de 1 mètre et sont recouvertes sur 40 centimètres d'une couche de scories pour assurer une meilleure répartition des eaux.

Les lits bactériens figurés à la partie droite du plan, alimentés par des bassins de chasse avec siphon Parenty, sont composés de deux tiers de scories et d'un tiers de pierres calcaires; ils n'ont subi, depuis leur construction, (décembre 1908) aucune modification, ni entretien.

En mars 1911 nous avons remplacé le siphon n° 1 par un siphon Parenty, et le siphon n° 6 par un siphon type Geneste Herscher modifié par M. Degoix.

CHAPITRE III

RÉSULTATS ANALYTIQUES DES EXPÉRIENCES DE LA MADELEINE EN 1910-1911

Du 1ᵉʳ juillet 1910 au 30 juin 1911, le contrôle de l'épuration a été fait chaque jour, et les analyses ont porté, comme les années précédentes, sur :

1° L'oxygène emprunté au permanganate en 4 heures ;

2° L'oxygène emprunté au permanganate en 5 minutes avant et après incubation à la température de 30 degrés (pour les eaux épurées seulement), ou indice de putrescibilité, que nous avons tenté de déterminer aussi par une autre méthode ;

3° L'ammoniaque ;

4° Les nitrates ;

5° Les nitrites ;

En outre, en juillet 1910, janvier, février et mai 1911, pendant une période de sept jours, nous avons effectué les déterminations suivantes :

6° Les matières organiques et minérales en suspension dans l'eau brute ;

7° L'oxydabilité à chaud au permanganate (matières organiques en solution, double dosage en solution acide et en solution alcaline) ;

8° L'azote organique total et dissous ;

9° Le carbone organique total et dissous ;

10° L'alcalinité.

Les méthodes employées pour ces analyses ont été décrites en détail et commentées dans le premier supplément de ces *Recherches* [1].

Comme il est de règle avec les systèmes d'égouts unitaires

[1] Paris, Masson et Cⁱᵉ, éditeurs, 1908.

tels que celui de La Madeleine, où les eaux résiduaires industrielles viennent se mélanger en grandes quantités aux eaux
ménagères, les variations du volume des eaux à épurer sont
très grandes. Le débit moyen a été de 500 à 600 mètres cubes
par jour. Nous avons indiqué dans le tableau 1 les nombres
relevés pendant les périodes d'analyses complètes avec le
volume d'eau d'égout traité par mètre carré de lit bactérien
par jour.

Les analyses ont toujours été effectuées en prélevant des
échantillons moyens de vingt-quatre heures dans les bassins
d'échantillonnage.

Le tableau I indique les résultats fournis par les analyses
complètes des quatre périodes de sept jours chacune. Les
tableaux II à V et les graphiques 1 à 4 ont été établis d'après
les moyennes par semaine. Comme les deux fosses septiques
ont toujours fonctionné parallèlement, nous avons indiqué les
résultats obtenus par le mélange des deux effluents.

Les lits bactériens à percolation sont désignés de la façon
suivante :

Lits A et B, composés de scories et calcaire, alimentés par
siphons Parenty ; surface 270 mètres carrés ;

Lits 1, composés de tourbe et calcaire recouverts d'une
couche de briquaillons ; surface 42 mètres carrés ;

Lits 2, composés de briquaillons et calcaire ; surface
42 mètres carrés ;

Lits 5, anciens de scories seules ; surface 126 mètres carrés ;

Lits 6, cellules de briques avec tourbe et calcaire, recouvertes de scories : surface 42 mètres carrés.

Les lits 1, 2, 5 et 6 ont été alimentés par des siphons du
type Geneste Herscher : en avril le siphon du n° 1 a été remplacé par un siphon Parenty et celui du n° 6 par un siphon
modifié par M. Degoix.

Dans le tableau VI nous avons rapporté les coefficients
d'épuration pour cent, calculés, par rapport soit à l'eau brute,
soit à l'effluent des fosses septiques : pour l'oxygène absorbé
en 4 heures et l'ammoniaque d'après les moyennes annuelles,
l'oxydabilité à chaud, l'azote et le carbone organique (d'après
les moyennes des résultats des quatre périodes d'analyses
complètes).

1" **Oxygène absorbé en 4 heures**. — Les variations de la composition des eaux provenant d'égouts du système unitaire sont de règle : aussi l'oxygène absorbé en 4 heures a-t-il varié de 24,1 à 75,4.

2° **Oxygène absorbé en 3 minutes avant et après incubation à l'étuve à 30 degrés**. — Le tableau III et le graphique 2 montrent que les effluents des lits A et B n'ont jamais été putrescibles.

Le lit n° 1 a donné de bons résultats d'épuration pendant le 2° semestre de 1910; mais en janvier et février 1911, la nitrification s'est arrêtée et les effluents devinrent putrescibles : aussi avons-nous décidé de laisser reposer le lit. C'est pendant cette période d'arrêt que le siphon a été remplacé. En mai et juin 1911, l'épuration fut satisfaisante.

Le lit n° 2 a très rapidement cessé de bien fonctionner. Comme dans le premier semestre de 1910, dès le mois d'août, les effluents ont été presque toujours putrescibles.

Les lits n° 3, malgré les résultats d'épuration suffisants, ont présenté de tels indices de colmatage que nous avons dû interrompre le fonctionnement momentanément, en décembre 1910, puis définitivement à partir de février 1911. Ils seront remplacés par d'autres, comme nous l'avons indiqué plus haut.

Sauf certaines défaillances passagères, les effluents du lit n° 6 ont été reconnus généralement imputrescibles.

3" **Ammoniaque libre ou saline**. — Le taux moyen d'ammoniaque des eaux traitées a été un peu supérieur à ce qu'il était l'an dernier, et on observe comme par le passé un accroissement constant dans les fosses septiques (Tableau IV).

4° et 5° **Nitrates et nitrites**. — Bien que l'épuration fût satisfaisante, la nitrification s'est ralentie à une certaine période de l'année pour tous les lits, même pour les lits A et B qui ont toujours donné les meilleurs résultats. Elle s'arrêta complètement à plusieurs reprises dans le lit n° 2. Pourtant, même dans ce dernier cas, les germes nitrifiants étaient présents dans les lits, comme le montrent les grandes quantités de nitrates trouvées après la période de repos (Tableau V).

6° **Matières en suspension.** — Nous n'attachons qu'une importance très minime à la détermination des matières en suspension dans les eaux d'égout, vu la difficulté extrême de prélever les échantillons d'une manière rigoureuse comme nous l'avons exposé à plusieurs reprises.

7° **Oxydabilité à chaud au permanganate** (matières organiques en solution). — Comme on le voit par les coefficients d'épuration (Tableau VI), cette méthode de détermination de la matière organique en fait paraître l'élimination plus importante pour le dosage opéré en milieu acide et sensiblement égale pour le dosage en milieu alcalin. On a toujours constaté une diminution de l'oxydabilité des eaux après leur séjour en fosse septique, ce qui est naturel, car on sait que plus les corps sont simples, moins ils empruntent facilement l'oxygène des composés comme le permanganate de potasse.

8° **Azote organique.** — Les égouts de la Madeleine recevant très peu d'excreta, les eaux contiennent toujours de faibles quantités d'azote organique sous une forme très résistante à l'action des diastases des ferments anaérobies comme à l'oxydation dans les lits bactériens, aussi les coefficients d'épuration sont toujours inférieurs à ceux des matières organiques totales.

9° **Carbone organique.** — Le carbone organique en solution diminue généralement dans les eaux pendant leur séjour en fosse septique, par suite des fermentations qui s'y produisent.

10° **Alcalinité.** — Pendant les périodes d'analyses complètes, on remarque que l'alcalinité est plus forte cette année que les années précédentes. Elle a augmenté assez fortement dans les effluents des fosses septiques pour diminuer, pendant le traitement aérobie, sur lits bactériens. Les moyennes et les diminutions pour cent, par rapport à l'effluent des fosses septiques, ont été :

			mgr.	Diminution O.O.	Nitrates.
Eau brute			508	—	—
Effluent des fosses septiques			562	—	—
—	lits bactériens A et B . . .		465	24,8	22,4
—	—	n° 1.	420	25,5	20,8
—	—	n° 2.	462	17,8	16,6
—	—	n° 3.	461	17,8	5,5
—	—	n° 6.	426	23,0	24,4

Les résultats permettent, une fois de plus, de montrer que la diminution d'alcalinité des eaux ne dépend pas de la composition des lits bactériens, mais de l'importance de l'épuration.

Putrescibilité. — Nous avons, comme les années précédentes, analysé les effluents des lits bactériens après incubation de 7 jours à l'étuve à 50°. Les résultats sont rapportés dans le tableau VII.

Nous avons aussi déterminé la putrescibilité par la décoloration du bleu de méthylène, en notant les échantillons décolorés après 24 heures et après 2 jours. Dans le tableau VIII, ne sont rapportés que les résultats concernant les effluents des lits n⁰ˢ 1, 2, 3 et 6, ceux des lits A et B, n'ayant jamais décoloré le bleu de méthylène.

Les expériences effectuées en 1910-1911 confirment les indications que nous avons établies les années précédentes pour l'épuration biologique des eaux d'égout.

Les fosses septiques de la Madeleine ont retenu les matières en suspension dans les eaux d'égout, et ont solubilisé et gazéifié une importante proportion de la partie organique de ces matières. Cependant nous avons reconnu, pour cette année, que l'intervalle d'un an entre deux dragages des fosses était trop considérable ; en juin, l'effluent des fosses entraînait de faibles quantités de matières solides. Nous comptons désormais faire pratiquer le dragage tous les six mois. Cette méthode de travail sera préférable, car elle permettra de faire passer toutes les eaux par une seule fosse pendant le dragage de l'autre fosse, sans compromettre l'épuration.

Le mélange scories et pierres calcaires, comme matériaux des lits bactériens, donne toujours les meilleurs résultats d'épuration, bien que les autres matériaux ou dispositifs expérimentés, scories seules, tourbes et pierres calcaires, cellules de briques avec tourbe et scories, puissent être employés avec avantage. Pour les scories seules, il y a lieu, comme nous l'avons déjà signalé, de les choisir très dures, car les intempéries et les alternatives de sécheresse et d'humidité les désagrègent à tel point qu'il se produit ce que nous pourrions appeler un *auto-colmatage* qui favorise l'établissement des voies plus larges : par suite, une partie de l'eau échappe à l'épuration.

Quant au mélange briques cassées et pierres calcaires, il donne presque toujours des résultats défectueux : on ne devra l'utiliser que contraint et prévoir, dans ce cas, des lits bactériens de plus grandes dimensions. Nous voyons donc, d'une façon très nette, qu'il est indispensable que les matériaux qui composent les lits bactériens présentent la plus grande surface possible, pour que l'eau y circulant sous la forme d'une nappe extrêmement mince soit toujours au large contact de l'air et abandonne plus facilement la matière organique qui sera minéralisée par les actions microbiennes.

Bien que les eaux d'égout de la Madeleine soient peu chargées en matières organiques putrescibles et que leur composition représente à peu près la moyenne de celle de la plupart des eaux d'égouts unitaires, leur épuration est relativement difficile par suite de la présence d'eaux résiduaires industrielles en proportion importante. Aussi voyons-nous le taux d'épuration diminuer rapidement lorsque le volume d'eau traité par mètre carré et par jour dépasse sensiblement 500 litres. Nous nous proposons, en 1912, d'étudier en détail l'influence des matériaux sur les résultats d'épuration, de façon à être fixés sur la valeur relative de ces matériaux.

TABLEAU I. — **Périodes d'analyses con**

DATE DE LA PRISE	NATURE DE L'ÉCHANTILLON	VOLUME MOYEN EN MÈTRES CUBES PAR 24 HEURES PENDANT LES 7 JOURS	VOLUME D'EAU TRAITÉ PAR MÈTRE CARRÉ DE LITS BACTÉRIENS PAR JOUR EN MÈTRES CUBES	ALCALINITÉ EN CO^3 Ca	MATIÈRES ORGANIQUES
Du 17 au 23 juillet 1910	Eau brute	551,80	»	585	201
	Effluent des fosses septiques.	551,80	»	400	»
	Effluent des lits bactériens : A et B. . .	129,56	0,480	557	»
	— — N° 1	21,80	0,590	290	»
	— — N° 2	26,00	0,619	545	»
	— — N° 5	73,28	0,597	581	.
	— — N° 6	10,26	0,244	565	»
Du 15 au 21 janvier 1911	Eau brute..	558,61	»	475	294
	Effluent des fosses septiques..	558,61	»	550	»
	Effluent des lits bactériens : A et B . .	154,15	0,571	455	»
	— — N° 1.	44,20	0,981	460	»
	— — N° 2	54,00	0,810	506	»
	— — N° 5.	106,19	0,845	475	»
	— — N° 6.	22,90	0,547	445	.
Du 19 au 25 février 1911	Eau brute	518,79	»	554	286
	Effluent des fosses septiques..	518,79	»	656	»
	Effluent des lits bactériens : A et B . .	138,05	0,511	448	.
	— — N° 1	54,00	0,810	524	»
	— — N° 2	58,40	0,914	554	»
	— — N° 5	90,10	0,715	529	»
	— — N° 6	18,24	0,454	466	»
Du 26 mai au 1er juin 1911	Eau brute	270,76	»	624	464
	Effluent des fosses septiques..	270,76	»	684	»
	Effluents des lits bactériens : A et B . .	77,45	0,287	475	»
	— — N° 1. . .	18,60	0,445	404	»
	— — N° 2	25,20	0,552	446	»
	— — N° 6. . . .	16,15	0,585	455	»

adeleine en **1910-1911**.

ÈNE ...BÉ		MATIÈRES ORGANIQUES Dosage au permanganate en oxygène		CARBONE ORGANIQUE EN C			AMMONIAQUE EN AzH³	AZOTE EN Az					NITRATES EN Az O⁵	NITRITES EN Az O³
								AMMONIACAL	ORGANIQUE					
	APRÈS 7 JOURS D'INCUBATION À 30 DEGRÉS	EN SOLUTION ACIDE	EN SOLUTION ALCALINE	TOTAL	DISSOUS	EN SUSPENSION			TOTAL	DISSOUS	EN SUSPENSION			
8	»	97,4	65,4	161.5	61.0	100.5	21.5	17.3	15.8	8,2	7.6	·	»
5	»	80.6	57.4	»	51.5	»	20.2	16,6	·	9.4	»	·	·
6	5.8	20,9	15,8	»	11.9	»	4.0	5.4	»	2,5	»	25.0	2,5
5	4,2	25.9	17.7	»	21.0	·	2.4	2,0	»	5.2	»	25.7	5,0
5	5.4	54,4	24,5	»	25.5	·	5.2	4.5	»	6,5	»	16.4	2.8
9	5,7	22,5	16.6	»	55.0	·	6.9	5.7	»	5.8	»	6,4	0,8
5	4.7	29,6	20.5	»	54.5	·	6.2	5.1	»	5,4	»	11.5	2,4
1	»	116,5	77.1	253.8	75,6	160.2	18.5	15.0	26.7	10.6	16,1	·	»
6	»	104,5	66.0	»	67.5	»	20.0	16.4	»	12.5	»	·	»
2	2.4	17,8	11,5	»	12.7	·	5.7	5.1	»	5,6	»	20.0	1.0
7	8,9	58.4	27,8	»	28,6	·	5.9	4.5	»	10.4	»	4,7	2,5
9	11.4	50.5	55,0	»	29.7	·	8.9	7.2	»	10.1	»	7.2	4.0
5	5.9	42,5	29,8	»	51.8	·	9.1	7.7	»	8.5	»	8.4	1,2
6	5.2	5J.8	22.6	»	22.7	/	6.4	5,2	»	6.6	»	16.0	2.5
2	»	121,0	89,0	170.7	91.0	79,7	24,0	21.9	50.9	10.5	20.6	·	»
6	»	110,0	74.0	»	67.5	·	26.5	27.6	»	10.5	»	·	»
8	5,2	17,7	15,5	»	16,5	·	5.9	4.7	·	4.6	»	16,5	1,0
9	22,2	55,0	57,0	»	56.2	·	12.7	10.5	·	7.0	»	1.4	traces
9	25,9	75,0	47,0	»	26.5	·	14.1	15,0	·	8.4	»	1,4	traces
9	12.0	65,0	55,0	»	50.8	·	15.1	10,0	·	7.5	»	1,8	0,5
9	5.4	55,0	26,0	»	25.5	·	9.5	7,9	·	6,0	»	14.4	1.4
7	»	126,0	84,0	178.2	62.4	116.4	24.6	20.2	16.2	11.5	4.9	·	»
8	»	99,0	75.0	»	64,0	·	27,7	22.5	·	10.0	»	·	»
6	5,7	15,5	15,7	·	15.4	·	4.8	5.9	·	4.6	»	50.0	1,7
5	5.9	21,5	16.7	·	17.5	·	4.5	5.7	·	4.5	»	54.0	1,5
9	4.4	25.9	19,8	»	21.4	·	5.0	4.1	·	5.4	»	12.0	2.8
0	4.5	21.5	18.2	·	25.2	·	4.5	5.8	·	5.5	»	55.0	5.8

TABLEAU II. — **Oxygène absorbé en 4 heures.**

DATES	EAU BRUTE	FOSSE SEPTIQUE	LITS BACTÉRIENS				
			A et B	N° 1	N° 2	N° 3	N° 6
Du 1ᵉʳ juillet au 5 juillet 1910..	51,2	57,5	9,1	10,5	14,6	9,5	12,9
— 4 — — 10 — — ..	51,4	51,1	9,0	11,4	18,2	9,5	15,1
— 11 — — 17 — — ..	52,9	47,7	9,7	14,2	20,4	11,5	16,7
— 18 — — 24 — — ..	47,5	45,9	10,7	15,5	17,5	12,5	16,5
— 25 — — 51 — — ..	52,6	59,0	10,5	12,6	19,7	12,0	17,4
— 1ᵉʳ août — 7 août — ..	39,7	55,7	9,1	10,7	14,7	8,9	14,5
— 8 — — 14 — — ..	55,6	58,5	8,5	10,5	19,1	9,0	12,6
— 15 — — 21 — — ..	62,6	45,7	8,5	11,8	25,0	7,5	17,4
— 22 — — 28 — — ..	72,9	54,8	8,2	14,5	22,0	10,1	18,1
— 29 — — 4 sept. — ..	72,8	47,8	7,9	16,1	22,4	12,7	14,0
— 5 sept. — 11 — — ..	»	»	»	»	»	»	»
— 12 — — 18 — — ..	65,9	59,9	7,5	12,1	17,0	11,4	14,4
— 19 — — 25 — — ..	75,4	49,6	7,7	15,7	25,6	16,6	18,8
— 26 — — 2 oct. — ..	65,5	45,5	11,0	11,8	25,6	15,1	17,5
— 5 oct. — 9 — — ..	54,4	39,5	11,2	14,8	27,0	11,1	14,4
— 10 — — 16 — — ..	57,4	41,1	10,8	12,7	22,5	15,1	19,5
— 17 — — 25 — — ..	57,9	45,6	9,8	12,2	25,1	11,1	20,4
— 24 — — 50 — — ..	64,5	51,8	12,5	17,1	26,4	17,9	20,1
— 1ᵉʳ nov. — 7 nov. — ..	55,7	50,4	11,1	12,9	21,1	15,5	15,5
— 8 — — 14 — — ..	50,6	26,2	9,6	9,7	14,5	11,8	11,5
— 15 — — 21 — — ..	26,4	26,2	10,1	8,9	14,5	9,2	10,9
— 22 — — 28 — — ..	55,7	50,7	9,1	14,5	16,2	12,5	12,1
— 29 — — 4 déc. — ..	28,4	54,1	9,5	12,7	17,4	»	14,6
— 5 déc. — 11 — — ..	31,9	52,5	8,5	11,7	17,5	»	12,9
— 12 — — 18 — — ..	52,6	56,1	8,2	15,6	22,1	»	17,6
— 19 — — 25 — — ..	58,4	56,4	7,4	15,8	18,1	»	16,0
— 26 — — 1ᵉʳ janv. 1911..	29,6	50,5	7,5	11,7	15,7	»	12,2
— 2 janv. — 8 — — ..	24,1	25,9	5,8	11,8	15,1	8,4	10,5
— 9 — — 15 — — ..	27,8	28,1	7,0	11,2	14,1	9,7	9,8
— 16 — — 22 — — ..	55,4	57,0	8,4	16,1	20,6	16,6	15,1
— 25 — — 29 — — ..	40,5	42,5	9,0	16,5	22,0	14,4	15,1
— 50 — — 5 février — ..	41,7	47,2	8,5	16,5	22,6	15,8	16,1
— 6 février — 12 — — ..	41,6	40,8	9,6	19,2	25,2	14,4	17,2
— 15 — — 19 — — ..	47,6	57,9	9,4	19,5	25,0	16,5	17,0
— 20 — — 26 — — ..	50,5	55,6	8,8	21,9	25,9	19,9	16,9
— 27 — — 5 mars — ..	42,4	48,8	6,4	»	»	»	»
— 6 mars — 12 — — ..	48,5	48,5	9,8	»	»	»	»
— 15 — — 19 — — ..	26,5	27,2	7,9	»	»	»	»
— 20 — — 26 — — ..	42,9	46,9	6,4	»	»	»	»
— 27 — — 2 avril — ..	57,5	59,9	7,9	»	»	»	»
— 5 avril — 9 — — ..	56,8	28,0	7,0	»	»	»	»
— 10 — — 16 — — ..	55,6	48,1	7,4	»	»	»	»
— 17 — — 25 — — ..	58,1	68,5	7,5	»	»	»	»
— 24 — — 50 — — ..	55,8	61,7	8,1	»	»	»	»
— 1ᵉʳ mai — 7 mai — ..	55,8	56,1	8,2	»	»	»	»
— 8 — — 14 — — ..	56,8	52,0	7,4	»	»	»	»
— 15 — — 21 — — ..	52,1	54,8	7,5	11,6	14,5	»	15,7
— 22 — — 28 — — ..	58,1	56,8	7,8	11,9	14,5	»	12,8
— 29 — — 4 juin — ..	54,6	56,1	10,5	12,2	15,1	»	11,1
— 5 juin — 11 — — ..	65,7	48,8	9,1	12,5	14,0	»	10,7
— 12 — — 18 — — ..	55,4	50,4	9,6	15,6	16,0	»	10,4
— 19 — — 25 — — ..	62,7	46,0	10,9	17,1	20,5	»	18,5
— 26 — — 50 — — ..	51,0	57,0	9,5	14,4	17 5	»	11,9
Moyenne annuelle.......	47,8	42,4	8,8	15,5	19,2	12,4	14,8

Tableau III. — **Oxygène absorbé en 3 minutes.**

DATES	LITS A et B avant incubation	LITS A et B après incubation	LIT N° 1 avant incubation	LIT N° 1 après incubation	LIT N° 2 avant incubation	LIT N° 2 après incubation	LIT N° 3 avant incubation	LIT N° 3 après incubation	LIT N° 6 avant incubation	LIT N° 6 après incubation
Du 1er juillet au 5 juillet 1910	5,2	5,5	5,7	5,5	5,5	4.0	5,7	5,1	4,9	4.1
— 4 — 10 —	5,2	5,1	4,1	5,6	5.9	5.0	5,7	5,1	4,6	3,9
— 11 — 17 —	5,1	5,8	5,2	4,8	7,9	8,0	5,4	5,7	6,2	6,0
— 18 — 24 —	5,9	5,8	4,6	4,2	6,5	5.0	4,6	5,8	6,1	4,6
— 25 — 51 —	5,9	5,8	4,7	5,8	7.9	5.5	4,5	5,8	7,5	6,0
— 1er août — 7 août....	5,4	5,5	4,1	5,5	5,7	4,1	3,5	3,5	5,6	4,4
— 8 — 14 —	5,2	5,2	4,7	5,6	7,9	12,5	2,7	5.2	5,5	4,7
— 15 — 21 —	5.0	5,2	4,1	3,6	9,9	15,9	2,7	5,1	7,7	10,9
— 22 — 28 —	5,2	2,9	5.6	4,8	9,5	15,2	5,7	5,7	7,5	7,0
— 29 — 4 septembre	5,2	5,2	6,4	5,5	9,2	11,5	4,7	4,5	5.4	5,7
— 5 sept. — 11 —	»	»	»	»	»	»	»	»	»	»
— 12 — 18 —	2.7	5,2	4,5	4.1	7,2	8,7	4,5	5,9	5,7	4,5
— 19 — 25 —	2.9	5,2	6.2	4,7	11,5	21,1	6,6	7,4	7,1	7,9
— 26 — 2 octobre..	4,5	5,9	5.5	4.5	10,7	24.5	4,6	4,9	6,7	4,9
— 5 octob. — 9 —	4.4	4,2	5,2	4,9	11,6	25,0	4.5	5.8	5,6	4,8
— 10 — 16 —	4,4	5,7	5,9	5,9	10.5	24.6	5,0	4,5	7,7	8,1
— 17 — 25 —	5,7	5.5	4,8	5.7	10,1	20,7	4.5	5,7	7,0	7,9
— 24 — 50 —	4,7	5,7	6,8	6.4	15,1	26.9	7.4	8.5	8.5	11,2
— 1er nov. — 7 novembre.	4,1	4.0	4.7	4,2	8,7	15.8	5.0	5,6	5,6	7.0
— 8 — 14 —	5.7	5,5	5.5	2.8	5,5	5.5	4.0	4,5	4,5	5,7
— 15 — 21 —	5,5	5.5	2,9	2.5	5.5	5.5	5.5	2,6	4.5	5.4
— 22 — 28 —	5,2	2,9	5.5	2,9	5,6	8.5	4.5	5,7	4,5	5,8
— 29 — 4 décembre.	5,5	2,9	4,7	4,1	7,0	10.8	»	»	5,4	5,8
— 5 déc. — 11 —	5,2	5,1	4,5	4,5	7.0	8.9	»	»	4,9	8,1
— 12 — 18 —	5,2	2,8	4,6	6,6	8,5	15.8	»	,	6,8	10,4
— 19 — 25 —	5,0	5,0	5,8	8,7	7,9	12.4	»	,	6,7	10.5
— 26 — 1er janv. 1911	2,8	2,5	5,0	4,5	6.4	9,8	»	»	4,5	5,2
— 2 janv. — 8 —	2.5	1,9	4,7	5.5	5,9	7,5	5,1	2.7	4,1	5,2
— 9 — 15 —	2,5	2,2	5,6	5.1	4,9	5,5	5,2	2.6	5,0	2.6
— 16 — 22 —	5,1	2.4	5.9	9,5	8,1	12,1	5.6	6.0	4.4	5,7
— 25 — 29 —	5,5	2,5	6.1	11.8	8.5	17.8	5,4	5,1	5.6	4,7
— 50 — 5 février..	5,4	2,5	6,8	13.7	9.4	19,8	5.1	5,5	6,0	7,5
— 6 février - 12 —	5,2	2,2	»	»	»	»	»	»	»	»
— 15 — 19 —	5,2	5,2	7.1	15,8	10.1	20.2	5,9	6,6	6,2	5.4
— 20 — 26 —	5.5	5,2	8.6	22,2	10,9	25.9	7.9	12,0	6,5	5.1
— 27 — 5 mars...	5.1	2,6	»	»	»	»	»	»	»	»
— 6 mars — 12 —	4.1	5,7	»	»	»	»	»	»	»	»
— 15 — 19 —	2.7	1,9	»	»	»	»	»	»	»	»
— 20 — 26 —	2.1	2,5	»	»	»	»	»	»	»	»
— 27 — 2 avril..	2,9	2,2	»	»	»	»	»	»	»	»
— 5 avril — 9 —	2,4	2,4	»	»	»	»	»	»	»	»
— 10 — 16 —	2,7	2,7	»	»	»	»	»	»	»	»
— 17 — 25 —	2,6	5,2	»	»	»	»	»	»	»	»
— 24 — 50 —	5,1	5,5	»	»	»	»	»	»	»	»
— 1er mai — 7 mai...	2,9	5,4	»	»	»	»	»	»	»	»
— 8 — 14 —	2,8	2,6	»	»	»	»	»	»	»	»
— 15 — 21 —	2,9	5.0	4.1	2.6	5.5	4,7	»	»	6.1	4.7
— 22 — 28 —	2,6	5.5	4.2	4,1	5,4	4.6	»	»	4,9	4,5
— 29 — 4 juin....	5,5	5.5	4.1	5,9	4,7	5.7	»	»	4.4	2.9
— 5 juin — 11 —	5,0	4.0	4,6	5,9	4,9	5.7	»	»	5.6	5.9
— 12 — 18 —	5,6	4,4	5.6	5.6	6.0	4.0	»	»	4,0	5.2
— 19 — 25 —	5,9	5,7	6.7	7,5	8.1	12.6	»	»	7.5	7.5
— 26 — 50 —	5.4	2.8	5.1	5.5	7,0	8.8	»	»	4,2	4,8
Moyenne annuelle....	5,2	5,2	5.1	5,7	7.8	11.7	4,6	4.8	5,7	5,9

Tableau IV. — **Ammoniaque libre ou saline en AzH³.**

DATES	EAU BRUTE	FOSSE SEPTIQUE	LITS BACTÉRIENS A et B	N°1	N°2	N°5	N°6
Du 1ᵉʳ juillet au 5 juillet 1910 ..	25.5	20,5	2.9	1.1	5.5	5.5	5,5
— 4 — 10 — ..	25,6	21,1	2.8	1,8	7.6	7.7	4.5
— 11 — 17 — ..	25.8	24,2	5.1	2.6	5.5	6.4	6.9
— 18 — 24 — ..	22.6	21,5	7.2	2.9	5.1	7.1	6.5
— 25 — 51 — ..	16,7	21,2	5.9	1,5	5,6	6.1	5.8
— 1ᵉʳ août — 7 août — ..	14.7	17.9	5.6	1,2	6,2	5.6	7,9
— 8 — 14 — ..	17.7	19.0	5.6	1,4	6,6	5,8	5,5
— 15 — 21 — ..	19,5	17.7	2.8	1.5	9.0	5.1	7,2
— 22 — 28 — ..	17.5	18,7	2.7	2.9	6,9	5.6	6,2
— 29 — 4 sept. — ..	20,6	22,6	2.3	5.0	7.1	6.6	5,0
— 5 sept. — 11 — ..	»	»	»	»	»	'	»
— 12 — 18 — ..	19.1	17,5	2.9	5.7	5,6	6.5	5,1
— 19 — 25 — ..	28.7	27.1	5.2	6.5	10.1	8.5	8.2
— 26 — 2 octobre — ..	20,5	26.1	4.7	6.0	9,2	8.6	6.8
— 5 octobre — 9 — ..	20.5	18.4	5.1	1.6	9.1	6,9	5.8
— 10 — 16 — ..	21.5	25.6	5.6	5.5	12.2	8.7	11,8
— 17 — 25 — ..	22.6	21.7	5.5	5.5	11.7	9.5	9,7
— 24 — 50 — ..	24.6	25,6	5.6	6.1	12.7	10.5	9,7
— 1ᵉʳ nov. — 7 nov. ..	18.6	21,6	5.7	6.1	9.9	9,5	8.5
— 8 — 14 — ..	17.5	18.0	5.5	5.5	7.8	8.8	7,6
— 15 — 21 — ..	15.6	16.0	5.2	5.5	7.2	7.0	7,1
— 22 — 28 — ..	17.0	19.9	5.9	5.5	8.9	10.1	7,6
— 29 — 4 déc. — ..	16.5	18,5	5.1	5.5	9.0		7.2
— 5 déc. — 11 ..	18.8	17.5	4.2	5.9	8.5		7.4
— 12 — 18 — ..	21.4	21.8	5.7	5.9	9.5		9.4
— 19 — 25 — ..	19.4	19,5	5.5	6.4	8.5		7,8
— 26 — 1ᵉʳ janvier — ..	15.0	14,9	2.6	4,8	6.6		6.4
— 2 janvier — 8 — ..	15.7	17,8	2.4	6.0	7.6	5.9	5,9
— 9 — 15 — ..	14.6	15.9	5.0	5.2	6,6	4.7	4.8
— 16 — 22 — ..	19.0	20.1	5.7	5.9	9.5	9.1	6.7
— 25 — 29 — ..	22.6	24.5	5.1	9.9	11.6	10.5	8,9
— 50 — 5 février ..	50.1	26.5	5.9	10.9	12.7	7.8	8.5
— 6 février — 12 — ..	52,5	51.0	5.9	10.1	11.0	7.5	6,4
— 15 — 19 ..	27.4	27,5	6.6	15.7	11.7	12.5	10.7
— 20 — 25 ..	24.0	26,5	5.9	12.7	11.1	15.1	9,5
— 27 — 5 mars ..	21.9	25.8	5.5	»	'	'	»
— 6 mars — 12 — ..	27.5	27.0	6.5	'	'	'	»
— 15 — 19 — ..	20,0	25,2	5.1	»	'	'	»
— 20 — 26 — ..	21.7	25.7	4.6	»	'	'	»
— 27 — 2 avril ..	17.8	20,9	4.2	»	'	'	»
— 5 avril — 9 — ..	18.0	25.5	4.1	'	'	'	»
— 10 — 16 — ..	17.6	27.6	4.0	»	'	'	»
— 17 — 25 ..	24.1	27.4	4.6	»	'	'	»
— 24 — 50 — ..	24.8	27.1	5.0	»	'	'	»
— 1ᵉʳ mai — 7 mai — ..	25.9	27.0	4.8	»	'	'	»
— 8 — 14 — ..	22.5	21.5	4.5				6.8
— 15 — 21 — ..	25.1	25.9	4.0	5.1	5.6		4.6
— 22 — 28 — ..	24,9	26,7	5.9	5.2	5.2		5.1
— 29 — 4 juin — ..	20.8	25.4	5.9	4.5	5.5		5.1
— 5 juin — 11 — ..	50.2	27.0	2.6	6.1	6.1		2,6
— 12 — 18 — ..	26.0	27.0	2.9	6.4	5.6		6.8
— 19 — 25 — ..	19.6	19,7	5.5	7.0	7.4	'	6.8
— 26 — 50 — ..	18.6	19,6	6.1	6.5	7.5	»	5.9
Moyenne annuelle ..	21,5	25.5	4.4	5.6	8.2	7.5	6.8

TABLEAU V. — Nitrates. — Nitrites.

DATES	LITS A et B		LIT N° 1		LIT N° 2		LIT N° 5		LIT N° 6	
	Nitrates	Nitrites	Nitrates	Nitrites	Nitrates	Nitrites	Nitrates	Nitrites	Nitrates	Nitrites
Du 1er juillet au 5 juillet 1910	59,0	5,5	42,0	2,6	15,0	5,5	9,9	1,7	16,5	2,1
— 4 — — 10	21,0	2,8	18,0	5,0	11,0	5,4	7,9	1,1	18,0	2,4
— 11 — — 17 —	22,0	2,8	15,8	5,0	5,1	5,5	5,4	0,8	5,0	1,4
— 18 — — 24 —	25,0	2,5	25,4	5,0	17,6	5,2	5,9	0,7	15,0	2,2
— 25 — — 51	25,0	2,5	11,0	1,8	22,0	4,1	4,0	1,4	6,0	2,6
— 1er août — 7 août	22,5	1,9	24,0	2,2	11,1	2,8	15,0	1,5	11,0	2,5
— 8 — — 14 —	25,5	2,7	15,9	2,5	6,1	1,5	6,0	1,5	11,5	2,6
— 15 — — 21	26,0	2,5	22,0	2,5	0	0	18,0	1,5	0,8	5,5
— 22 — — 28	21,0	2,5	5,0	2,4	0,5	0,5	10,0	0,5	5,0	2,4
— 29 — — 4 septembre	20,0	1,6	6,0	2,6	1,5	5,0	4,0	0,5	2,9	1,5
— 5 sept. — 11 —	»	»	»	»	»	»	»	»	»	»
— 12 — — 18 —	25,0	0,5	15,0	1,9	8,1	2,7	2,0	0,5	7,4	5,0
— 19 — — 25 —	20,5	0,5	6,1	2,8	0	0	0,4	0,4	2,6	5,5
— 26 — — 2 octobre	10,4	1,5	6,5	2,5	0	0	2,6	traces	15,1	5,4
— 5 octob. — 9 —	8,2	1,5	9,1	2,2	0	0	4,4	0,5	18,0	1,5
— 10 — — 16	5,5	0,9	10,4	1,1	0	0	5,5	traces	2,6	1,5
— 17 — — 25 —	5,7	0,9	16,6	1,4	0	0	6,1	0	5,4	1,6
— 24 — — 50	15,6	1,2	8,4	1,8	0	0	4,4	0,2	2,2	0,8
— 1er nov. — 7 novembre	15,5	1,6	15,0	1,9	6,0	0,8	5,0	0,4	6,9	0,9
— 8 — 14 —	15,4	1,7	20,0	2,1	15,0	1,4	5,0	0,8	9,8	1,4
— 15 — 21	15,9	1,7	25,7	2,4	11,5	1,9	9,4	0,9	15,0	1,5
— 22 — — 28 —	15,5	1,6	14,6	5,1	9,6	2,8	5,5	1,6	12,9	2,6
— 29 — — 4 décembre	10,7	1,7	7,1	1,5	5,5	0,5	»	»	9,0	1,9
— 5 déc. — 11 —	11,5	1,5	8,5	1,8	4,4	1,9	»	»	8,6	1,6
— 12 — — 18 —	11,5	1,2	6,5	1,4	4,1	1,1	»	»	4,5	2,2
— 19 — — 25 —	17,5	0,5	4,7	1,5	5,6	0,5	»	»	5,0	5,1
— 26 — — 1er janv. 1911	17,0	0,4	7,8	1,0	10,1	1,1	»	»	9,5	0,9
— 2 janv. — 8	25,0	0,6	4,4	1,7	6,0	2,1	50,0	0,7	15,0	1,4
— 9 — — 15 —	26,5	1,8	15,6	5,2	25,0	5,1	25,0	1,9	51,0	5,1
— 16 — 22 —	20,0	1,0	4,7	2,5	7,2	4,0	8,4	1,2	16,0	2,5
— 25 — 29 —	14,7	1,5	0,4	1,4	0,5	1,5	4,5	0,6	9,0	1,6
— 50 — — 5 février	15,5	0	0,5	0	0	0	5,9	traces	7,1	1,5
— 6 février — 12 —	16,0	0,5	0	0	0	0	4,0	traces	5,5	traces
— 15 — — 19 —	17,0	0,6	0	0	0,9	0	4,0	0,8	11,4	0,7
— 20 — 26	16,5	1,0	1,1	traces	1,1	traces	1,8	0,5	11,1	1,4
— 27 — 5 mars	20,5	1,2	»	»	»	»	»	»	»	»
— 6 mars 12	12,0	0,7					»	»		
— 15 — 19	57,5	0,8					»	»		
— 20 — 26	55,5	0,7					»	»		
— 27 — 2 avril	50,5	1,1					»	»		
— 5 avril — 9 —	25,5	1,5					»	»		
— 10 — 16	25,5	0,8					»	»		
— 17 — 25	21,0	0,9					»	»		
— 24 — — 50	20,5	1,0					»	»		
— 1er mai 7 mai	18,7	0,9					»	»		
— 8 — 14	20,0	0,9					»	»		
— 15 — 21	18,0	0,5	250,0	0,7	95,0	1,6	»	»	94,0	2,9
— 22 — 28	25,0	0,8	107,0	0,8	59,0	2,9	»	»	12,0	5,5
— 29 — 4 juin	28,0	2,1	57,0	2,0	55,0	2,5	»	»	49,0	5,5
— 5 juin — 11 —	29,0	5,7	17,0	2,4	17,0	5,9	»	»	40,0	2,8
— 12 — 18	29,0	5,9	11,0	5,7	10,0	5,0	»	»	44,0	5,0
— 19 — — 25 —	9,0	traces	14,0	0,5	0,7	traces	»	»	58,0	1,6
— 26 — — 50	7,8	0,4	6,0	1,5	5,0	1,8	»	»	11,5	2,4
Moyenne annuelle	19,7	1,4	15,2	1,8	9,8	1,7	7,9	0,8	16,0	2,5

TABLEAU VI. — **Coefficients d'épuration pour cent.**

LITS	RAPPORTÉ à	OXYGÈNE absorbé en 4 heures	OXYDABILITÉ A CHAUD Solution acide	Solution alcaline	AMMONIAQUE	AZOTE ORGANIQUE	CARBONE ORGANIQUE
A et B.	Eau brute....	81,6	84,6	81,2	»	58,5	80,7
	Fosse septique.	»	81,9	79,1	81,2	60,0	78,1
Nº 1.	Eau brute....	71,8	70,1	67,4	»	53,2	64,5
	Fosse septique.	»	64,9	63,6	76,0	56,2	59,7
Nº 2.	Eau brute....	59,9	60,2	58,5	»	26,6	64,5
	Fosse septique.	»	54,0	53,8	64,9	29 6	59,7
Nº 3.	Eau brute....	74,1	65,5	56,6	»	29,6	56,5
	Fosse septique.	»	56,8	50,4	68,2	52,4	50.6
Nº 6.	Eau brute....	69,1	74,9	71,5	»	42,5	65.5
	Fosse septique.	»	69,4	68,0	70,9	44,8	58,6

TABLEAU VIII. — **Putrescibilité.**

Détermination au bleu de méthylène.

	LIT BACTÉRIEN Nº 1 Décoloré En 1 jour	En 2 jours	LIT BACTÉRIEN Nº 2 Décoloré En 1 jour	En 2 jours	LIT BACTÉRIEN Nº 5 Décoloré En 1 jour	En 2 jours	LIT BACTÉRIEN Nº 6 Décoloré En 1 jour	En 2 jours
Juillet 1910	0/29	0/29	0 29	0 29	0 29	0 29	0 29	0/29
Août —	0/29	0,29	15/29	17 29	0,29	0/29	5 29	7 29
Septembre —	0/18	0,18	11/18	12,18	2 18	4/18	2/18	5/18
Octobre —	2/28	5/28	27/28	28/28	4 28	6,28	7/21	11/21
Novembre —	0,29	0,29	5 29	9 29	5 28	6 28	1 29	1,29
Décembre —	5,29	7 24	16 29	17,29	»	»	7,29	9 29
Janvier 1911	15/29	16,29	15/29	17 29	2 26	4 26	0,29	0/29
Février —	17 19	17,19	19 19	19 19	6 17	6 17	0/19	1/19
Mars —	»	»	»	»	»	»	»	»
Avril —	»	»	»	»	»	»	»	»
Mai —	0/16	0/16	0/16	0 16	»	»	0/16	0/16
Juin —	4/18	5 18	7/18	8,18	»	»	2/18	4/18

Tableau VII. — **Analyse des effluents des lits bactériens avant et après 7 jours d'incubation à 30⁰.**

PÉRIODES	OXYGÈNE ABSORBÉ EN 5 MINUTES		AMMONIAQUE		NITRATES		NITRITES	
	AVANT	APRÈS	AVANT	APRÈS	AVANT	APRÈS	AVANT	APRÈS
	incubation		incubation		incubation		incubation	
Lits bactériens A et B.								
Du 17 au 25 Juillet 1910..	3,9	3,8	4,0	3,5	23,0	23,6	2.5	6.5
— 15 au 21 Janvier 1911..	3,0	2,4	3,7	5,0	20,0	13,6	1.0	5.2
— 19 au 25 Février . . .	3,3	3,2	5,9	4,1	16,5	12.9	1.0	3.4
— 26 Mai au 1ᵉʳ Juin.. .	3,3	3,7	4,8	5,4	30,0	27,0	1,7	5,7
Moyenne.	3,3	3.3	4.6	3.5	22,4	19,3	1.3	4.1
Lit bactérien N° 1.								
Du 17 au 25 Juillet 1910 .	4.7	4,2	2.4	1,8	25,4	21,0	3,0	6,8
— 15 au 21 Janvier 1911.	5,9	8,9	5,9	8.8	4,7	2,2	2.3	traces
— 19 au 25 Février . . .	8,6	22,2	12.7	8.9	1.1	0.7	traces	0
— 26 Mai au 1ᵉʳ Juin . .	4,3	5.9	4,3	4.3	34,0	49.0	1.3	3.0
Moyenne.	5,9	9.8	6.4	5,9	2.08	18,2	1.7	2,3
Lit bactérien N° 2.								
Du 17 au 25 Juillet 1910 .	6.6	5,4	5,2	6.0	16.1	3,8	2.8	2,9
— 15 au 21 Janvier 1911.	7,5	11,4	8,9	10.3	7,2	4.0	4.0	0
— 19 au 25 Février.. . .	10,9	25.9	11.4	13.5	1.1	0.6	traces	0
— 26 mai au 1ᵉʳ Juin. . .	5,1	4.1	5,0	5,7	42.0	58.4	2.8	2.4
Moyenne.	7,5	11.2	8.5	8,9	16,6	11.3	2.4	1.3
Lit bactérien N° 3.								
Du 17 au 25 Juillet 1910 .	4.5	5,7	6.9	6.8	6,4	5.3	0.8	1,9
— 15 au 21 Janvier 1911	5.3	5,9	9.4	10,7	8.4	0	1,2	0.3
— 19 au 25 Février. . .	7,9	12.0	13.4	11,0	1.8	3.0	0,3	0
Moyenne. . . .	6,0	7.2	9.7	10,3	3,3	2,8	0.8	0.8
Lit bactérien N° 6.								
Du 17 au 25 Juillet 1910 .	6.2	4,7	6.2	6.7	14.5	4,1	2,4	1.8
— 16 au 21 Janvier 1911.	4.2	5,2	6.4	7.5	16,0	7.0	2,5	1.8
— 19 au 25 Février . . .	6,3	5,1	9,3	6.8	14,1	10,0	1.4	3.2
— 26 Mai au 1ᵉʳ Juin. . .	5,1	4,5	4,3	5.1	33,0	48,0	3,8	5.3
Moyenne.	5,5	4,3	6.6	6.0	24,4	17.3	2.3	2.6

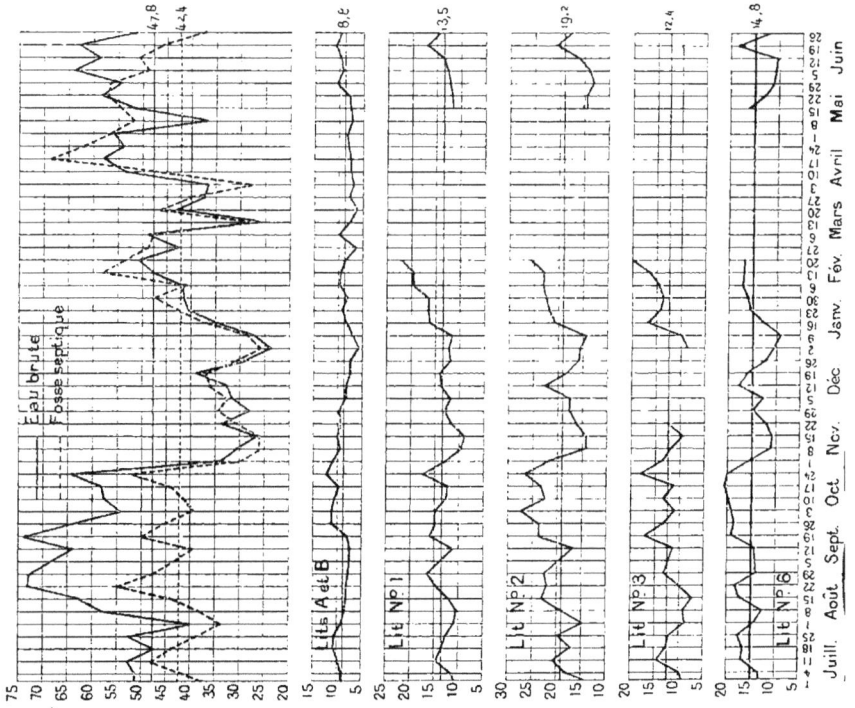

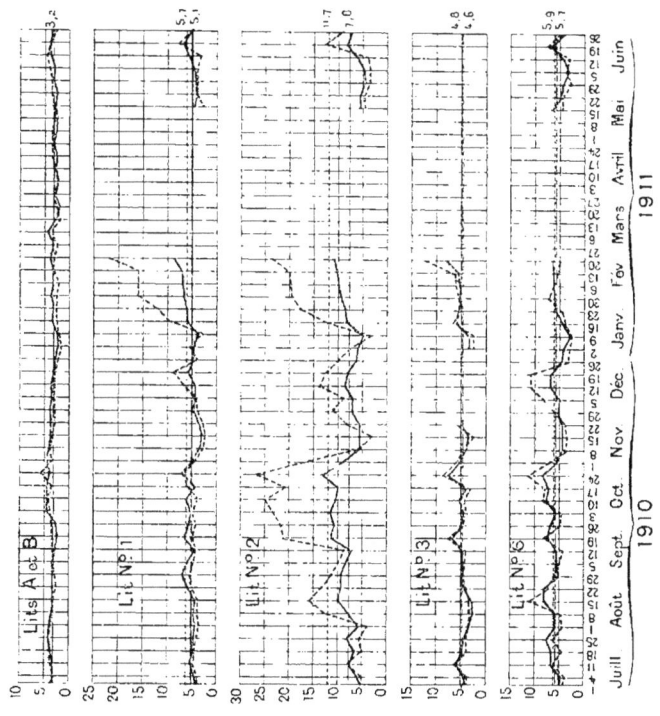

Graphique n° 2 — Oxygène absorbé en 5 minutes
avant incubation.
après incubation.

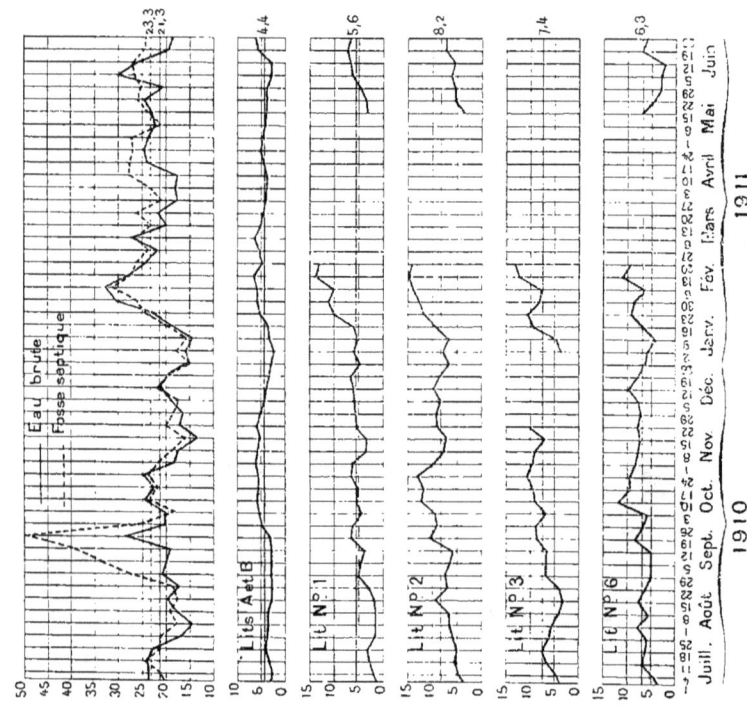

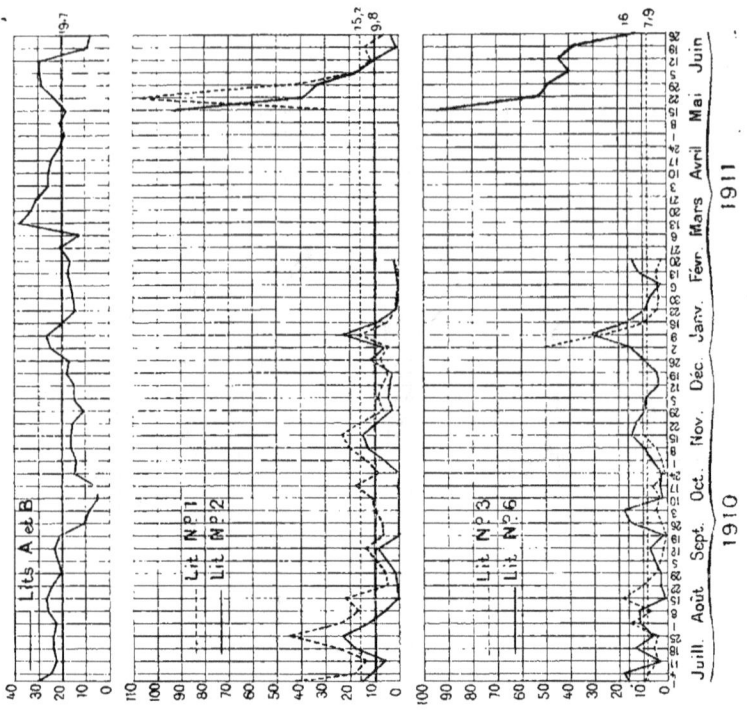

Graphique n° 4. — Nitrates.

Lits A et B — 19,7

Lit N°1
Lit N°2 — 15,7 / 9,8

Lit N°3
Lit N°6 — 16 / 7,9

1910   Juill. Août Sept. Oct. Nov. Déc. Janv. Févr. Mars Avril Mai Juin   1911

Graphique n° 5. — Ammoniaque libre ou saline.

Eau brute
Fosse septique — 23,3 / 21,3

Lits A et B — 4,4

Lit N°1 — 5,6

Lit N°2 — 8,2

Lit N°3 — 7,4

Lit N°6 — 6,3

1910   Juill. Août Sept. Oct. Nov. Déc. Janv. Févr. Mars Avril Mai Juin   1911

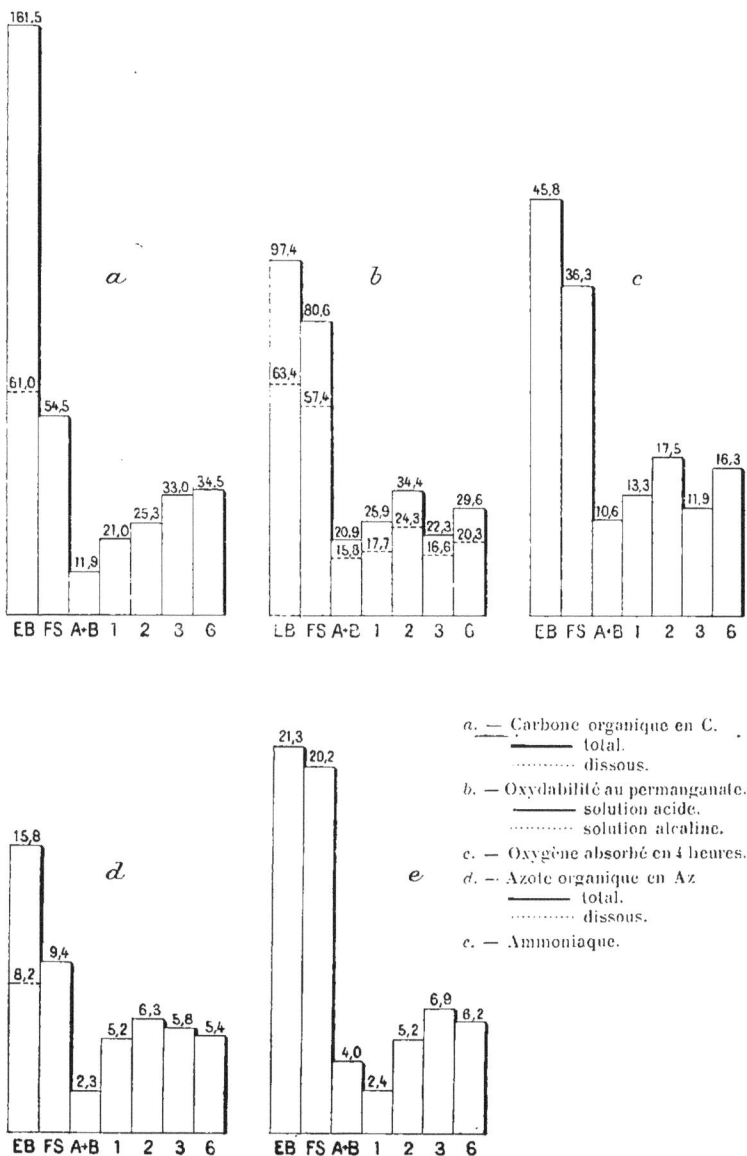

Graphique n° 5. — Analyses du 17 au 25 juillet 1910.

EB. Eau brute.]— FS. Effluent des fosses septiques. — A-B. Effluent des lits bactériens A et B.
— 1. Effluent des lits bactériens n° 1. — 2. Effluent des lits bactériens n° 2. — 3. Effluent
des lits bactériens n° 3. — 6. Effluent des lits bactériens n° 6.

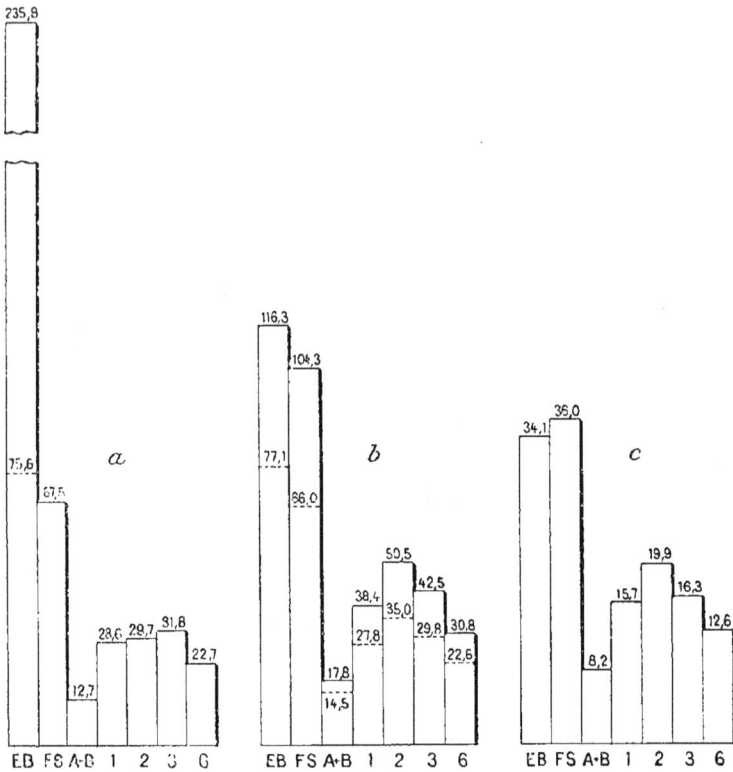

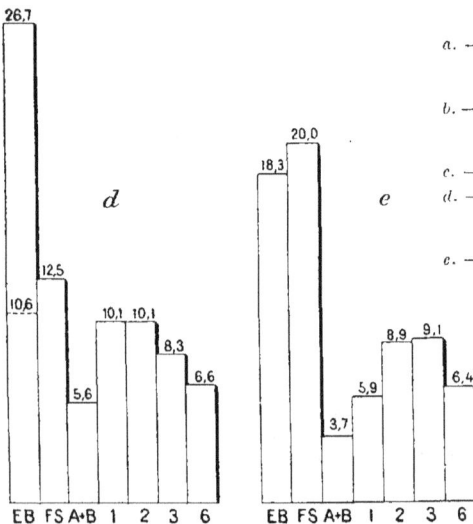

Graphique n° 6. — Analyses du 15 au 21 janvier.

EB. Eau brute. — FS. Effluent des fosses septiques. — A-B. Effluent des lits bactériens A et B.
— 1. Effluent des lits bactériens n° 1. — 2. Effluent des lits bactériens n° 2. — 3. Effluent
des lits bactériens n° 3. — 6. Effluent des lits bactériens n° 6.

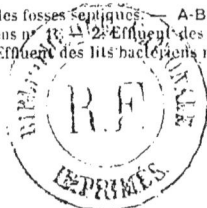

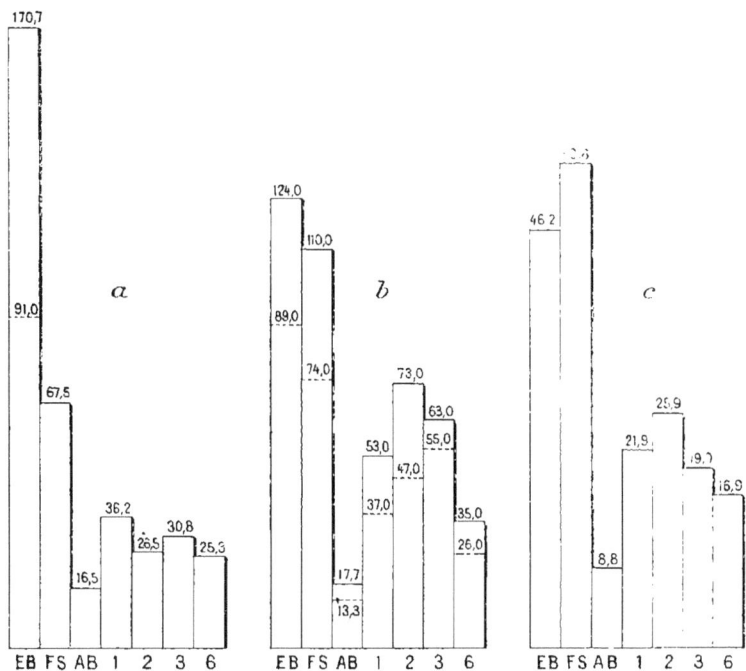

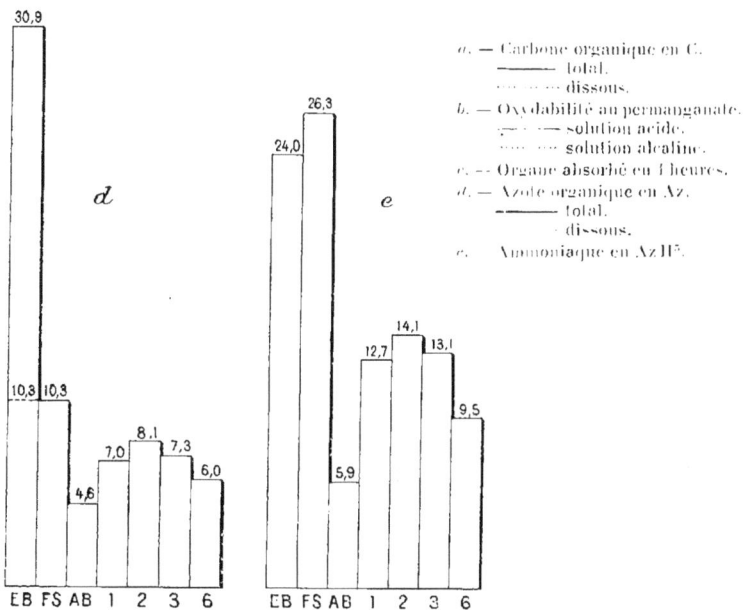

Graphique n° 7. — Analyses du 19 au 25 février 1911.

EB. Eau brute. — FS. Effluent des fosses septiques. — AB. Effluent des lits bactérien A et B. — 1. Effluent des lits bactériens n° 1. — 2. Effluent des lits bactériens n° 2. — 3. Effluent des lits bactériens n° 3. — 6. Effluent des lits bactériens n° 6.

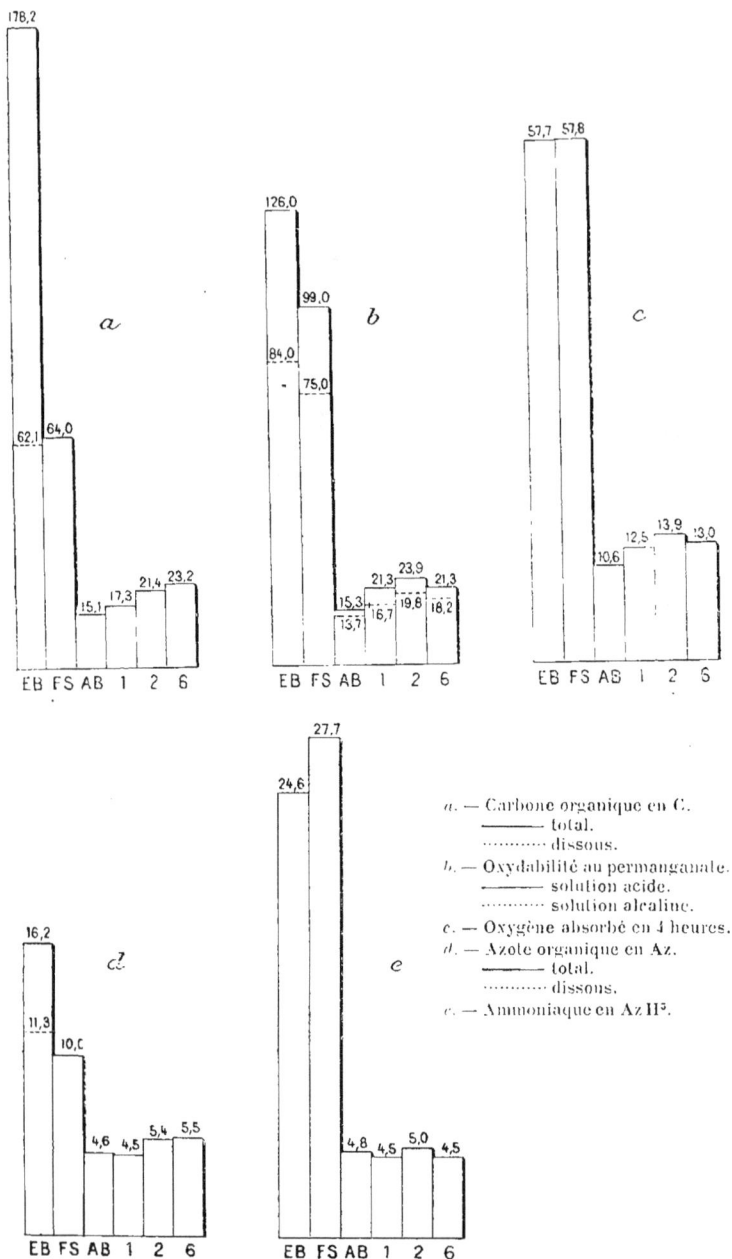

Graphique n° 8. — Analyses du 26 mai au 1ᵉʳ juin 1911.

E.B. Eau brute. — FS. Effluent des fosses septiques. — AB. Effluent des lits bactériens A et B. — 1. Effluent des lits bactériens n° 1. — 2. Effluent des lits bactériens n° 2. — 6. Effluent des lits bactériens n° 6.

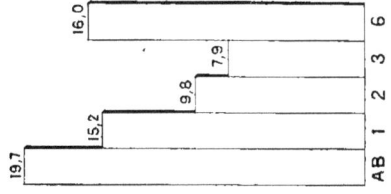

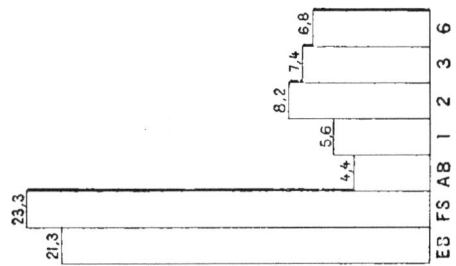

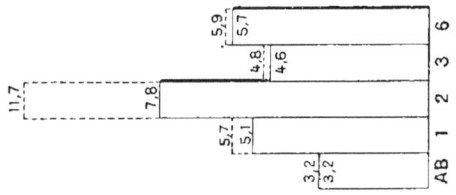

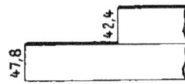

EB. — Eau brute.
FS. — Effluent des fosses septiques.
AB. — Effluent des lits bactériens AB.
1. — — — — N° 1.
2. — — — — N° 2.
3. — — — — N° 3.
6. — — — — N° 6.

Oxygène absorbé en 5 minutes.
——— avant incubation.
.... après —

Oxygène absorbé
en 4 heures.

Nitrales.

Ammoniaque.

Graphique n° 2. — Moyennes annuelles.

CHAPITRE IV

LA POLLUTION DE LA MER PAR LES EAUX D'ÉGOUT DES VILLES

Au Congrès du Royal Sanitary Institute, à Brighton, M. Edgar Newton lut un travail sur *les dangers de la pollution de la mer par les eaux d'égout et leurs conséquences* ([1]), dans lequel il établit:

1° Qu'il est dangereux de déverser les eaux d'égout non épurées dans la mer: pour les parcs à coquillages, comme semblent le démontrer les cas de fièvre typhoïde ayant pour origine les huîtres ainsi contaminées: pour les autres pêcheries, à cause de la diminution du poisson; pour les stations balnéaires, par la pollution de l'eau et le dépôt de matières nuisibles sur les rivages;

2° Que l'étude des marées montre que celles-ci ramènent souvent sur le rivage les eaux déversées à la mer, au lieu de les conduire au large;

3° Que le déversement de l'eau d'égout brute dans la mer doit être supprimé avant que le dommage qu'il cause se soit accru.

L'épidémie de fièvre typhoïde qui éclata il y a quelques années à Worthing est un exemple du tort considérable qui peut être fait à une station balnéaire par le rejet de l'eau d'égout brute. Cette eau, contenant tous les déchets de la vie domestique ou industrielle, est un danger qui attire peu l'attention, ce qui peut paraître anormal si l'on songe aux capitaux énormes engagés dans le but d'attirer les baigneurs. Il faut ajouter maintenant le goudron, qui se détache des routes et qui est très toxique pour les poissons.

([1]) *Sanitary Rec.*, 22 sept. 1910, p. 279.

L'autopurification des eaux de la mer se produit jusqu'à un certain point, suivant l'auteur, non seulement par suite de leur composition, mais par l'aération qui résulte du mouvement des vagues.

Dans les villes basses, la faible pression des eaux dans les égouts ainsi que la perte de charge par frottement avant le rejet dans la mer, les excreta non désagrégés et contenant encore des gaz, la température plus élevée des eaux d'égout, les variations de pression atmosphérique, tout contribue à faire surnager et à disséminer les impuretés, comme on le constate souvent. Par suite de la densité de l'eau de mer, les matières en suspension se déposent moins facilement que dans l'eau douce, et viennent s'accumuler sur les hauts fonds près du rivage.

De plus, le courant des marées produit souvent à une certaine distance une pression qui s'oppose à l'écoulement des eaux venant de l'intérieur des terres, comme cela se constate à Bournemouth ; cette pression tend à soulever toutes les matières et à les déposer dans les baies. Les eaux profondes étant alors comparativement boueuses, il faut redouter la disparition des poissons plats et des coquillages, ainsi que des espèces qui leur servent de nourriture. D'ailleurs les produits goudronneux et autres les font émigrer s'ils ne les empoisonnent pas.

Un autre point de grande importance est que certaines espèces de poissons, y compris les crevettes et autres crustacés, bien que n'absorbant pas les matières des eaux d'égout, se nourrissent d'autres animaux plus petits qui peuvent les infecter. L'émissaire des égouts débouchant dans les parties les plus basses du rivage, les impuretés se répandent constamment dans la masse d'eau superficielle que fréquentent les poissons ronds et les espèces vivant dans les hautes eaux, et où baignent les coquillages fixés sur les jetées. L'auteur se demande pourquoi on n'obligerait pas les villes maritimes à épurer leurs eaux d'égout comme on y oblige les villes de l'intérieur du pays.

M. *Williamson* cite ensuite le cas de Barrow Deep, une des meilleures stations pour la pêche à la morue, qui a été ruinée par le rejet des eaux d'égout de Londres. La Fishmonger's

Company a pratiquement fermé dix-huit parcs à huîtres, en vertu de sa charte qui lui interdit de pêcher toute espèce de poisson contaminé. Il rapporte aussi qu'à la suite de bains pris sur les bords de la mer, dans des endroits contaminés par les eaux d'égout, de nouvelles salles durent être ouvertes dans les hôpitaux de Londres pour le traitement des entériques.

M. *Cooper* remarque enfin qu'il a été prouvé à plusieurs reprises que la consommation du poisson contaminé était dangereuse ; on doit donc prendre le plus grand soin pour éviter la contamination des poissons des eaux de mer profondes.

Déversement des eaux d'égout dans la baie de New York, U. S. A.

En janvier 1910 furent entreprises des recherches pour déterminer les points les plus avantageux où peuvent être déversées les eaux d'égout de New-York, ainsi que le degré d'épuration qu'on devrait faire subir aux eaux pour éviter la pollution dans la baie.

MM. W. Black et E. B. Phelps ont résumé comme suit les résultats de leurs recherches[1] :

1° La quantité d'oxygène dissous dans les eaux de la baie donne le meilleur critérium de la pureté de ces eaux. Les auteurs pensent que la proportion de cet agent naturel d'épuration ne doit pas être réduite au-dessous de 70 pour 100 de celle se trouvant dans l'eau saturée. Ce type de pureté se rapporte non seulement aux conditions moyennes dans la baie et ses tributaires, mais aussi à la condition moyenne pour les eaux des différentes profondeurs :

2° Les auteurs ont montré que la circulation de l'eau dans les différentes couches est dépendante de la circulation dans les autres couches. Ils ont déterminé ces relations complexes avec une certaine précision, et par cela ils ont pu désigner les points les plus convenables pour le déversement des eaux

[1] *Massachusetts Institute of Technology*. Boston, 1911.

d'égout et l'effet probable de ce déversement non seulement
sur la surface immédiatement adjacente, mais encore sur la
masse complète de l'eau considérée. Si l'on peut réunir toutes
les eaux d'égout en deux points, à Narrows et à Throgs Neck,
ils estiment qu'on obtiendra le type de pureté donné plus
haut, actuellement du moins, et pour l'avenir jusqu'au moment
où la population de tout le district atteindra 7 400 000 habitants. Un tel arrangement développerait l'utilisation la plus
complète des agents naturels d'épuration. Tout autre système
de déversement créerait, même dans les conditions présentes,
des situations locales inférieures au type proposé. Ce type
peut être maintenu actuellement en épurant les eaux d'égout,
déversées en d'autres points que ceux indiqués, à un degré
tel que le taux d'oxygène dissous dans les eaux de la baie
ne soit pas réduit de plus d'un tiers;

3° Cette épuration partielle permettra de maintenir le taux de
pureté, pourvu qu'un système spécial de déversement et de
dispersion soit employé dans chaque cas. Avec la méthode
défectueuse actuelle de déversement local, des nuisances sont
créées et persisteront même après que l'épuration aura été
effectuée. Ces nuisances sont dues non pas à l'insuffisance du
volume de l'eau de la baie comparé à celui des eaux d'égout
déversées, mais à ce fait que l'utilisation la plus complète de
cette eau ne peut être obtenue dans les conditions existantes.
En étudiant les sources d'oxygène utilisables pour l'épuration, les auteurs ont trouvé qu'il existe une conception erronée
de l'importance de la réaération des eaux partiellement désaé-
rées. Ils ont montré que ce facteur de réaération est sans
signification matérielle dans le cas des eaux de la baie de
New-York ;

4° Les auteurs ont déterminé, par des expériences pratiques
faites à Brooklyn et à Boston, que le degré d'épuration, qui
réduirait l'oxygène dissous dans les eaux de un tiers seulement pendant les mois d'été, peut être obtenu par une courte
fermentation septique suivie d'une aération forcée. Le coût de
ce traitement n'excéderait pas 2 fr. 20 par mille mètres cubes,
et des études plus approfondies permettront sans doute de le
réduire.

5° Les études du drainage des eaux d'égout présentées ne

sont qu'un avant-projet destiné à montrer qu'il est possible de conduire les eaux aux deux points désignés.

Pour l'établissement du projet définitif, les auteurs donnent les recommandations suivantes :

1° Établissement d'un type de pureté sur une base plus solide que celle qui existe actuellement. Ce type doit servir de base pour tout le travail. Il existe pour cela différentes opinions reposant sur des faits observés. Il est indispensable de faire à ce sujet de très nombreuses recherches dont les résultats seront soumis au jugement impartial d'une commission d'ingénieurs qui statuera ;

2° Les eaux d'égout seront traitées à la station de la Twenty Six Ward par le procédé d'aération décrit, pour en déterminer d'une façon complète et définitive l'efficacité et l'économie. Ce projet ne doit pas être compris comme une expérience qui a été faite, mais comme l'épuration des eaux d'égout d'une partie du district, épuration qui sera bientôt indispensable. Les résultats obtenus permettront d'établir le plan général de l'assainissement ;

5° Enfin, on devra entreprendre une étude attentive de tout ce qui concerne le déversement des eaux d'égout et particulièrement de la dispersion propre de ces eaux dans celles au milieu desquelles elles s'écoulent. En négligeant cette étude il résultera des nuisances locales qui ne permettront pas d'utiliser les agents naturels d'épuration dont on dispose.

Contamination des coquillages par les eaux d'égout.

Il a été établi d'une façon positive que les coquillages sont particulièrement sujets à être contaminés dans les parcs recevant des eaux d'égout. Beaucoup de villes — Southend en est un exemple frappant — ont eu à payer de fortes sommes en compensation des dommages causés dans les parcs à coquillages par le déversement des eaux d'égout dans le voisinage immédiat de ces parcs[1]. Pour éviter de nouveaux procès, Southend décida l'an dernier d'épurer ses eaux et de ne

_____

[1] *San. Rev.*, 3 mars 1910, p. 183.

déverser dans l'estuaire que les effluents de la station d'épuration. Pour cela un projet fut établi et une demande d'autorisation d'un emprunt de 4 000 000 francs fut déposée. Le Local Government Board, qui est souvent accusé par le public de ne pas apporter d'aide aux autorités locales, montra qu'il pouvait être un guide et un conseiller utile car, après une délibération très documentée, il suggéra les conditions dans lesquelles la dépense proposée sauvegarderait le mieux la ville contre de nouvelles actions en dommages et intérêts, telles que celle intentée en 1906. Le Board considéra que, dans l'état actuel de nos connaissances bactériologiques, il était douteux que la construction de l'installation projetée satisfasse au principal objet en vue par le Conseil, c'est-à-dire de protéger contre toute contamination des huîtres par les bactéries pathogènes dans les environs de Southend et d'éviter les conséquences d'une telle contamination. Le Board considéra que cet objet pouvait seulement être assuré par la législation, et il conseilla à l'administration de la ville de proposer une loi dans ce but, loi lui donnant une protection légale pourvu qu'elle conduise et utilise à tout moment telles installations pour l'épuration des eaux d'égout que le L. G. B. contrôlerait de temps en temps, et lui donnant les pouvoirs nécessaires pour contracter l'emprunt.

Une enquête a été faite en Angleterre par le Local Government Board pour déterminer les *conditions dans lesquelles certains mollusques autres que les huîtres sont cultivés, récoltés et conservés, et la relation de ces traitements avec la fièvre typhoïde et les autres maladies.* Dans son rapport (¹) le Dr Timbrell Bulstrode conclut que les mollusques jouent, pour la propagation des maladies, un rôle plus important qu'on le suppose.

Dans quelques parties du pays, les habitants ne sont pas prévenus contre les dangers que peut présenter l'ingestion des bucardes, des moules et des buccins et on y a constaté de nombreux cas d'entérite. L'auteur indique, par de nombreuses cartes utiles, les conditions dans lesquelles de grandes quantités de mollusques sont cultivées. Dans quelques cas les ins-

_____

(¹) Suppl. au 39ᵉ *Rapport annuel du Local Government Board.* — Imp. Darling and Son. London, 1911.

tallations du traitement des eaux d'égout sont tout à proximité des parcs et la possibilité de contamination est très apparente. Actuellement il n'est pas possible d'interdire la vente des produits provenant d'endroits suspects. On a tenté sans succès de modifier la législation à ce sujet et toutes les autorités locales doivent appeler l'attention du public par des avertissements et des affiches sur les dangers de consommer les mollusques contaminés.

CHAPITRE V

LES PROGRÈS DE L'ÉPURATION BIOLOGIQUE DES EAUX D'ÉGOUT EN FRANCE

Station d'épuration biologique des eaux d'égout du quartier de l'Abattoir, à Lille.

Nous avons signalé à plusieurs reprises(¹) que la ville de Lille avait décidé en 1907 de faire établir une installation d'essai d'épuration des eaux d'égout dont les résultats devaient servir de base à l'établissement d'un projet définitif et complet d'assainissement.

Le quartier de l'Abattoir fut choisi comme étant celui qui contribue le plus à polluer la Deûle, par le rejet d'eaux résiduaires particulièrement chargées et difficiles à épurer.

Un réseau d'égouts du système séparatif fut établi conformément au plan (fig. 2). En tête de chacune des conduites un réservoir de chasse assure la propulsion des matières qui doivent être refoulées jusqu'à la station d'épuration par l'intermédiaire d'un poste d'éjecteurs Shone(²), fonctionnant au moyen de l'air comprimé.

L'épuration est réalisée par le système biologique artificiel (fig. 3 à 5). Les eaux arrivent à la station dans un appareil Kremer, d'où elles s'écoulent dans deux fosses à sables et en sortent par déversement. Ces fosses à sables, qui avaient été établies dans le projet primitif, n'ont actuellement que peu d'utilité par suite de la présence de l'appareil Kremer. Cependant il s'y produit une certaine décantation et les boues en

(¹) *Recherches sur l'épuration biologique et chimique des eaux d'égout*, volumes III, IV et VI (Masson et Cⁱᵉ, édit. Paris).

(²) Voir volume II.

sont extraites à la drague. La fosse septique, d'une capacité
de 1200 mètres cubes, a une longueur de 50 mètres et une largeur de 8 mètres. La profondeur varie de $5^m,20$ aux extrémités

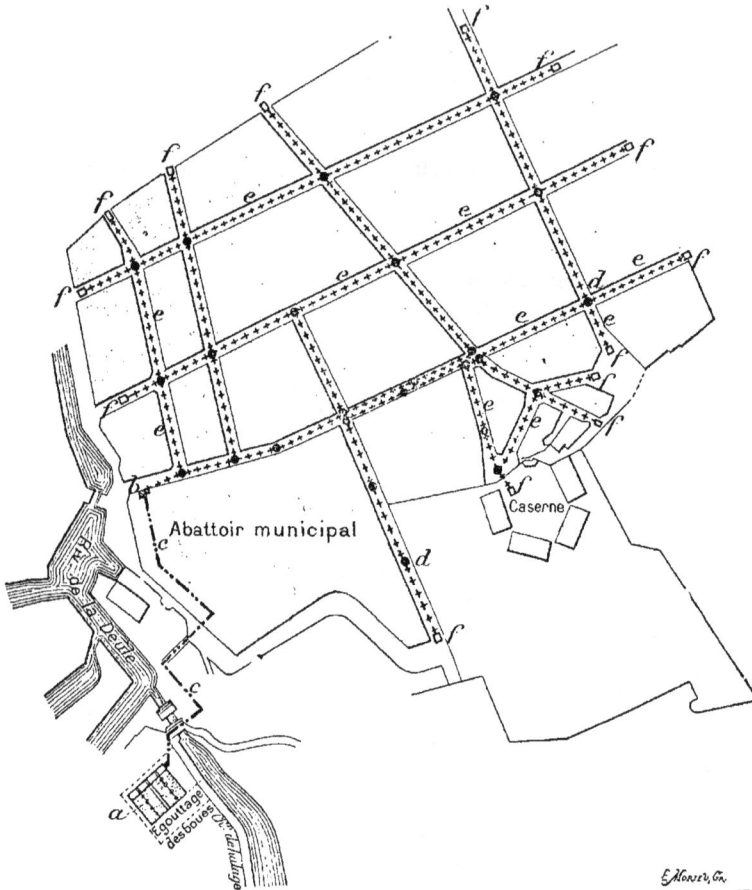

Fig. 2. — Épuration biologique des eaux résiduaires du quartier de l'Abattoir, à Lille.
Canalisation du système séparatif.

a. Épuration biologique.
b. Salle de machines et éjecteurs.
— ·· — cc. Conduite de refoulement.
● dd. Regards de visite.
— — — Conduite d'amenée des eaux résiduaires.
⁙ Réservoirs de chasses.

à $5^m,80$ au centre. Des chicanes incomplètes la divisent en
quatre parties. A l'extrémité de la fosse septique se trouve un
plancher perforé supportant un filtre en scories que les eaux

doivent traverser de bas en haut. Une rigole courant le

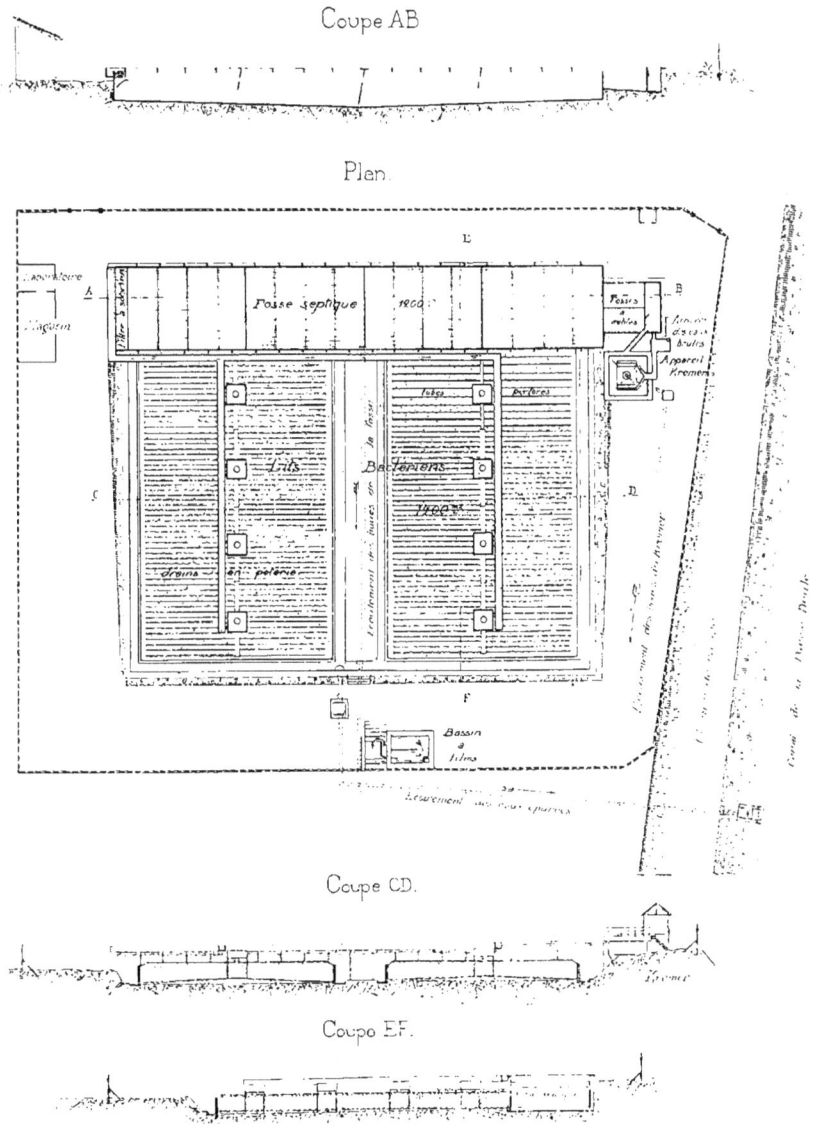

Coupe AB

Plan.

Coupe CD.

Coupe EF.

Fig. 5. — Station d'épuration des eaux résiduaires du quartier de l'Abattoir, à Lille

long de la fosse dirige les eaux vers les deux lits bactériens.

Les lits bactériens sont construits, partie entre murs bas, perforés à la base et traversés par les drains d'évacuation, partie en talus, sur 1^m,75 de hauteur. Ils sont constitués par des scories mélangées d'un vingtième environ de pierres calcaires; au fond, les matériaux sont très gros pour former drainage, à la surface au contraire ils sont très fins. Une rigole d'alimentation traverse les lits pour distribuer l'eau à 4 réservoirs de chasses intermittentes desservant chacun des lits. La répartition à la surface des scories est obtenue au moyen de drains en poterie mis bout à bout, sauf pour un seul bassin qui déverse les eaux dans des tuyaux de fonte perforés comme ceux de notre installation expérimentale de la Madeleine.

Bien que les rues soient canalisées comme il était prévu au projet, peu de maisons sont encore reliées aux nouveaux égouts. On peut dire que les eaux traitées proviennent principalement du quartier militaire du train des équipages et des abattoirs; aussi est-il inutile que l'usine de refoulement fonctionne le dimanche, le bassin d'alimentation des éjecteurs et les canalisations permettant la réserve pendant ce jour.

Pendant les jours de la semaine le volume d'eau traitée est très variable, de 500 mètres cubes minimum à 1067 mètres cubes maximum. Pendant les périodes d'analyses complètes les volumes ont été en moyenne :

6 au 10 décembre 1910	758 mètres cubes.
6 au 11 février 1911	846 —
6 au 9 mars —	754 —
4 au 8 avril —	704 —
8 au 15 mai —	681 —
13 au 19 juin (¹) —	720 —

Il y a lieu de remarquer que l'usine de refoulement ne fonctionne que pendant 12 heures par jour, de 6 heures du matin à 6 heures du soir. L'épuration s'effectue encore pendant quelques heures par suite de la retenue opérée en fosse septique par le filtre à scories qui se trouve à son extrémité.

Nous n'avons pas établi de contrôle permanent de la

_____

(¹) Le 18 juin étant un dimanche, le débit nul n'a pas été pris en considération pour établir la moyenne.

TABLEAU 1. — **Périodes d'analyses com**

DATE DE LA PRISE	NATURE DE L'ÉCHANTILLON	ALCALINITÉ EN CO³Ca	MATIÈRES EN SUSPENSION			OXYG ABSO	
			TOTALES	ORGANIQUES	MINÉRALES	EN 5 MINUTES	EN 4 HEURES
Du 6 décembre au 11 décembre 1910.	Eau brute : — avant appareil Kremer.	415	227	169	57	»	47,(
	— après —	»	155	96	59	»	»
	Effluent de la fosse septique .	497	76	44	52	»	47,!
	Effluent des lits bactériens. .	500	»	»	»	5,7	15,
Du 6 février au 11 février 1911.	Eau brute : — avant appareil Kremer.	427	675,6	498,0	175,7	»	54,
	— après —	428	301	219,5	81,3	»	52,
	Effluent de la fosse septique.	515	128	79,1	49	»	59,!
	Effluent des lits bactériens. .	525	»	»	»	6,5	15,!
Du 6 mars au 9 mars 1911.	Eau brute : — avant appareil Kremer.	498	1078,0	776	502	»	68,(
	— après —	480	282	196	86	»	59,8
	Effluent de la fosse septique.	580	151	91	57	»	49,(
	Effluent des lits bactériens. .	508	»	»	»	5,1	14,(
Du 4 avril au 10 avril 1911.	Eau brute : — avant appareil Kremer.	455	514	216	98	»	66,:
	— après —	457	129	86	45	»	49,(
	Effluent de la fosse septique .	540	67	45	21	»	44,7
	Effluent des lits bactériens. .	278	»	»	»	5,5	15,:
Du 8 mai au 13 mai 1911.	Eau brute : — avant appareil Kremer.	491	515	577	158	»	55,(
	— après —	478	220	159	60	»	51,(
	Effluent de la fosse septique.	605	90	58	52	»	48,(
	Effluent des lits bactériens. .	295	91	44	47,0	5,5	15,8
Du 15 juin au 19 juin 1911.	Eau brute : — avant appareil Kremer.	456	552	259	55	»	50,4
	— après —	450	159	107	52	»	49,(
	Effluent de la fosse septique.	556	158	80	58	»	42,!
	Effluent des lits bactériens. .	286	9,4	5,6	5,8	4,8	15,!

...tion du quartier de l'Abattoir, à Lille.

EN SOLUTION ALCALINE	CARBONE ORGANIQUE EN C			AMMONIAQUE EN Az H³	AZOTE EN Az				NITRATES EN Az²O⁵	NITRITES EN Az²O³	PUTRESCIBILITÉ
	TOTAL	DISSOUS	EN SUSPENSION		AMMONIACAL	ORGANIQUE TOTAL	DISSOUS	EN SUSPENSION			
120	218	171	47	22,8	18,7	56,7	45,3	11,4	»	»	»
»	200	161	39	»	»	50,2	45,2	7,	»	»	»
90	»	93	»	41,7	34,2	»	25,1	»	»	»	»
18,5	»	55,6	»	15,6	12,7	»	7,2	•	79,0	5,2	2/6
108	552,6	126,8	226,8	28,5	25,2	60,4	43,0	47,4	»	»	
122	276,4	146,3	150,1	28	25,0	48,2	41,0	7,2	»	»	»
93	155,5	94	61,5	48,6	39,9	29,0	27,1	1,9	»	»	»
29,5	»	44,9	»	19,6	16,1	»	14,5	»	73,5	1,5	0/6
169	998	227	771	35	28,7	80,8	49,6	51,2	»	»	»
147	232	200	32	29,7	24,4	59,8	55,3	4,5	»	»	»
89	94,5	65,3	29,2	56	45,9	26,7	19,7	7,0	»	»	•
50,2	»	30,2	»	19,1	15,9	»	8,9	»	82,5	2,0	0/4
147	452	257	195	30,5	25,0	85,9	60,5	25,6	»	»	»
117	306	240	66	29,0	25,8	66,6	49,4	17,2	»	»	•
81	155	189	26	47,8	39,2	57,2	54,6	2,6	»	»	»
25	»	37,2	»	16,6	13,6	»	16,2	»	101,0	2,5	0/6
102	559	175,5	165,5	51,4	25,7	62,4	42,7	19,7	»	»	»
95	213,8	138,7	75,1	50,0	24,4	49,2	39,5	9,7	»	»	»
67	97,2	88,3	8,9	51	41,9	51,7	26,6	5,1	»	»	»
24	»	50,7	»	16,6	13,6	»	9,4	»	154,0	5,4	0/6
89	276	145	155	29	25,8	41,2	29,0	12,2	»	»	»
82	157,6	127	50,6	28	25	56,1	52,1	4,0	»	»	»
62	107	60,5	59,5	48,5	39,8	22,2	14,7	7,5	»	»	•
19	»	25,9	»	12,4	10,2	»	6,6	»	66,0	7,5	0/5

Tableau II. — **Analyse de l'effluent des lits-bactériens.**

DATES	OXYGÈNE ABSORBÉ EN 4 HEURES	OXYGÈNE ABSORBÉ EN 3 MINUTES		AMMONIAQUE	NITRATES	NITRITES
		AVANT INCUBATION	APRÈS INCUBATION			
Du 15 sept. au 18 sept. 1910. . .	21,4	10,1	7,6	25,8	64.0	4.7
— 19 — — 25 — — . .	22,0	11,0	7,6	27,7	58.0	4,6
— 26 — — 2 oct. — . .	32.1	18,1	18,1	45,7	31,8	2,8
— 3 oct. — 9 — — . .	17,5	11,5	12.0	55,5	55.0	5,0
— 10 — — 16 — — . .	17,1	7,8	7,8	56,5	25,4	2-2
— 17 — — 27 — — . .	22,4	10,4	4,4	54,0	82,0	1.2
— 24 — — 30 — — . .	15,2	6,6	5,4	22,5	75,8	2,1
— 31 — — 6 nov. — . .	14,1	6.1	2,9	21,5	66.0	2.7
— 7 nov. — 15 — — . .	12.9	5,9	2,7	18,2	72,0	2,5
— 14 — — 20 — — . .	10,2	5,5	1,5	14,5	79,7	1,9
— 21 — — 27 — — . .	12,7	5,4	1,5	15,4	60,5	2,5
— 28 — — 4 déc. — . .	10,5	4,9	2,2	15,7	68,4	1,7
— 5 déc. — 11 — — . .	15,7	5,7	5,9	15,6	79,0	5,2
— 12 — — 18 — — . .	10,7	6,2	5,5	12,8	80.5	2,4
— 19 — — 25 — — . .	10,5	4,7	2,1	12,9	88,0	2,2
— 26 — — 51 — — . .	11,4	5,1	5,0	12,6	89,0	2,1
— 2 janv. — 8 janv. 1911. . .	10,7	5,0	1,7	12,1	129.0	2,9
— 9 — — 15 — — . .	19,1	8,9	5,2	15,2	69,0	1.1
— 16 — — 22 — — . .	17,5	8,5	5,4	14,7	75,0	1.5
— 23 — — 29 — — . .	16,6	7,5	2.5	16,6	59,0	1.2
— 50 — — 5 février — . .	17,4	8,1	5;8	19,8	66,0	0,9
— 6 février — 12 — — . .	15,5	6,5	5,4	19,6	75,5	1,5
— 15 — — 19 — — . .	16,4	7,5	5,6	17,0	76,0	0,5
— 20 — — 26 — — . .	»	»	»	»	»	»
— 27 — — 5 mars — . .	19,0	8,5	5,0	17,4	66,0	1,6
— 6 mars — 12 — — . .	14.0	5,1	5,5	19,4	82.0	2,6
— 13 — — 19 — — . .	17,6	8.0	5,0	22,5	89,0	2,2
— 20 — — 26 — — . .	14.7	6,5	5,5	21,9	65,0	2,0
— 27 — — 2 avril — . .	15,5	6,4	2,7	17,4	75,0	1,9
— 5 avril — 9 — — . .	15,5	5,5	5,4	16,6	104,0	2,5
— 10 — — 16 — — . .	16,6	6,7	2,8	19,1	72,0	2,5
— 17 — — 25 — — . .	18,1	7,5	5,7	21,7	85,0	4.1
— 24 — — 50 — — . .	17,9	6,8	4,6	24,0	75,0	5,9
— 1er mai — 7 mai — . .	18,0	7,0	4,1	26,5	85,0	4,2
— 8 — — 14 — — . .	15.8	5,5	4,1	16,6	154,0	5,4
— 15 — — 21 — — . .	15,7	6,5	5,9	20,4	88 0	5.5
— 22 — — 28 — — . .	12.6	4,9	4.0	17,8	95 0	5,9
— 29 — — 4 juin — . .	14,0	5,5	4,2	14,5	102.0	7,0
— 5 juin — 11 — — . .	»	»	»	»	»	»
— 12 — — 18 — — . .	15,2	4,8	5,0	12,4	66,0	7,5
— 19 — — 25 — — . .	12,6	5,0	5,5	12,0	80,0	5,4
— 26 — — 50 — — . .	14.1	5,2	4,6	18,2	90,0	7,5
Moyennes	15,7	6,9	5,8	19,9	76,2	5,4

station comme nous l'avons fait à La Madeleine, car la disposition des lieux ne nous permet pas de recueillir toute l'année des échantillons moyens des eaux aux différentes phases de l'épuration. Mais nous avons effectué des analyses journalières de l'effluent, tel qu'il est rejeté au canal, et pendant 4 à 6 jours nous avons fait des analyses complètes. Les moyennes des résultats de ces analyses sont relevées dans les tableaux I, II et III.

Pour les analyses complètes on mesurait toutes les demi-heures un litre, qu'on versait dans un baquet; le tout était mélangé soigneusement à la fin de la journée et on en prélevait quelques litres pour être portés au laboratoire.

L'échantillon journalier était prélevé à la sortie de la station dans la matinée après 4 heures environ de fonctionnement.

TABLEAU III. — **Pourcentage d'épuration**

| | Par rapport à l'eau décantée dans l'appareil Kremer. | | Par rapport à l'effluent de la fosse septique. |
| | EFFLUENT | | EFFLUENT |
	DE LA FOSSE SEPTIQUE	DES LITS BACTÉRIENS	DES LITS BACTÉRIENS
Oxygène absorbé en 4 heures	15,4	71,6	69,4
Matières organiques en solution acide.	56,9	81,5	70,9
— — — alcaline.	29,4	78,6	69,8
Carbone organique dissous..	49,7	79,8	59,9
Azote organique dissous.	41,8	75,0	57,2
Ammoniaque.	"	"	65,9

Appareil Kremer. — Depuis quelques années l'appareil Kremer a été modifié; aussi devons-nous le décrire de nouveau[1] en citant la notice de la Société[2] qui a acquis la licence du brevet pour la France.

« Le procédé de clarification Kremer sépare d'une manière mécanique, au moyen d'une particularité dans l'amenée des eaux usées, les matières insolubles contenues dans ces eaux

---

[1] Voir description du modèle antérieur, vol. II, p. 198.
[2] Société industrielle de produits chimiques, 10, rue de Vienne, Paris.

dans des conditions telles. que, suivant leur poids spécifique, elles se groupent dans deux couches de boues.

« Les particules colloïdales et visqueuses et les matières organiques plus légères adhérentes forment la couche supérieure ou couche surnageante, tandis que la couche inférieure ou couche de fond rassemble les matières plus lourdes ou précipitées.

« La figure 6 montre l'appareil Kremer dont le fond, en forme de trémie allongée, se termine par un cylindre à boues profond, dans lequel les boues se rassemblent d'elles-mêmes. Cette construction du cylindre permet d'évacuer, à tous moments, les boues sous une forme pauvre en eau et compacte, sans la moindre interruption de l'exploitation et sans pénétration ni dilution par l'eau surnageante.

« Le mode opératoire est le suivant : les canaux *a* amènent l'eau dans les canaux latéraux *b*. De là elle est projetée par le butoir *c* vers la surface de la cloche *d*. Dans cette cloche se produit alors la formation de la couche surnageante, à la surface de l'eau *e*, de sorte que les particules colloïdales combinées avec des matières organiques légères sont projetées par remous dans la couche surnageante, à travers laquelle elle s'élève progressivement au-dessus de l'eau.

« L'enlèvement de la couche surnageante se fait, de la manière la plus simple, avec une écumoire manœuvrée à la main, dès que cette couche a atteint l'épaisseur de 10 à 20 centimètres (tous les deux ou trois jours).

« A la sortie de la cloche *d*, les eaux brutes cheminent, à travers la chambre de sédimentation *f*, vers l'espace annulaire. Dans la chambre *f*, par suite de la diminution considérable de la vitesse du courant d'eau, se séparent les matières lourdes qui se précipitent et se rassemblent au fond, d'où elles glissent sur les parois de la trémie, jusque dans le cylindre à boues *i*. A travers l'espace annulaire *g* l'eau sort par en haut et se déverse dans les rigoles de trop-plein *h*.

« L'enlèvement des boues du cylindre à boues *i* se fait aussitôt que ce cylindre est rempli sur toute sa hauteur au moins. La vanne du cylindre à boues est alors ouverte pendant quelques instants et les boues épaisses du fond s'écoulent au dehors automatiquement, par suite de la surpression

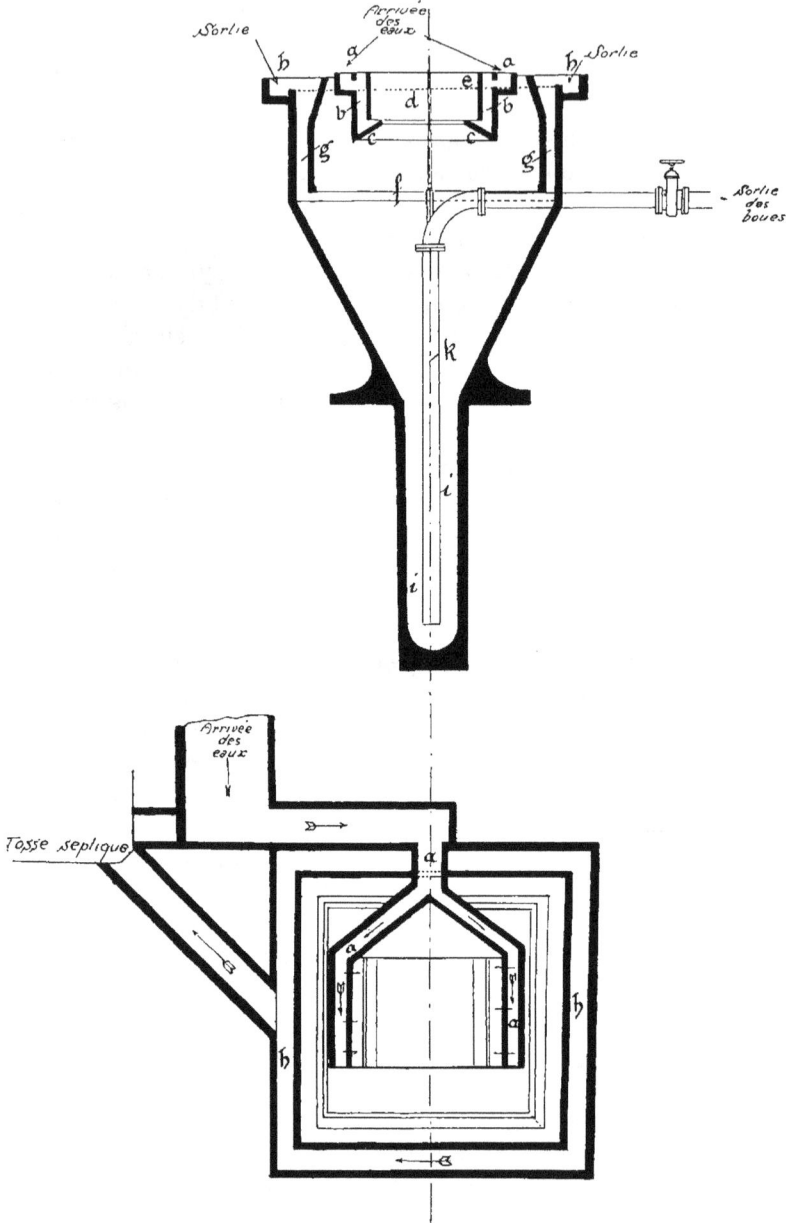

Fig. 4. — Appareil Kremer.

de la colonne d'eau qu'elles supportent. L'enlèvement des boues se fait environ tous les deux jours. »

Le fonctionnement ainsi décrit est exact dans ses grandes lignes et probablement adapté au traitement des eaux d'égout de villes. Il ne l'est pas aussi exactement à celui des eaux

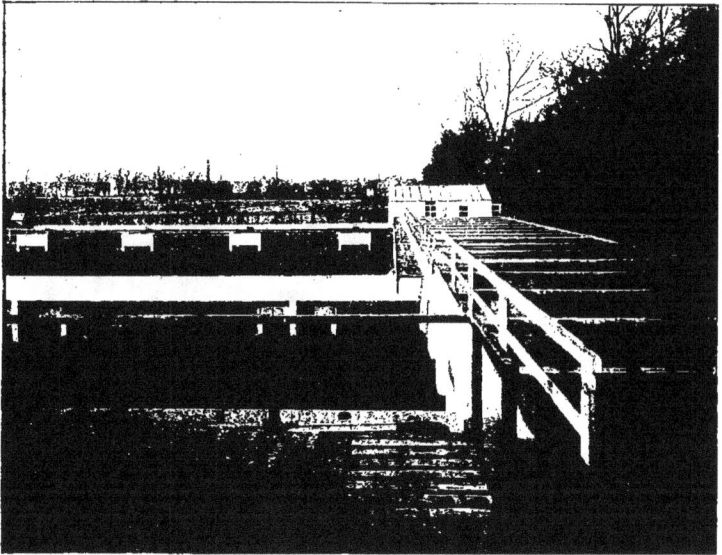

Fig. 5. — Station d'épuration des eaux d'égout du quartier de l'Abattoir à Lille.

Vue prise de la plateforme de l'appareil Kremer : à droite, fosse septique ; en face, lit bactérien alimenté par des tubes en fonte perforée ; à gauche et au fond, lits bactériens alimentés par des drains.

reçues à la station de Lille par suite de leur nature toute spéciale.

Par exemple, la présence de fourrages contenus dans les panses des animaux, et quelquefois de débris d'intestins, produisait au début un feutrage qui bouchait complètement le tuyau k d'évacuation des boues. Cet inconvénient a pu être atténué en augmentant d'une façon sensible le diamètre du tuyau. Les boues qui se déposent dans le cylindre i se tassent difficilement : aussi est-on obligé d'en pratiquer l'évacuation 4 à 5 fois par jour. Enfin la couche surnageante ne s'est pour ainsi dire jamais formée : on se borne de temps en temps à enlever quelques morceaux assez volumineux de graisse qui flottent.

Décantation dans l'appareil Kremer. — Comme nous l'avons fait remarquer à différentes reprises dans nos précédents

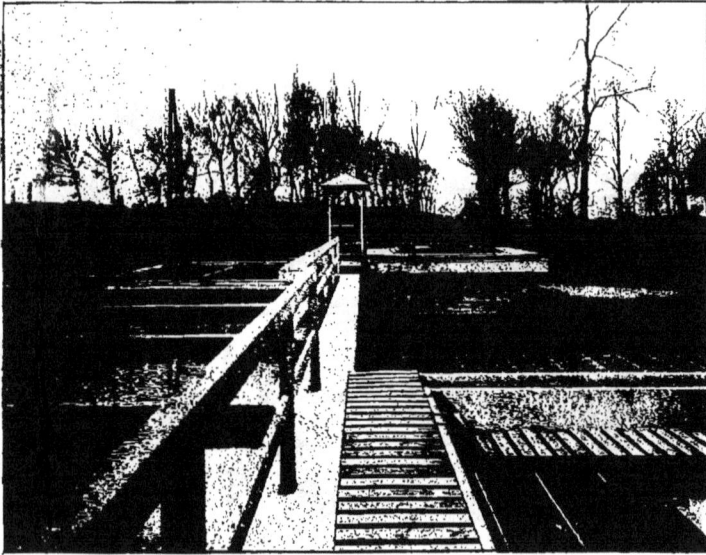

Fig. 6. — Station d'épuration des eaux d'égout du quartier de l'Abattoir à Lille.
A droite lits bactériens, à gauche fosse septique, au fond appareil Kremer.

volumes, la détermination des matières en suspension dans une eau d'égout ou une eau résiduaire industrielle est toujours délicate. Ces matières sont plus ou moins abondantes et elles sont réparties inégalement dans l'eau, de sorte qu'on n'est jamais assuré de prélever un échantillon moyen, quelques précautions que l'on prenne. La séparation de ces matières de l'eau dans laquelle elles baignent ne peut se faire, selon nous, que par la méthode déjà indiquée (¹) consistant dans la décantation, suivie de centrifugation du dépôt qu'on recueille dans une capsule tarée, laquelle est pesée après

(¹) Voir *Méthodes d'analyses*, 1er supplément.

dessiccation. La méthode par filtration que nous avons expérimentée par comparaison est plus sujette aux causes d'erreur, car on ne peut opérer que sur des volumes d'eau relativement très faibles (200 cc. au lieu de 1 litre) et encore la filtration est-elle toujours très difficile ou incomplète. Les

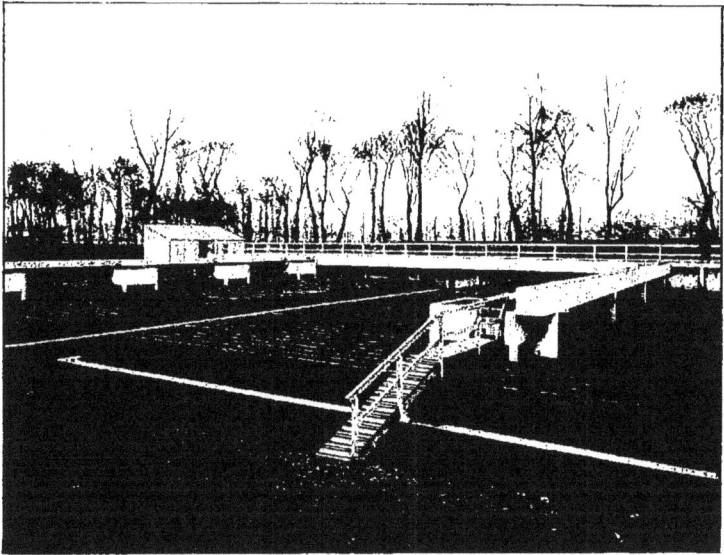

Fig. 7. — Station d'épuration des eaux d'égout du quartier de l'Abattoir à Lille.
Lits bactériens, au fond, fosse septique.

eaux d'égout et tout particulièrement les eaux d'abattoir renferment une assez grande proportion de matières colloïdales (sang) qui colmatent rapidement les filtres.

Le pourcentage d'élimination des matières en suspension obtenu par le passage des eaux dans l'appareil Kremer a été pendant les périodes d'analyses :

6 au 11 décembre 1910	45,8 0/0
6 au 11 février 1911	55,3 0/0
6 au 9 mars —	75,9 0/0
4 au 10 avril —	59,0 0/0
8 au 15 mai —	57,3 0/0
13 au 19 juin —	54,6 0/0
Soit en moyenne	57,6 0/0

Ces résultats peuvent être considérés comme très satisfaisants si l'on tient compte de la nature toute spéciale des eaux traitées.

Rôle de la fosse septique. — Nous venons de voir que, si l'on s'en rapporte aux résultats de nos périodes d'analyse, 42,4 pour 100 des matières en suspension échappées de l'appareil Krémer se rendent dans la fosse septique. Ces matières se déposent en partie dans la fosse septique. On a tenté d'apprécier à plusieurs époques les dépôts qui se sont formés et le graphique 10 représente les hauteurs de boues constatées à ces moments.

L'activité des fermentations ne s'est révélée dans la fosse septique par des dégagements de gaz et par un aspect tout différent de l'effluent qu'au bout de plusieurs mois. On constate qu'elle se manifeste par la diminution graduelle des dépôts qui se solubilisent et se gazéifient très rapidement, puisque ces dépôts diminuent au lieu d'augmenter. Il est donc permis de supposer qu'il ne sera jamais utile de draguer la fosse septique.

Malgré cela, 23,6 pour 100 des matières en suspension totales seraient entraînés avec l'effluent de la fosse septique. Nous pensons que ces nombres indiquent des maxima qui n'ont été atteints que passagèrement car les lits ne présentent pas encore, après un an de fonctionnement, de colmatage qui devrait être apparent. Cependant, nous verrons plus loin que ces matières oxydées sur les lits sont déchargées à certains moments avec les effluents épurés.

Quelles sont ces matières qui échappent ainsi aux deux modes de décantation successifs? Nous avions pensé d'abord qu'elles étaient formées presque exclusivement de matières organiques et, pour nous en rendre compte, nous avons calculé la proportion de la partie organique et de la partie minérale pour les périodes d'analyses. Nous avons trouvé ainsi pour cent :

	Matières organiques.	Matières minérales.
Eau brute.	71,6	23,9
Effluent de l'appareil Krémer.	64,7	35,3
Effluent de la fosse septique.	61,2	38,8

Les analyses ne semblent pas confirmer notre hypothèse

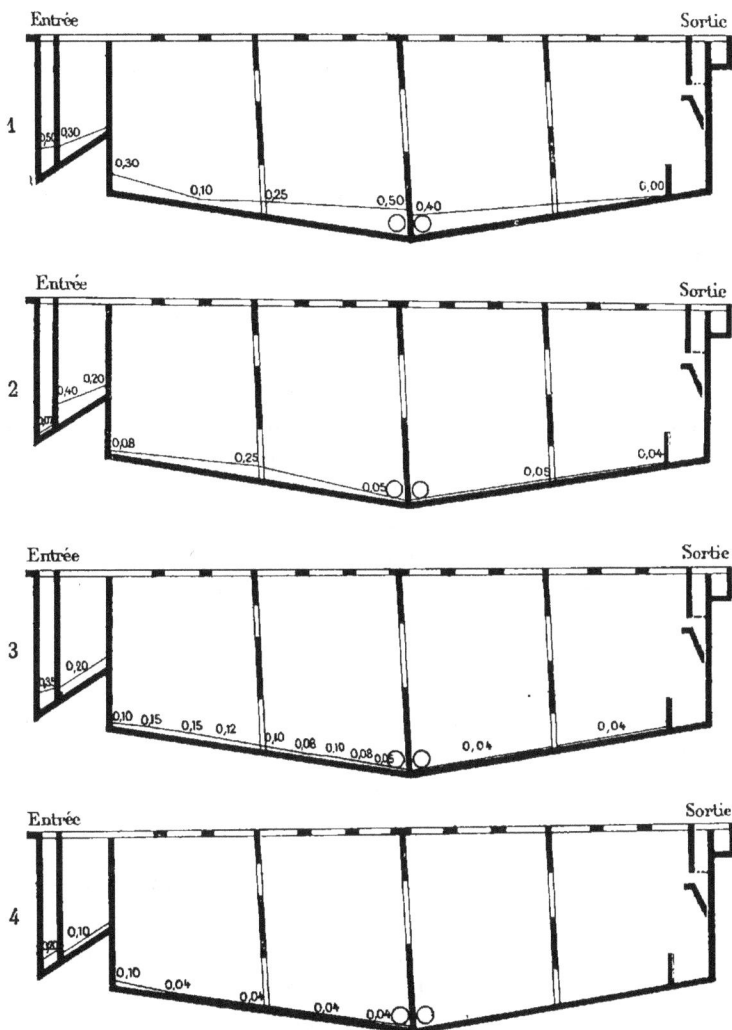

Graphique n° 10. — Station du quartier de l'Abattoir, à Lille. — Hauteur des boues dans la fosse septique.

1. — 11 janvier 1911.   3. — 29 juin 1911.
2. — 27 mars   —   4. — 29 août —

(L'échelle des hauteurs est quatre fois plus grande que celle des longueurs.)

qui est pourtant très plausible, car si l'on examine les échantillons au moment du prélèvement, on remarque que dans l'eau brute nagent des flocons très volumineux de sang coagulé, et qu'au contraire les particules en suspension sont plus petites à mesure que les eaux traversent d'abord l'appareil Kremer, puis la fosse septique. Il est à remarquer que la partie organique de ces matières est beaucoup plus importante que dans les eaux d'égout comme celles de la Madeleine où la proportion maximum est de 51,55 pour 100 au lieu de 61,2 à 71,1 pour 100 dans les eaux de l'Abattoir.

L'action septique qui s'opère dans la fosse, tant sur les matières en suspension que sur les matières dissoutes, est assez importante. On verra dans le tableau III les pourcentages d'épuration pour ces dernières.

Cette action est surtout manifeste sur la matière azotée. L'ammoniaque semble légèrement diminuer par passage dans l'appareil Kremer, ce qui ne peut s'expliquer que par la non-concordance parfaite des échantillons. Par contre, elle augmente d'une façon considérable pendant le séjour en fosse septique, de 64,4 pour 100 par rapport à l'eau brute et de 69,2 pour 100 par rapport à l'effluent de l'appareil Kremer.

Du reste, l'aspect de l'eau change totalement pendant le séjour en fosse septique : de rouge à l'entrée, elle devient jaune sale à la sortie.

Cela n'est pas sans dégager aussi des odeurs qui varient d'intensité suivant les influences atmosphériques; mais elles ne peuvent cependant incommoder, les habitations étant assez éloignées de la station.

Matières colloïdales. — Nous avons exposé déjà (¹) les opinions de divers auteurs sur l'importance des matières colloïdales dans les eaux d'égout et nous avons rapporté les expériences que nous avions entreprises à ce sujet (²).

Nous avons repris cette étude qui semblait d'autant plus intéressante que les eaux traitées à la station de l'Abattoir contenaient des matières colloïdales d'un type très connu, telles que les albumines du sang.

(¹) 4ᵉ volume, page 42.
(²) 5ᵉ volume, page 54.

Nous avons opéré la séparation de ces matières colloïdales en agitant 100 centimètres cubes d'eau avec 20 grammes de talc. Nous avons évalué la matière organique par la quantité d'oxygène absorbé en quatre heures sur l'eau avant traitement et sur l'eau traitée par le talc et filtrée : la différence nous donnait la proportion de matières entraînées. Les résultats ainsi obtenus pour les trois dernières périodes sont rapportés dans le tableau IV.

TABLEAU IV. — **Précipitation par le talc**.

Oxygène absorbé en 4 heures (en milligrammes par litre).

PÉRIODES		EAU BRUTE Avant Kremer.	EAU BRUTE Après Kremer.	FOSSE SEPTIQUE	EFFLUENT DES LITS BACTÉRIENS
Du 5 avril au 10 avril 1911.	Matières oxydables totales. . .	68,1	52,3	44,0	15,3
	— — dissoutes. .	19,3	16,9	19,7	9,1
	— — précipitées.	48,8	35,4	24,3	6,2
	Proportion pour 100 :				
	Matières dissoutes.	28,3	32,3	44,8	59,5
	— précipitées.	71,7	67,7	55,2	40,5
Du 8 mai au 13 mai 1911.	Matières oxydables totales. . .	55,6	51,6	48,0	13,8
	— — dissoutes. .	15,8	14,1	20,3	9,5
	— — précipitées.	39,8	37,5	27,7	4,5
	Proportion pour 100 :				
	Matières dissoutes	28,4	27,3	42,3	67,4
	— précipitées.	71,6	72,7	57,7	32,6
Du 13 juin au 19 juin 1911.	Matières oxydables totales. . .	50,4	48,5	42,2	13,2
	— — dissoutes. .	13,2	14,0	16,3	9,6
	— — précipitées.	37,2	34,5	25,9	3,6
	Proportion pour 100 :				
	Matières dissoutes.	26,2	29,3	38.6	72 7
	Matières précipitées.	73,8	70,7	61,4	27,3

Le fait principal qui découle de l'examen des résultats ainsi obtenus est que les matières colloïdales diminuent de plus en plus au fur et à mesure de l'avancement du travail d'épuration. Cette diminution se constate non seulement en considérant les résultats bruts, mais encore en comparant les proportions relatives des matières solubles et des matières précipitées. Ainsi, la proportion maxima de matières colloïdales dans l'eau brute atteint 75,8 pour 100 des matières oxydables totales, tandis que dans certains cas l'eau épurée peut n'en contenir seulement que 27,5 pour 100.

Il y a donc précipitation partielle des matières colloïdales dans l'appareil Kremer, précipitation et transformation dans la fosse septique et fixation sur les scories. Ces matières fixées par les scories sont détruites ou oxydées et entraînées ensuite par l'effluent lorsque la pellicule est suffisamment épaisse pour se détacher.

Épuration sur les lits bactériens. — Des résultats des analyses rapportés dans le tableau I, nous avons calculé les pourcentages d'épuration, d'une part, en prenant pour base l'effluent de l'appareil Kremer, considéré comme eau brute entrant dans l'installation d'épuration biologique proprement dite, d'autre part, en étudiant l'effluent de la fosse septique pour nous rendre compte de l'épuration obtenue après passage sur les lits bactériens.

L'eau étant très chargée lorsqu'elle est déversée à la station, on pourrait penser que ces pourcentages d'épuration sont relativement faibles : de 71,6 à 81,5 par rapport à l'eau brute et 57,2 à 70,9 par rapport à l'effluent de la fosse septique. Mais, comme l'ont du reste fait remarquer plusieurs auteurs et, en particulier, Dunbar, directeur de l'Institut d'hygiène de Hambourg, le pourcentage d'épuration importe peu : le résultat final doit être le rejet à la rivière d'une eau imputrescible.

Par l'examen des résultats moyens par semaine, rapportés dans le tableau II, on peut être rassuré, car l'effluent contient toujours une quantité d'oxygène, soit libre, soit combiné à l'azote (nitrates et nitrites), bien supérieure à celle nécessitée par l'oxydation des matières organiques.

C'est, du reste, ce qui est démontré par l'épreuve d'incubation (tableau V). Pour cette épreuve, on met les échantillons dans des conditions qui ne sont jamais réalisées naturellement, c'est-à-dire à l'abri complet de l'oxygène de l'air et à une température de 30°, très favorable à la pullulation des germes. Donc, *a fortiori*, dans les conditions ordinaires où

TABLEAU V. — **Analyses de l'effluent des lits bactériens avant et après 7 jours d'incubation à 30°.**

DATES	OXYGÈNE absorbé en 3 minutes.		AMMONIAQUE		NITRATES		NITRITES	
	avant incubation	après incubation	avant incubation	après incubation	avant incubation	après incubation	avant incubation	après incubation
Du 6 au 11 déc. 1910. .	5,7	3,9	15.6	15,0	79	31	3,2	5,6
Du 6 au 11 fév. 1911. .	6,5	3,4	19,6	28,4	73	29	1,3	0.5
Du 6 au 9 mars — .	5,1	3,5	19,4	21,5	82	67	2,0	2.6
Du 4 au 10 avril — . .	5.5	3,4	16,6	18,1	104	75	2,5	5.0
Du 8 au 13 mai — . .	5,5	4,1	16,6	15,5	134	108	5,4	9,9
Du 13 au 19 juin — . .	4,8	5,0	12,4	12,5	66	69	7,5	6,8

l'eau est rejetée dans une rivière coulant au large contact de l'air, exposée aux ardeurs du soleil, et à une température qui atteint très rarement 30°, les exigences devront être moindres. Aussi, voyons-nous tous les échantillons présenter encore après cette épreuve des proportions souvent très fortes de nitrates.

Une mention spéciale doit être faite pour l'épreuve au bleu de méthylène. Si nous adoptions la méthode américaine, nous n'aurions jamais observé de décoloration, car elle ne s'est produite pour la première période qu'au bout de trois jours, les chimistes américains observant les échantillons au bout de deux jours seulement. La décoloration du bleu de méthylène précède toujours le moment où l'eau devient réellement putrescible. Mais, nous ne saurions trop le répéter, ce sont des conditions anormales et nous trouvons suffisamment rigoureuse l'épreuve américaine d'une durée de deux jours seulement. Dans ces conditions, aucun de nos échantillons n'eût été déclaré putrescible.

Nous noterons enfin que l'alcalinité diminue toujours dans

de très fortes proportions, nous avons déjà signalé que ce fait était l'indice de la bonne marche de l'épuration.

Les effluents entraînent toujours des matières en suspension (*films des Anglais*) qui sont en quantité extrêmement variable suivant les jours, comme on peut s'en rendre compte par les analyses (tableau 1). M. Degoix, ingénieur constructeur de la station, recherche des dispositifs de décantation des eaux avant leur rejet au canal pour retenir ces matières.

Les résultats ont dépassé de beaucoup ceux que nous espérions. Nous avions craint que, par suite de la concentration très forte de ces eaux et de leur composition toute spéciale, les microbes ne puissent produire une oxydation suffisante pour que les effluents soient imputrescibles, seul but cherché. L'expérience a montré que nos craintes n'étaient pas fondées et que l'épuration des eaux résiduaires d'abattoirs peut être réalisée en employant les méthodes biologiques. Nous avons vu plus haut que, du moins pendant les périodes d'analyses, le volume moyen d'eau, traité sur les 1 200 mètres carrés de lits bactériens, a été de 737 mètres cubes. Si ce volume avait été réparti sur la journée complète de 24 heures, le taux de traitement aurait été de 614 litres par mètre carré de lit bactérien ; mais, comme l'épuration s'effectue en 14 heures, on peut penser pouvoir épurer 1 200 litres par journée complète.

Nous devons donc conclure que les eaux d'égout de Lille peuvent être épurées facilement par les méthodes biologiques artificielles, car nous avons, d'une part, l'expérience d'eaux ménagères et industrielles de la commune limitrophe de La Madeleine et, d'autre part, celle des eaux les plus polluées que la Ville rejette actuellement dans la Deule : celles du quartier de l'Abattoir.

Épuration biologique des eaux d'égout de la ville de Toulon.

Nous avons donné, dans le volume précédent ([1]), la description de la station de Lagoubran, composée de fosses septiques et de lits bactériens à double contact.

Les moyennes des résultats d'analyses effectuées par M. de Baudéan, chef du laboratoire de la station, rapportées dans le tableau ci-contre, montrent que l'épuration des eaux d'égout de Toulon a été très satisfaisante pendant la période de juillet 1910 à septembre 1911. Quelques réclamations ont

Toulon. (Station d'épuration de Lagoubran.)

Moyennes mensuelles en milligr. par litre.

EB — Eau brute.
FS — Effluent des fosses septiques.
1C — Effluent des lits bactériens, 1ᵉʳ contact.
2C — Effluent des lits bactériens, 2ᵉ contact.

	OXYGÈNE ABSORBÉ EN 4 HEURES				OXYGÈNE ABSORBÉ EN 5 MINUTES			AMMONIAQUE				NITRATES	
					AVANT INCUBATION	APRÈS INCUBATION							
	EB	FS	1C	2C	1C	2C	2C	EB	FS	1C	2C	1C	2C
1910 Juillet. . . .	»	68	20	12	15,5	5,1	2.9	»	74	58	59	10,7	44
Août	»	110	46	17	22,0	4.6	5,5	»	74	71	45	35,0	65
Septembre .	»	129	44	17	17,0	4,5	5,5	»	82	65	50	19,0	64
Octobre. . .	60	100	26	12	9,5	5,2	2.5	99	80	64	47	15,0	51
Novembre .	41	74	15	8	6,8	2,4	1,9	88	99	56	45	15,0	56
Décembre .	41	74	12	7	5,4	2,2	1.7	80	60	49	59	15,0	59
1911 Janvier. . .	46	70	14	7	5,2	2,5	1.8	81	65	51	40	15,0	68
Février. . .	46	67	16	9	5,1	2,5	2.4	82	68	57	46	15,0	60
Mars	40	59	17	8	8,0	2,9	2,5	80	68	55	44	16,0	55
Avril	34	58	27	8	12,0	5.0	2,7	76	65	55	45	21,0	70
Mai	46	59	18	11	5,8	5,5	2.7	85	67	54	48	15,0	64
Juin	61	75	25	11	7,9	2,7	2.5	87	74	58	51	14,0	69
Juillet . . .	49	119	56	17	14,0	5.8	5.7	87	77	66	56	15,0	52
Août	49	162	49	18	28,6	5,0	5,0	76	94	76	64	15,0	75
Septembre .	85	122	25	18	8,8	4,1	5.7	70,9	79	64	58	17,0	75
Moyenne annuelle d'octobre 1910 à septembre 1911..	58,25	86,25	25,1	11.1	12,1	5.5	5,0	84,1	74,5	58,7	48.4	16,5	61,4

([1]) Ces *Recherches*, 6ᵉ volume. page 40.

cependant été formulées par des voisins de la station ; elles ont
été examinées par une Commission nommée par le Conseil
supérieur d'Hygiène, dont nous donnons plus loin le rapport.

Les moyennes mensuelles ont été rapportées sur des graphiques dont l'examen suggère quelques observations.

Les matières organiques, évaluées par la quantité d'oxygène emprunté au permanganate en 4 heures, ont varié, dans
de fortes proportions, avec les maxima en août ou septembre
et le minimum en avril. En règle générale, la quantité d'oxygène absorbée par l'effluent des fosses septiques est toujours
plus importante, et quelquefois en énorme proportion, que
par l'eau brute. Ceci montre l'activité des fermentations dans
les fosses septiques, activité qui s'accroît surtout pendant
l'été. L'effluent du lit bactérien de premier contact présente
presque exactement les mêmes variations que celui des fosses
septiques. Ces variations sont, par contre, très atténuées
pour l'effluent du lit bactérien de deuxième contact.

Les coefficients d'épuration, calculés sur la moyenne
annuelle, sont, pour l'oxygène absorbé en 4 heures :

	RAPPORTÉS A	
	Eau brute.	Effluent des fosses septiques.
Lits de 1ᵉʳ contact.	60,4 0/0	75,2 0/0
— 2ᵉ —	80,9 0/0	87,1 0/0

Si on constate une très forte diminution de la matière organique après épuration, il n'en paraît pas de même pour
l'ammoniaque. Fait remarquable, la quantité en est généralement plus faible dans l'effluent des fosses septiques que dans
l'eau brute. On ne peut l'expliquer que par sa décomposition
dans les fermentations et son dégagement à l'état d'azote
gazeux. Dans les effluents des lits bactériens, les variations
dans la teneur en ammoniaque sont parallèles sensiblement
à celles de l'effluent des fosses septiques.

Les effluents des lits bactériens de deuxième contact ont
été constamment imputrescibles, sauf pendant 3 jours en août
et 1 jour en septembre 1910, bien que les nitrates fussent
aussi abondants que les autres jours.

La nitrification a été très active, le taux des nitrates a varié

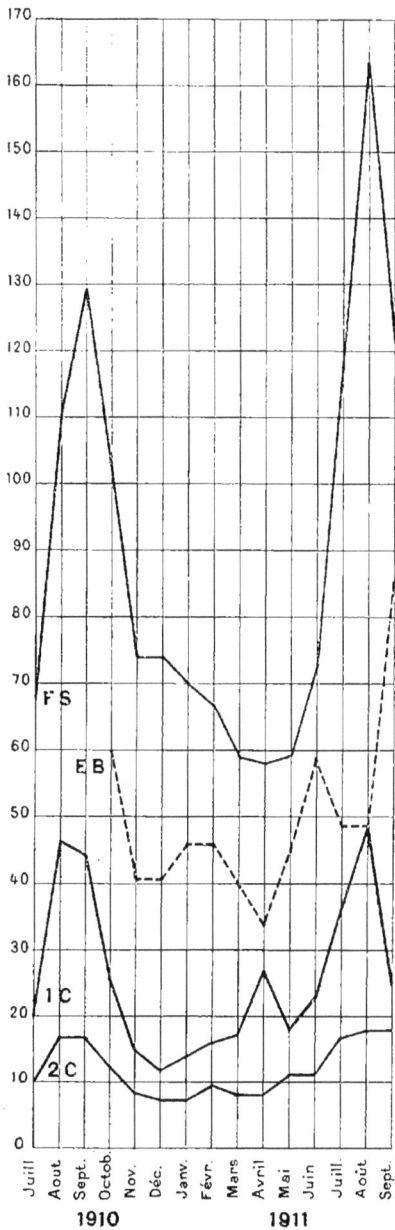

Graphique n° 11. — Station de Lagoubran. Toulon. — Oxygène absorbé en 4 heures (moyennes mensuelles).

EB eau brute.
FS effluent de la fosse septique.
1 C — du lit bactérien de 1ᵉʳ contact.
2 C — — 2ᵉ —

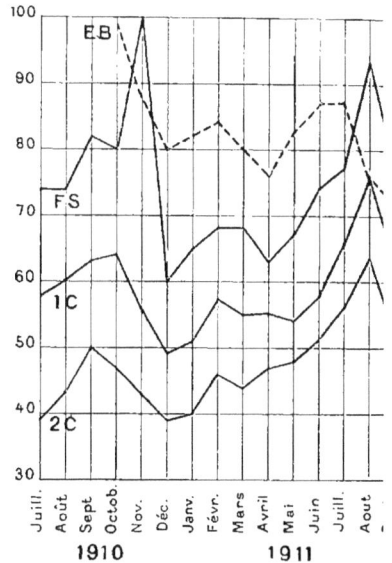

Graphique n° 12. Station de Lagoubran. Toulon. — Ammoniaque moyennes mensuelles.

EB eau brute.
FS effluent de la fosse septique.
1 C — du lit bactérien de 1ᵉʳ contact.
2 C — — 2ᵉ —

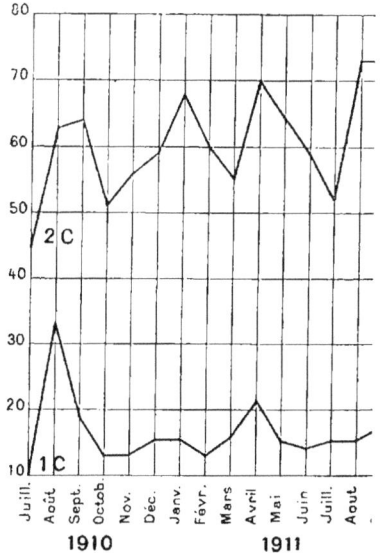

Graphique n° 13. — Station de Lagoubran. Toulon. — Nitrates moyennes mensuelles.

1 C Effluent du lit bactérien de 1ᵉʳ contact.
2 C — — 2ᵉ —

pendant ces quinze mois de 2 à 48 milligrammes par litre pour le lit de premier contact, et de 14 à 160 milligrammes par litre pour les lits de deuxième contact. Les nitrites ont varié, dans les uns et les autres lits, de 0,25 à 5 milligrammes par litre.

Ces bons résultats sont d'autant plus intéressants à constater que, pendant la période considérée, le nombre des maisons raccordées a augmenté et qu'à certaines époques il y a eu pénurie d'eau à Toulon.

M. Valabrègue, concessionnaire de l'assainissement de Toulon, pense que, si toutes les matières en suspension pouvaient être retenues avant le déversement des eaux sur les lits bactériens, l'épuration serait plus parfaite et plus constante, car on éviterait ainsi le colmatage des lits bactériens qui empêche leur aération complète. Il a soumis, dans ce but, à la municipalité toulonnaise, un projet de modification de la station. En attendant, il a fait établir en face de chaque distributeur une cloison chicane en ciment armé qui permet de n'y admettre que la couche supérieure de l'eau des canaux de distribution. Cette modification a eu une influence très favorable sur la marche de l'épuration.

Rapport au Conseil supérieur d'hygiène publique de France sur l'assainissement de la ville de Toulon.

Par MM. CALMETTE, BONJEAN et DIENERT, rapporteurs.

Par lettre en date du 12 décembre 1910, M. le Ministre de l'Intérieur faisait parvenir au Conseil supérieur d'Hygiène publique de France une lettre de M. Valabrègue, concessionnaire de l'assainissement de la ville de Toulon, demandant l'intervention du Conseil supérieur au sujet d'une réclamation formulée par les habitants du quartier de Lagoubran, près Toulon, qui se plaignent des émanations provenant de l'usine d'épuration des eaux usées.

Dans sa séance du 19 décembre, la première section du Conseil supérieur d'Hygiène a décidé qu'une Commission de trois

membres, composée de MM. Calmette, Bonjean et Dienert, se
rendrait sur place pour examiner la station d'épuration des
eaux usées de Toulon, afin de se rendre compte de son fonctionnement.

La Commission s'est rendue les 15 et 16 février 1911 à Toulon. Elle a reçu les plaintes des habitants du faubourg de
Lagoubran. Elle a l'honneur de vous exposer le résultat de
son enquête :

La mission qui nous a été confiée par la première section
du Conseil supérieur avait pour objet d'examiner les conditions de fonctionnement de la station d'épuration des eaux de
la ville de Toulon et d'établir si celle-ci réalise le programme
qu'avait approuvé le Comité consultatif d'Hygiène sur la proposition de M. Brouardel en 1902.

La Ville de Toulon avait, en effet, été autorisée à traiter ses
eaux par les procédés biologiques à la suite d'un rapport de
M. le professeur Brouardel dont les conclusions furent
approuvées par le Comité consultatif d'Hygiène publique de
France le 17 février 1902.

Dans ce rapport il est dit :

« L'expérience démontrera si l'étendue prévue pour le champ
d'épuration est suffisante. La Municipalité a prévu, d'ailleurs,
qu'un laboratoire de chimie et de bactériologie sera établi
dans l'usine. Elle accepte d'avance le contrôle permanent,
dans ce laboratoire, d'un agent et d'une Commission nommée
par le Préfet maritime. Il est bien entendu qu'en cas de diver-
gence entre la Commission de contrôle et la Municipalité, la
question serait portée devant le Comité consultatif d'Hygiène
publique de France. »

En l'état actuel, un différend s'est élevé entre le concessionnaire et la Municipalité, en ce qui concerne le fonctionnement
de la station d'épuration et les améliorations à y apporter. Le
Conseil supérieur d'Hygiène publique de France est donc
compétent pour trancher ce différend.

La station d'épuration des eaux usées de Toulon est construite en vue de l'épuration de 12 000 mètres cubes d'eau
d'égout en 24 heures. Actuellement, elle n'en épure que 8 000
environ, les 3/4 des maisons seulement étant raccordées au
tout à l'égout. Il reste à relier 1 800 maisons sur 5 000. La

canalisation d'eau d'égout est du système séparatif. On a donc à épurer des eaux fécales concentrées.

L'installation se compose d'une fosse septique couverte, précédée d'une chambre à sable de très petite dimension. La fosse septique est très vaste; elle se compose en réalité de trois fosses septiques, communiquant en séries et placées parallèlement les unes aux autres. L'eau parcourt ces trois fosses en décrivant un S et sort de la fosse septique en tombant en cascade pour être ensuite répartie sur les lits de premier contact. Le remplissage des lits et leur vidange se font automatiquement au moyen de siphons Adams. Les eaux, au sortir de la fosse septique, sont fortement colorées et abandonnent un fin dépôt à la surface des lits de premier contact, et dans le caniveau d'amenée des eaux. On a été obligé, pour éviter un colmatage trop rapide, de ne faire arriver les eaux que sur une partie de la surface des lits. Quand cette partie est colmatée, les eaux sont renvoyées sur l'autre partie et, pendant ce temps, on gratte la surface colmatée. Le remplissage se fait en une heure; le lit de contact reste rempli pendant deux heures; puis on le vide pendant une heure et il reste vide pendant environ 4 à 8 heures. Les lits sont formés de calcaires et de scories. Le Conseil supérieur d'Hygiène a autorisé la Ville de Toulon à faire usage du calcaire pour constituer ses lits de contact, le concessionnaire trouvant difficilement des scories dans la région.

Au sortir des lits de premier contact, les eaux sont dirigées vers les lits de deuxième contact dans le but de compléter leur épuration. Au sortir de ces derniers, les eaux d'égout sont épurées, mais, à chaque vidange, elles laissent diffuser dans l'air une odeur alliacée de marée et elles sont légèrement colorées en jaune. L'installation de Lagoubran ayant été décidée en 1902, au moment où les essais d'épuration biologique commençaient en France, ne peut pas être considérée comme un parfait modèle d'installation de ce genre. Toutefois, votre Commission a constaté qu'au premier aspect ces eaux n'ont plus l'apparence ni l'odeur d'eaux d'égout. Elles sont assez limpides, ne contiennent plus de matières en suspension facilement déposables, *et peuvent être évacuées à la rivière*. Nous reviendrons sur cette question par la suite.

Votre Commission a reçu les doléances des habitants et de la Municipalité à la Sous-Préfecture, dans la matinée du 16 février 1911. Elle peut les résumer ainsi qu'il suit :

La station d'épuration des eaux usées de Toulon :

1° Dégagerait des odeurs nauséabondes rendant insalubre l'air de Lagoubran et ses environs ;

2° Enverrait subrepticement à la rivière Neuve des eaux d'égout sans lui faire subir d'épuration, et cela principalement la nuit.

Enfin, comme question subsidiaire, la Municipalité a demandé si le concessionnaire est fondé à refuser l'envoi des eaux usées des usines, en particulier de l'usine à gaz et de l'abattoir, et si l'adjonction de celles-ci peut nuire à l'épuration des eaux d'égout.

A ces doléances le concessionnaire répond :

1° Qu'il a présenté à la Municipalité un projet destiné, sinon à supprimer, tout au moins à diminuer dans une très grande mesure le dégagement des odeurs provenant de cette station, mais qu'il n'a reçu à ce sujet aucune réponse ;

2° Que l'accusation relative au rejet dans la rivière Neuve d'eaux d'égout non épurées ne repose sur aucun fondement. En 1909, lors de l'essai des machines, de tels envois ont bien été faits, mais depuis cette époque la station aurait fonctionné normalement et toutes les eaux seraient passées par les lits de contact.

Quant à la question des eaux résiduaires des usines, M. Valabrègue répond qu'aux termes de sa convention avec la Ville il ne doit recevoir que les eaux ménagères et les vidanges. Il fait observer qu'il accepte cependant une partie des eaux de l'abattoir (celles de la triperie, et que, s'il refuse, pour diverses raisons, à recevoir les eaux résiduaires de l'usine à gaz, celle-ci, de son côté, refuse également à se raccorder au réseau d'égouts.

Qu'y a-t-il de fondé dans ces plaintes ?

Voici les résultats de notre enquête faite sur place :

Dans la fosse septique fermée, l'air qui se dégage sent surtout l'odeur des marais. La chambre à sables de l'installation est trop petite ; l'eau admise dans la fosse septique s'y décante abondamment, surtout dans la moitié du premier compartiment. Il y a 1 m. 50 de dépôt au fond et un chapeau très ferme de même épaisseur environ. Ce compartiment n'a jamais été curé, il devra l'être très prochainement. Dans les autres compartiments l'odeur des gaz est analogue ; les dépôts y sont peu abondants. Le dégagement des gaz odorants se fait à la sortie de la fosse septique, quand les eaux usées tombent en cascade, facilitant ainsi le départ des gaz.

Il avait échappé aux auteurs concessionnaires, au rapporteur du projet devant le Comité Consultatif d'Hygiène et n'était pas signalé dans les installations anglaises. Il semble bien qu'on ne peut pas éviter ce dégagement d'odeurs, et si l'on juge nécessaire de le supprimer ou de le restreindre, ce ne peut être qu'au prix de dépenses supplémentaires non prévues qui, à notre avis, représentent une addition au projet rapporté par M. le professeur Brouardel en 1902.

Dans son projet, l'auteur avait prévu que les gaz de la fosse septique seraient aspirés par une grande cheminée, et passant au préalable dans un four où ils seraient brûlés. M. Valabrègue nous a fait connaître que ce four n'avait jamais fonctionné, parce que, à la suite d'accidents survenus en Angleterre, il craignait des retours de flammes et des explosions. Il faut remarquer en outre que, dans le projet approuvé primitivement, la combustion des gaz produits à l'*intérieur* de la fosse septique avait seule été prévue. Or, alors même que celle-ci eût été réalisée, elle n'aurait en aucune manière diminué les odeurs provenant des gaz (beaucoup plus abondants) qui se diffusent dans l'atmosphère au moment de la chute en cascade des eaux sortant de la fosse septique.

Nous indiquerons par la suite le remède que préconise M. Valabrègue pour atténuer les odeurs. Le dégagement de celles-ci ne fait l'ombre d'aucun doute, et à cet égard les plaintes des riverains paraissent fondées. Lors de notre passage il régnait un peu de vent venant de la mer. Il semble évident que, par temps calme et lorsqu'il y a des brouillards, les gaz s'accumulent dans la partie basse de l'atmosphère et sont désagréables à respirer.

Le concessionnaire nous a fait remarquer que les eaux sortant de la fosse septique laissent dans les caniveaux qui les conduisent aux lits de premier contact un dépôt noirâtre.

On est obligé de curer ces caniveaux et les eaux de ces curages sont dirigées de part et d'autre de l'installation dans deux fossés latéraux en maçonnerie non étanche, situés en contrebas des lits bactériens. Les matières en suspension s'y déposent et l'eau s'infiltre dans le sol ou s'évapore. Le dépôt que nous avons eu à examiner n'avait aucune odeur. Il est enlevé pour être transporté dans des champs appartenant au concessionnaire.

La Municipalité et les habitants du voisinage prétendent que c'est par ces fossés latéraux que le concessionnaire évacue, la nuit, les eaux d'égout non épurées vers la rivière Neuve. Il a certainement existé par ces fossés une communication entre les eaux de la fosse septique et le canal d'évacuation des eaux usées à la rivière. Mais le concessionnaire a récemment fait murer l'extrémité aval de ces ouvrages qu'il se propose de supprimer, si la Ville de Toulon accepte ses propositions d'améliorations. Le vœu émis à ce sujet par la Commission sanitaire de Toulon sera donc réalisé.

La preuve réelle des déversements clandestins n'a d'ailleurs pas été faite. Personne ne s'est avisé de prélever des échantillons des eaux déversées par l'usine d'épuration, la nuit, alors qu'un tel déversement était soupçonné. On nous a parlé d'un constat du garde champêtre, mais il nous a été impossible de l'obtenir. On nous a donné comme argument soit l'augmentation du débit de ces eaux au débouché de la conduite sur la rivière Neuve, soit l'augmentation des odeurs, la nuit. Le premier argument nous paraît peu soutenable *à priori* et semblerait même contraire aux intérêts du concessionnaire; les déversements ne pourraient se faire qu'au sortir de la fosse septique, mais toujours avec un débit régulier pour ne pas troubler le travail de cette dernière, sans vider en partie la fosse septique, c'est-à-dire sans nuire au travail de celle-ci. Ce débit ne serait augmenté, la nuit, qu'en restreignant le pompage d'eau d'égout, le jour, et en accélérant le travail des pompes la nuit. Comme nous n'avons aucune preuve de cette hypothèse, nous sommes obligés d'être très réservés sur ce point, et dans nos conclusions nous demanderons l'installation d'appareils destinés à mesurer le débit des eaux d'égout qui entrent dans cette installation et qui en sortent, afin de pouvoir contrôler sa marche. Quant au second argument, il peut être trompeur. L'air humide de la nuit retient plus facilement les odeurs sulfhydriques que l'air plus sec du jour, et cette augmentation d'odeurs peut ne pas tenir aux déversements d'eau non épurée. En parcourant la rivière Neuve tout le long de son trajet, nous y avons trouvé un développement abondant d'algues vertes, mais notre attention n'a pas été attirée sur des dépôts de vases noires, que les déversements d'eau de la fosse septique auraient dû apporter. En résumé, en ce qui concerne les odeurs, les plaintes des riverains sont fondées ; mais, en ce qui concerne les déversements clandestins d'eaux non épurées faits actuellement, aucune preuve formelle ne nous a été fournie pour nous prononcer. Nous reconnaissons cependant qu'il est indispensable que le concessionnaire puisse supprimer, dans le plus bref délai possible, ces fossés latéraux qui laissent soupçonner la possibilité de déversements directs à la rivière d'eaux non épurées. Pour cela, il faut que la Ville mette à sa disposition des moyens d'évacuer ses boues sur un terrain convenable par une canalisation appropriée, souterraine et étanche, fonctionnant soit par déclivité naturelle, soit par un moyen mécanique (vide ou air comprimé) de manière à éviter toutes manipulations et dégagements d'odeurs.

Il reste un point à examiner : la station de Lagoubran épure-t-elle les eaux d'égout ? Pour nous en rendre compte, nous n'avons que des analyses, faites d'ailleurs avec beaucoup de soin par le chimiste du concessionnaire dans un laboratoire fort bien outillé, et un rapport du 22 avril 1910 de l'ingénieur des Ponts et Chaussées, M. Moreau. Ce dernier dit dans son rapport : « Il semble, en effet, que, de jour, l'épuration de l'eau est satisfaisante. Ni la Marine, ni le bureau d'Hygiène, qui ont le contrôle de l'épuration, n'ont jamais protesté à notre connaissance. Nous avons visité le laboratoire à plusieurs reprises, et nous avons toujours constaté que l'eau sortant des lits de deuxième contact était limpide, qu'elle ne se troublait ni se corrompait après un séjour de 8 jours à l'étuve ; enfin que les matières organiques s'y trouvaient en quantité très faible comparativement à l'eau brute. Par conséquent c'est seulement le déversement clandestin d'eau brute qu'il s'agit de combattre. »

M. Moreau parle dans son rapport du contrôle de la Marine
et du bureau d'Hygiène. L'un et l'autre de ces contrôles
n'ont jamais existé, quoique prévus. Il est très regrettable que
l'Administration de la Marine et la Municipalité se soient
désintéressées d'une façon aussi grande du contrôle de cette
station d'épuration. Nous vous proposons à cet effet d'émettre
le vœu qu'un contrôle soit exercé dans le plus bref délai possible par les administrations intéressées.

Si on consulte les résultats des analyses faites par M. de
Baudéan, chimiste du concessionnaire, on constate que les
eaux à épurer sont très riches en sel marin. L'explication nous
a été donnée par M. Valabrègue. Les tuyaux collecteurs des
égouts sont en poterie, et ont de nombreux joints. Une partie
de ceux-ci baignent dans la nappe formée d'eau de mer.
L'étanchéité des joints est loin d'être parfaite et, en pompant
les eaux d'égout, on attire également des eaux de la nappe.
Le concessionnaire estime qu'il pompe ainsi 2 000 mètres
cubes d'eau par jour provenant des rentrées d'eau par des
joints défectueux.

Ce sel marin a-t-il une influence sur l'épuration? Les résultats trouvés par M. de Baudéan et ceux obtenus par M. Bonjean, qui est resté le 17 février spécialement pour contrôler
ces analyses, ont donné les résultats suivants :

(Les rapporteurs donnent ici le relevé des analyses faites en
juillet 1910, janvier et février 1911) ([1]).

L'eau de la mer Méditerranée renferme environ $40^{gr},700$
par litre de sels minéraux fixes parmi lesquels environ $54^{gr},7$
de chlorures $(Cl = 21,09)$.

Les eaux résiduaires de Toulon arrivant à la station de
Lagoubran lors de nos analyses renfermaient environ 17,7
pour 100 d'eau de mer apportant par litre d'eau résiduaire
environ $7^{gr},200$ de sels minéraux fixes, dont environ 6 grammes de chlorure de sodium.

Il est impossible de savoir quelle est la part de matière
organique qui revient à ces apports, mais il est vraisemblable
d'admettre qu'elle est négligeable par rapport à celle des eaux
résiduaires de la ville.

([1]) Voir page 128.

En tout cas, en raison de ce fait, il est impossible d'évaluer d'après les déterminations analytiques les proportions d'urine et de matière fécale entrant dans la composition de l'eau résiduaire de Toulon.

Nous concluons donc que les eaux sortant de la station d'épuration sont suffisamment épurées pour être admises à la rivière Neuve, attendu surtout que les eaux de cette dernière ne sont pas utilisées en aval du point de déversement situé tout près de l'embouchure en rade.

Le concessionnaire nous a déclaré verbalement devoir proposer à la Ville de Toulon les modifications suivantes pour l'amélioration de cette station d'épuration :

a) Installation d'un décanteur à l'arrivée des eaux usées et d'un autre décanteur à la sortie des fosses septiques, avec tous les dispositifs nécessaires pour l'évacuation facile et rapide des dépôts formés. Les terres évacuées seraient envoyées dans des tranchées creusées dans un champ où elles se déposeraient, tandis que les eaux s'infiltreraient dans le sol ou bien seraient traitées par tout autre procédé. L'entrée des fosses septiques sera élargie pour éviter les entraînements dus à la vitesse de l'eau et le premier compartiment de celles-ci sera découvert et muni d'une drague pour en permettre le curage facile.

b) Installation d'un ventilateur à la sortie des fosses septiques, là où les eaux tombent en cascade et donnent de mauvaises odeurs. Le canal où se fait cette chute serait couvert. Le courant d'air formé par le ventilateur électrique serait entraîné dans la grande cheminée de 25 mètres de hauteur prévue lors de la construction pour l'évacuation des gaz brûlés provenant de la fosse septique. Le four à brûler ces gaz continuerait à ne pas fonctionner.

c) Prolongement de la canalisation d'évacuation des eaux épurées jusqu'à la mer.

Nous ne pouvons que donner notre entière approbation aux propositions d'agrandissement de la fosse à sable, de construction de décanteurs et de canaux assurant l'évacuation directe des boues par une canalisation spéciale, fermée et étanche, sur terrain approprié à leur enfouissement immédiat. Il y aura seulement lieu de veiller à ce qu'en aucun cas cette canalisa-

tion réservée aux boues ne puisse déboucher dans la rivière
Neuve. Elle ne devra donc être pourvue d'aucune vanne permettant d'effectuer de tels déversements.

Il s'agit assurément là d'un perfectionnement important à
apporter aux dispositions prévues dans le projet primitif. Il
est infiniment désirable que la municipalité de Toulon décide
de l'adopter, bien qu'il entraîne forcément un supplément de
dépenses. Mais celles-ci seront rapidement compensées par
les résultats plus parfaits du travail d'épuration et par les
avantages résultant du déversement de l'eau épurée à l'embouchure de la rivière Neuve, par une canalisation fermée et
étanche, supprimant tout dégagement possible d'odeurs maré-
cageuses dans l'atmosphère.

En ce qui concerne la suppression des gaz malodorants
provenant des fosses septiques par le ventilateur, les soussi-
gnés ne peuvent donner un avis au sujet de sa parfaite efficacité. Il appartient à la municipalité de Toulon de rechercher,
d'accord avec le concessionnaire, parmi les moyens scientifiquement connus, le procédé le plus efficace et le plus économique pour neutraliser ou absorber et évacuer les odeurs qui
se dégagent de la fosse septique de manière à éviter leurs
inconvénients pour les habitants du voisinage de la station.
Il semble qu'un résultat satisfaisant pourrait être atteint à peu
de frais en modifiant le dispositif actuel d'évacuation des gaz
de manière à faire barboter ces derniers, avant leur évacuation au dehors, dans une sorte de tour de Gay-Lussac garnie
de cailloux imprégnés d'une solution de chlorure de chaux.
Votre Commission ne peut que se borner à fournir cette indication.

Pour éviter toute contestation au sujet des quantités d'eau
épurées par le concessionnaire, il nous paraît indispensable
qu'il soit placé des appareils enregistreurs de débits à l'entrée
de la fosse septique et à la sortie des lits de contact. De tels
appareils permettront un contrôle régulier de la marche de
l'installation.

Il est désirable que le concessionnaire soit mis en mesure
de recevoir toutes les eaux résiduaires de la ville de Toulon.
Il reçoit déjà les eaux usées de deux tanneries ; les eaux usées
des usines à gaz, après destruction, si cela est nécessaire, des

sulfocyanates par le chlorure de chaux, n'apporteraient aucun trouble au bon fonctionnement de l'épuration biologique.

L'article 10 § 2 du règlement relatif à l'assainissement de la ville de Toulon est ainsi conçu :

« Les eaux d'usines ainsi que les eaux et les vidanges des hôpitaux ne pourront être admises dans les égouts que sur autorisation spéciale, tout autant qu'elles ne pourront nuire aux canalisations, aux ouvrages d'art et aux pompes, et qu'elles n'entraveront pas l'épuration bactérienne. »

Dans une ville comme Toulon, le réseau d'égouts doit pouvoir recevoir toutes les eaux résiduaires, quelles qu'elles soient. Moyennant certaines précautions, le concessionnaire ne nous semble pas fondé à refuser l'admission des eaux des usines en vertu de l'article 10 de ce règlement, d'autant que le prix de redevance des frais d'exploitation lui est payé d'après le volume des eaux débitées par les égouts et qu'il ne subit, de ce fait, aucun dommage.

En résumé, en ce qui concerne la station d'épuration des eaux usées de Toulon, votre Commission propose, à la première section du Conseil supérieur d'Hygiène publique de France, d'émettre le vœu suivant :

Il y a lieu d'inviter la Ville de Toulon à examiner les voies et moyens pour améliorer sa station d'épuration en tenant compte des perfectionnements scientifiques récemment introduits dans cette branche du génie sanitaire, de manière à assurer la *séparation*, l'*évacuation* et l'*enfouissement* ou le *traitement rapide des boues avant et après leur fermentation septique*; de manière à supprimer la dissémination d'odeurs méphitiques dans l'atmosphère au voisinage de la station de Lagoubran ; de manière enfin à rendre les résultats d'épuration aussi parfaits que possible.

Ce triple but peut être atteint par l'adoption de dispositifs relativement peu coûteux tels que :

a) Établissement, à l'entrée du premier compartiment de la fosse septique, d'un bassin de décantation retenant 85 pour 100 environ des corps lourds en suspension dans l'eau et les graisses.

b) Construction, au voisinage de la fosse septique ou à la sortie de celle-ci, d'un appareil destiné à retenir les particules solides en suspension dans l'effluent et susceptibles de colmater les lits bactériens de premier contact ;

c) Suppression des canaux latéraux actuellement utilisés pour la décantation des boues ;

d) Couverture de tous les caniveaux dans lesquels se déverse l'eau sortant des fosses septiques ainsi que ceux dans lesquels circule l'eau épurée sortant des lits de premier et de deuxième contact ;

e) Évacuation directe de cette eau épurée par un canal fermé et étanche jusqu'à l'embouchure de la rivière Neuve ;

f) Aménagement d'un terrain convenable pour l'enfouissement en tranchées des boues provenant des décanteurs et évacuation de ces boues par canalisation souterraine et étanche, jusqu'au lieu d'enfouissement ou de traitement par un procédé quelconque.

g) Étude et choix d'un dispositif permettant d'absorber ou de diluer convenablement les gaz malodorants provenant du déversoir et de la fosse septique, de telle sorte que ces gaz ne soient plus perceptibles à une centaine de mètres de la station d'épuration, quelles que soient la direction et l'intensité des vents.

h) Installation d'instruments enregistreurs permettant de mesurer les débits d'eaux d'égout à l'entrée et à la sortie de la station d'épuration.

En terminant ce rapport, votre Commission tient à déclarer que le fonctionnement de la station d'épuration de *Lagoubran* fournit des résultats aussi satisfaisants qu'on pouvait le désirer dans les conditions où elle fut établie conformément au projet approuvé en 1902 par le Comité consultatif d'hygiène sur le rapport de M. le professeur Brouardel.

Les perfectionnements indiqués ci-dessus ne sont donc point imposés par des malfaçons ou des erreurs ; il est seulement désirable qu'ils soient réalisés pour donner satisfaction aux habitants d'un quartier déjà suffisamment déshérité par suite du voisinage d'un cimetière, d'un dépotoir, d'une usine à incinération des ordures ménagères et de quelques autres industries au moins incommodes.

Ils permettront vraisemblablement d'atténuer dans une très large mesure les inconvénients dont se plaignent les riverains,

Épuration des eaux résiduaires du " Tout à l'égout " de Toulon, à la station de Lagoubran.

Analyses de M. E. Bonjean.

Prélèvements effectués les 17 et 18 février 1911.
BEAU TEMPS. — PÉRIODE NON PLUVIEUSE
Résultats en milligrammes et rapportés à un litre d'eau.

	EAU BRUTE ARRIVANT A LA STATION D'ÉPURATION	EFFLUENT SORTANT DE LA FOSSE SEPTIQUE	EFFLUENT SORTANT DU 1er LIT DE CONTACT	EFFLUENT FINAL SORTANT DU 2e LIT DE CONTACT DÉVERSÉ DANS LA RIVIÈRE
Aspect, transparence, couleur, odeur	„	„	„	Sous 50 cm. d'épaisseur, limite de la transparence, coloration brune, faible dépôt organique aggloméré, odeur alliacée aigrelette.
Quantité d'iode absorbée (Test Bonjean) sur place en l	56	514	46	16
Nitrites sur place	traces	0	0	quantité notable.
Nitrates fixés sur place en AzO⁵H.	0	0	traces	début = 15,2 ; milieu = 17,1 ; fin = 61,1
Azote total fixé sur place en AzH⁵.	115	62	53	53
Azote ammoniacal fixé sur place en AzH⁵	87	„	47	début = 32,5 ; milieu = 37,4 ; fin = 9,5
Azote organique en AzH⁵ (par différence).	28	„	6	„
Oxygène absorbé en 5 minutes : avant incubation.	„	„	„	12,4
après incubation.	„	„	„	10,8
Évaluation de la matière organique (Procédé du laboratoire du Conseil supérieur d'hygiène publique) :				
en oxygène { solution acide. . .	„	„	„	14,5
{ solution alcaline. .	„	„	„	5,5
en acide oxalique { solution acide. . .	„	„	„	114,3
C²O⁴H²2H²O { solution alcaline. .	„	„	„	13,3
Chlore, en Cl.	3763	3759	3763	3759
Chlorure de sodium correspondant, en NaCl	6200	6160	6200	6160
Matières en suspension	„	„	„	Traces, moins de 3 milligrammes.
Alcalimétrie totale en CO³Ca. . .	„	„	„	524

en attendant que la population croissante toulonnaise et le périmètre de la ville permette dans un avenir encore lointain d'envisager la possibilité de la construction — actuellement irréalisable parce que trop coûteuse — d'un canal assurant l'évacuation directe en pleine mer, au cap Sicié, des eaux du tout à l'égout des villes de Toulon et de La Seyne, syndiquées avec les communes voisines pour la réalisation de cette œuvre d'assainissement.

Nous proposons enfin à la première section du Conseil supérieur d'Hygiène publique de France d'affirmer la nécessité d'assurer, dans le plus bref délai possible, le contrôle permanent, chimique et bactériologique, de cette installation par la Municipalité de Toulon et par le département de la Marine, tel qu'il avait été prévu au projet approuvé en 1902 par le Comité Consultatif.

Conclusions adoptées par le Conseil supérieur d'Hygiène dans sa première section le 24 avril 1911.

CHAPITRE VI

LES PROGRÈS DE L'ÉPURATION BIOLOGIQUE DES EAUX D'ÉGOUT EN GRANDE-BRETAGNE

Septième rapport de la Commission royale anglaise pour l'étude des procédés d'épuration des eaux d'égout et des eaux résiduaires industrielles. — Février 1911. Londres, Wyman and Sons.

La Commission royale anglaise a été appelée par le Local Government Board d'Irlande à s'occuper d'une question toute spéciale, intéressant la ville de Belfast, dont le port est encombré d'herbes marines que le professeur Letts reconnut en 1902 être composées principalement d'*Ulva latissima* ou laitue de mer. La nuisance très sérieuse produite à Belfast se retrouvait à un bien moindre degré en d'autres endroits, comme dans la baie de Dudlin, et le professeur Letts émit l'avis que les cultures luxuriantes d'Ulva étaient en relation directe avec la pollution de la mer par les eaux d'égout. Le développement de ces plantes s'est accru en proportion de l'augmentation de la population de Belfast, surtout depuis que cette ville a été pourvue d'un réseau d'égouts dont l'émissaire débouche en mer dans la baie. La nuisance provient du dégagement d'hydrogène sulfuré produit par la décomposition des plantes mortes au fond de la mer, ce qui s'explique par la haute teneur en soufre des Ulva : plus de 4 pour 100 de la matière sèche.

Les conclusions du rapport, en ce qui concerne Belfast, sont les suivantes :

1° Sans tenir compte de la question des Ulva, nous pensons qu'il est essentiel, pour prévenir l'envasement du chenal et la désoxygénation de l'eau, de ne rejeter les eaux d'égout en mer qu'après les avoir débarrassées des matières en suspension ; les travaux devront être entrepris sans délai ;

2° Le déversement se fera sur la côte nord, et non sur la côte sud comme il avait été proposé ;

3° Le déversoir actuel sera remplacé par un conduit étanche ou par des tuyaux en acier ;

4° Il sera prévu un bassin d'emmagasinement des eaux, d'une capacité égale à trois fois au moins le débit des égouts par temps sec et par jour, pour pouvoir limiter le déversement aux trois et demi premières heures du reflux ;

5° Autant que possible, les eaux d'orages ne seront pas déversées sans décantation ;

6° Si la décantation est réalisée, on ne recommande pas d'effectuer l'épuration des eaux d'égout de Belfast. Il ne paraît pas douteux qu'une installation d'épuration permettrait de réduire la prolifération des Ulva ; mais, au regard des conditions physiques existantes qui la favorisent, des autres causes de pollution qu'on ne peut éviter même avec cette épuration et de la facilité avec laquelle ces plantes se reproduisent, quand les circonstances sont favorables, dans l'eau de mer non polluée par les eaux d'égout, il est impossible de prédire que la diminution de culture serait suffisante pour éviter toute nuisance ;

7° Puisque la principale pépinière des Ulva se trouve à la partie sud du vieux chenal de l'embouchure du Connswater à Holywood, où les conditions topographiques sont singulièrement favorables à la culture de ces plantes, nous croyons que la transformation de cet espace serait la seule méthode certaine de supprimer la nuisance et de prévenir son retour ;

8° Pendant ce travail, l'enlèvement des bancs de moules à cet endroit réduirait les facilités d'accrochage et, par conséquent, le développement des Ulva ;

9° Le traitement des bancs d'Ulva avec le sulfate de cuivre pourrait servir comme moyen supplémentaire d'arrêter et de détruire l'excessive prolifération de la plante ;

10° Le système actuel d'enlèvement des plantes amoncelées sur la côte sud du Lough a permis de réduire la nuisance ; mais nous pensons qu'il peut être amélioré ;

11° En étendant les plantes pour les dessécher à l'air, on

en faciliterait l'enlèvement lorsqu'on voudrait les utiliser comme engrais pour l'azote qu'elles renferment;

12° On peut en retirer avec bénéfice du sulfate d'ammoniaque et d'autres produits, mais une telle industrie serait incompatible avec les mesures à prendre pour éviter la prolifération des Ulva.

Conclusion générale. — Les conclusions précédentes, ayant principalement en vue les conditions locales de Belfast, ne sont pas nécessairement applicables partout où on aura constaté une nuisance provenant des Ulva. Il est probable que dans d'autres cas quelques-unes des mesures proposées seront efficaces, mais, pendant la durée de l'enquête, il n'a pas été possible d'étudier les conditions des autres localités aussi soigneusement que pour Belfast; chaque cas devra être considéré à part et les problèmes et leurs solutions seront très différents suivant les circonstances.

Épuration des eaux d'égout aux environs de Londres.

A la suite d'un voyage en Angleterre, M. Ogden, professeur de génie sanitaire à l'Université Cornell (U. S. A), a publié[1] ses observations faites au cours de ses visites de quelques stations d'épuration aux environs de Londres.

Il constate d'abord que les eaux d'égout sont deux ou trois fois plus polluées en Angleterre qu'en Amérique. Le volume par habitant et par jour varie de 90 à 135 litres, provenant presque toujours d'égouts du système séparatif. De plus, les exigences des autorités sanitaires sont très strictes et il pense que l'épuration pourrait sans inconvénient être poussée moins loin.

Pour les fosses septiques, il est maintenant reconnu que les premières affirmations de Cameron ne se sont pas vérifiées et que la moitié seulement des boues qui s'y déposent disparaissent : le reste doit en être extrait. Quant au mauvais effet de l'action septique que subissent les eaux pour l'épuration,

---

[1] *Engineering Record*, 6 août 1910, p. 147.

on ne l'a pas nettement démontré, quoique le Massachusetts State Board of Health et le Dr Dunbar aient attiré l'attention sur ce fait. Les premiers auteurs anglais avaient bien séparé les deux fermentations, l'une anaérobie en fosse septique, l'autre aérobie dans les lits bactériens. En pratique, cette séparation ne semble pas nécessaire, et la plupart des directeurs de station, interrogés à ce sujet, pensent qu'on peut obtenir de meilleurs résultats d'épuration avec des eaux d'égout n'ayant pas subi d'action septique.

Il est cependant indispensable d'éliminer des eaux brutes la plus grande proportion possible des matières en suspension avant de les distribuer sur les lits bactériens. Dans certaines stations, un traitement chimique précipite ces matières; dans d'autres, on les arrête par des grilles fines de 1^{mm},5 d'écartement des barreaux. On admet généralement qu'on doit employer des bassins assez grands pour obtenir la meilleure décantation possible sans action septique.

De ce principe découle l'usage des fosses Dortmund, au lieu de bassins rectangulaires, avec ou sans diaphragme immergé.

Lorsque, il y a dix ans, on employait la précipitation chimique, on considérait que les filtres-presses permettaient seuls de diminuer l'énorme volume de boues. Maintenant, le traitement chimique étant généralement abandonné, les boues sont écoulées dans des tranchées ou des lits où elles s'égouttent et se sèchent pour être enlevées ensuite par les cultivateurs.

Les lits d'ardoises de Dibdin sont considérés par quelques ingénieurs comme la meilleure méthode de traitement des boues. L'auteur n'accepte pas toutes les affirmations de l'inventeur et pense qu'il faut une observation plus étendue pour qu'on puisse dire qu'on n'a plus ainsi de boues à traiter.

Les lits bactériens de contact sont de plus en plus remplacés par les lits bactériens à percolation. Ces derniers seuls sont construits dans les nouvelles installations. L'avantage des lits percolateurs semble être dans le fait que leur capacité d'épuration est plus que double de celle des lits de contact, et là, comme à Sutton, où les deux sortes de lits sont

en fonctionnement, le directeur croit que, même à un plus
grand taux d'alimentation, on obtient de meilleurs résultats
qu'avec des lits à double contact. Cependant, à Guilford,
l'effluent du troisième contact est remarquablement limpide
et bien oxygéné. Mais c'est une exception, et partout on
installe des lits à percolation lorsque cela devient nécessaire
ou que les fonds disponibles sont suffisants. Il y a de plus
une tendance marquée à réduire la grosseur des matériaux :
au lieu de morceaux de 50 à 75 millimètres, on les emploie
de 9 à 18 millimètres.

On a aussi modifié considérablement la profondeur des lits;
au lieu de $2^m,10$ à $2^m,40$, on la réduit à $1^m,20$ et même $0^m,90$
avec de plus fins matériaux à la partie supérieure. A Croydon,
par une expérience de quelques années, on s'est convaincu
que l'on obtenait d'aussi bons résultats avec des lits de $0^m,90$
qu'avec ceux de $1^m,50$ de profondeur: il y a lieu cependant de
remarquer que le lit le plus profond est formé de $0^m,90$ de
pierres et de $0^m,60$ de scories, tandis que le moins profond
est formé uniquement de scories.

On attache la plus grande importance à obtenir la plus
grande aération possible dans les drains des lits. Pour les lits
de contact transformés en lits à percolation, les drains ont
été ouverts sur un côté et les autres communiquent avec l'air
extérieur par des tuyaux verticaux placés le long des murs;
en d'autres endroits, ils traversent les lits de part en part. De
l'avis général, il n'y a pas intérêt à construire des murs
poreux, quoique, dans beaucoup de cas, on les ait établis en
pierres sèches. La majorité des lits bactériens visités par
l'auteur sont circulaires, d'un diamètre variant de 18 à
50 mètres, et il semble que cette forme soit plus avantageuse
pour la distribution que celle des lits rectangulaires que les
distributeurs parcourent d'un bout à l'autre. Par contre,
certains pensent que les lits rectangulaires permettent une
distribution plus parfaite. Les lits circulaires exigent plus de
surface, les lits rectangulaires demandent une force motrice
auxiliaire pour faire mouvoir le distributeur. L'auteur fait
remarquer que ces distributeurs mobiles ne peuvent être
employés dans les pays où l'on peut craindre la formation
de la glace pendant l'hiver; mais il ne paraît pas impossible

de couvrir les lits, la chaleur dégagée par les eaux d'égout pouvant y entretenir alors une température suffisante pour éviter la gelée.

Une des constructions les plus étudiées, avec murs en béton, remplissage de scories criblées et sprinkler rotatif automatique, fut établie pour 22 500 francs, pouvant traiter 454 mètres cubes par jour. A Chesterfield, où, le sol étant argileux, on ne fit pas de fond en béton et où les murs furent construits avec le coke de remplissage, le prix a été de 10 000 francs seulement pour traiter le même volume d'eau.

On a aussi construit des bassins de décantation dans lesquels les effluents des lits à percolation séjournent deux heures pour y abandonner les matières en suspension (films, humus). Dans un cas, on a transformé dans ce but le canal circulaire autour du lit, mais les résultats ont été moins bons qu'avec un bassin de suffisante capacité.

Il est reconnu utile de pratiquer une nouvelle filtration au sable ou au coke fin lorsqu'on désire un effluent irréprochable. A Bushey, les filtres à sable ont la même surface que les lits bactériens à percolation, la distribution est faite par des rigoles en bois ou en tôle galvanisée. Ces lits sont généralement bas : moins de 90 centimètres de profondeur.

L'auteur a été surpris de ne voir, dans aucune des nouvelles stations, employer les becs pulvérisateurs fixes. On lui a dit qu'on leur reprochait que l'humus noir qui se dépose sur les lits était entraîné par l'effluent. Mais il semble que si les becs pulvérisateurs fonctionnent avec un bassin à vidange automatique ou un papillon, comme à Baltimore, on obtiendra le même résultat qu'avec un distributeur mobile. Il est tout à fait possible que les pulvérisateurs fixes puissent fonctionner à un taux plus élevé puisque les intervalles entre les déversements seront considérablement moindres qu'avec un distributeur mobile, pour lesquels ils varient de 30 secondes à 5 minutes. Généralement les distributeurs ne s'obturent pas, les ouvertures ayant 9 millimètres. Ceci dépendrait de l'efficacité du premier traitement, et il n'est pas impossible, vu le soin des directeurs de station, d'éviter l'action septique, de le prévoir quand le criblage est le seul traitement préliminaire.

BUSHEY [1]. — L'installation construite pour l'épuration des eaux résiduaires de la ville de Bushey traite journellement 1400 mètres cubes d'eaux d'égout, provenant de 6500 habitants. Cette eau traverse d'abord une grille et se rend ensuite dans un puits décanteur, de 240 mètres cubes de capacité, où elle arrive par le bas et s'écoule par la partie supérieure. Les boues sont amenées par un racleur mû à la main vers la partie centrale du bassin où elles s'écoulent dans un puisard et de là par gravitation sur les lits de drainage. L'effluent du puits décanteur se rend dans quatre fosses septiques, contenant environ 720 mètres cubes, puis vient alimenter des lits bactériens percolateurs comprenant 4100 mètres cubes de matériaux sur une hauteur de $1^m,50$. Le chargement correspond à 0 mètre cube 27 d'eau d'égout par mètre cube de matériaux. L'eau épurée traverse encore des bassins de décantation et peut alors, à volonté, soit être évacuée dans les canaux, soit subir une purification complémentaire sur des filtres à sable. On a prévu, en outre, des bassins spéciaux pour le traitement des eaux d'orage; ces bassins renferment environ 500 mètres cubes d'eau.

FROME [2]. — La nouvelle installation de Frome comprend un réservoir qui règle l'alimentation des appareils d'épuration biologique, des fosses septiques ouvertes et des lits bactériens percolateurs à fins matériaux et à deux étages, de faible hauteur. Le travail peut se faire soit en traitant successivement les eaux sur chacun des étages et en opérant par suite en quelque sorte par double contact, soit en faisant travailler isolément chacun des étages et en opérant par suite par la méthode ordinairement adoptée pour les lits percolateurs. Ce dispositif a été choisi à cause de l'abondance des eaux résiduaires de brasserie, pour lesquelles l'épuration peut ne pas être suffisante après un seul traitement. La répartition des eaux sur le premier étage se fait par un distributeur de 19 mètres de diamètre; sur le second étage, elle se fait par

[1] D'après Ryder, Surveyor, 1910, vol. XXXVIII, p. 182 et Wasser und Abwässer, t. III, p. 455.
[2] D'après Harding, Surveyor, 1910, vol. XXXVIII, p. 568 et Wasser und Abwässer, t. III, p. 524.

un distributeur « va et vient » de Ham Baker. Les lits sont formés de basalte concassé en morceaux de 0,5 à 1,8 centimètre et possèdent un bon drainage. La quantité d'eau à traiter journellement atteint 1600 mètres cubes. En travaillant par simple contact, le chargement est de 0 mètre cube 45 par mètre cube de matériaux; en travaillant par double contact, le chargement est double, soit 0 mètre cube 86. Les deux fosses septiques renferment environ 1600 mètres cubes : elles sont agencées comme des décanteurs : le fond de l'une d'elles est disposé en entonnoir terminé par une vanne de décharge des boues; le fond de l'autre possède un racleur qui entraîne les boues vers le tuyau d'écoulement. Ces boues sont desséchées à l'air sur des lits de drainage.

L'installation a coûté environ 500 000 francs.

GUILDFORD (¹). — Les eaux usées de Guildford sont évacuées dans des égouts du système séparatif. Une partie des eaux s'écoule par simple gravitation, tandis que l'autre partie doit être pompée pour être conduite à la station d'épuration.

Le volume d'eau moyen reçu à la station de Bellfield par jour est de 2724 mètres cubes par temps sec. Après être passées au travers de grilles rotatives, les eaux s'écoulent dans trois bassins de décantation. Les boues sont évacuées sur les terrains environnants et recouvertes de terre légèrement sableuse; alternativement la moitié de ces terrains est mise en culture. La nature du sol graveleux et sablonneux se prête très bien à l'irrigation des eaux d'égout.

On a construit en 1900, cinq couples de lits bactériens à double contact, qui ont coûté 105400 francs; les lits de 1ᵉʳ contact ont 354 mètres carrés de superficie: ils sont remplis de scories de 12 à 75 millimètres de diamètre, sur 75 centimètres de profondeur, recevant 102 litres par mètre carré et par jour. La surface totale des lits de 2ᵉ contact est de 2527 mètres carrés, sur 75 centimètres de profondeur, remplis de scories de 6 à 25 millimètres de diamètre. Il y a aussi 581 mètres carrés de lits de 3ᵉ contact remplis avec les criblures de scories des autres lits.

(¹) D'après MASON. *Cont. Journal*, 1910, p. 919 et *Wasser und Abwässer*, mai 1911, p. 114

On établit actuellement une fosse brevetée Fieldhouse pour un prix forfaitaire de 52 575 francs. Cette fosse est circulaire, les eaux entrent dans la partie centrale et s'évacuent sur un cône retourné, les boues tombent dans l'espace annulaire au pied du cône, et l'effluent passe au travers de petits orifices dans la cloison de la fosse centrale vers 6 compartiments extérieurs dans lesquels la sédimentation s'opère pendant que l'eau s'échappe doucement par un déversoir circulaire de 50 mètres de circonférence. On prétend que cette fosse présente les avantages suivants sur les fosses rectangulaires :

1° Toute l'eau doit passer du centre à la circonférence ;

2° On obtient une parfaite décantation, car les matières solides ne sont pas remuées par le courant, mais se déposent dans un puits à boues qui peut être facilement nettoyé ;

3° La surface de la fosse est divisée en 17 parties, ce qui empêche que les écumes soient brisées par le vent et facilite leur enlèvement ;

4° Le grand déversoir aère les eaux ;

5° Il n'y a pas de nuisance par les odeurs, car on ne doit jamais vider la fosse.

Dans l'autre station, celle de Woodlands farm, on épure environ 454 mètres cubes d'eau par jour, par lit bactérien à double contact ; l'effluent est irrigué sur 6 hectares 47 ares de terrains.

LEEDS ([1]). — La station d'épuration de Knostrop, dont nous avons parlé dans un de nos précédents volumes ([2]), a été agrandie de manière à obtenir, conformément à la demande du service de l'inspection des rivières, une eau épurée ne renfermant pas plus de 110 milligrammes de matières en suspension par litre. Les eaux passent d'abord à travers deux grilles verticales, nettoyées automatiquement par des râteaux électriques, puis elles sont envoyées par une pompe dans des fosses à sables, placées à 5 m. 60 au-dessus. Les eaux passent ensuite dans un bassin où elles reçoivent 10 : 100 000 de lait

([1]) Rapport annuel de MM. HART, GEO. A. et ULDROYD, d'après *Wasser und Abwässer*, t. III, p. 258.
([2]) Voir t. VI de ces *Recherches*, p. 104.

de chaux (au lieu de 8 : 100 000 en 1909) et s'écoulent dans 17 bassins de dépôt où elles séjournent environ 8 heures. Les boues, additionnées de lait de chaux, sont envoyées par des pompes dans trois puits décanteurs contenant chacun 520 tonnes, qui permettent d'éliminer en quelques heures environ 10 pour 100 d'eau. Huit presses à air comprimé transforment alors ces boues à 90 pour 100 d'eau, en gâteaux à 58 pour 100 : ce pressurage dure 1 heure à 1 heure et demie.

L'installation traite 86 000 mètres cubes par jour. On a recueilli par jour : dans les grilles 5,25 tonnes de boues, soit 64 kilogrammes par 1000 mètres cubes d'eau ; dans les fosses à sables 8,3 tonnes, soit 100 kilogrammes par 1000 mètres cubes d'eau; dans les bassins de précipitation, 560 mètres cubes de boues humides donnant finalement 109 tonnes de gâteaux. Dans la période 1909-1910, on a obtenu 150 000 mètres cubes de boues humides, qui ont donné 59 700 tonnes de boues en gâteaux (au lieu de 21 500 tonnes dans l'année précédente). Sur cette quantité, 15 000 tonnes ont été livrées aux agriculteurs, 4000 tonnes ont été expédiées par chemin de fer ; le reste, soit plus de la moitié, a été enterré dans le voisinage. On a utilisé pour la précipitation 1100 tonnes de chaux, pour le traitement des boues 1400 tonnes de chaux, à 15 fr. 50 la tonne. Les dépenses de l'année se sont élevées à environ 120 000 francs, dont 28 000 francs pour les pompes, 50 000 francs pour la précipitation chimique et 55 000 francs pour le traitement des boues.

L'installation de Rodley a fonctionné pendant toute l'année, traitant par voie biologique suivie d'épandage environ 1800 mètres cubes par jour, dont 56 pour 100 d'eaux industrielles. On a obtenu pour 100 mètres cubes : dans la fosse à sable, 1,2 mètre cube de boues à 87 pour 100 d'eau, soit 170 kilogrammes de boue sèche ; dans la fosse septique 0,8 mètre cube de boues à 84,4 pour 100 d'eau, soit 150 kilogrammes de boue sèche. Les boues sont envoyées par gravitation dans des fossés et enterrées. Les dépenses se sont élevées, sans amortissement ni intérêt d'argent, à 15 750 francs ; l'épandage a coûté 8125 francs et a rapporté 5750 francs seulement, soit une dépense de 4375 francs pour cette épuration complémentaire. Les frais d'installation de cette station s'élèvent à l'heure actuelle à plus de 900 000 francs.

LEIGH-ON-SEA(¹). — L'épuration des eaux résiduaires de Leigh-on-Sea (8000 habitants) s'est faite d'abord par lit bactérien à simple contact : on épurait 2000 mètres cubes par jour. Cette installation s'est montrée insuffisante et on a dû la modifier. On a disposé deux bassins d'environ 2000 mètres cubes de capacité, et on a construit de nouveaux lits de contact, dont un suivant le système breveté du filtre Zonic. Ce filtre consiste en bandes concentriques formées de divers matériaux et entourant un bassin de décantation central; l'eau s'y écoule de l'intérieur vers l'extérieur en traversant horizontalement toutes les zones du filtre. Le travail s'effectue à Leigh de la façon suivante : les eaux passent d'abord à travers les grilles, les filtres dégrossisseurs et les bassins de décantation, puis elles se rendent dans les lits bactériens à un seul contact. Les effluents passent alors dans le lit central formé par le filtre Zonic et s'écoulent épurés. L'installation fonctionne depuis 19 mois d'une manière satisfaisante.

MANCHESTER. — Dans le dernier rapport du *Rivers Committee* donnant les résultats d'épuration des eaux d'égout de Manchester pendant l'année finissant le 29 mars 1911, nous ne trouvons pas de modifications apportées aux stations. Nous avons, dans les volumes précédents, donné la description de ces stations, ainsi que les résultats d'épuration jusqu'alors obtenus.

WITHINGTON. — Le coût total du traitement, compris celui des boues, a été très peu supérieur à celui de l'an dernier, 9 fr. 20 au lieu de 8 fr. 97 par 1000 mètres cubes.

Le volume moyen d'eau d'égout traité par jour a été de 21 866 mètres cubes, soit 215 à 558 litres par habitant, en diminution sur les chiffres de l'année précédente.

On a extrait des bassins de décantation environ 11 090 tonnes de boues, soit 1 kgr. 587 par mètre cube d'eau d'égout.

(¹) *Surveyor*, 1910, vol. XXXVII, p. 765, d'après LIVERSEDGE et *Wasser und Abwässer*, vol. III, p. 542.

Les résultats d'épuration obtenus, pendant l'année 1910-1911, sont donnés dans le tableau 1.

TABLEAU 1. -- **Withington**.

EN MILLIGRAMMES PAR LITRE	EAU BRUTE	EFFLUENT DES BASSINS DE DÉCANTATION	LITS BACTÉRIENS		LITS D'ORAGE		EFFLUENT MOYEN
			1er CONTACT	4e CONTACT	EFFLUENT DES BASSINS DE DÉCANTATION	EAUX D'ORAGE	
Oxygène absorbé en 4 heures.	47,8	35,8	15.6	8.16	24.5	15.1	9.1
Oxygène absorbé en 5 minutes :							
avant incubation.	»	»	4.5	5.4	9.7	4.5	5,8
après incubation.	»	»	12.1	5.1	»	8,8	»
Ammoniaque	29,5	28,7	15.6	8.9	19.7	16.6	10,4
Azote albuminoïde. .	7.5	4.5	2.4	1,3	5.5	2.06	1,42
Nitrites en Az H³ . .	»	»	0.21	traces	»	0,14	traces
Nitrates — . .	»	»	2,8	7.0	»	1.8	6.0
Putrescibilité	»	»	30/40	2 40	»	25/56	»
Volume traité par m² de surface par jour en litres.	»	»	707		460		

Le volume actuellement traité par double contact est la moitié de celui indiqué, soit 350l.5 par mètre carré et par jour. Les lits ont environ 1 mètre de profondeur.

ÉPURATION EFFECTUÉE 0/0.

Oxygène absorbé en 4 heures par rapport à l'eau brute. 81,0
—   "   —   à l'effluent des bassins. 74.6
Azote albuminoïde   "   —   à l'eau brute. 81,1
—   "   —   à l'effluent des bassins. 74,3

Les recherches du laboratoire ont porté principalement sur la numération et la classification des diverses formes vivantes trouvées dans l'eau d'égout et les effluents des lits bactériens. La méthode générale employée, basée sur les travaux de Kolkwitz, est la suivante :

L'examen des êtres vivants fixés n'offre pas de difficultés : mais, pour ceux qui nagent librement, la vitesse d'écoulement des effluents ne permet pas de les recueillir en assez grand nombre pour les examiner au microscope sans recourir à une sorte de concentration. Beaucoup de ces êtres sont enchevêtrés dans les cultures d'algues qui abondent dans les con-

duits. Si on place un peu de ces cultures dans une coupelle
de verre de 75 millimètres de profondeur environ, couvertes
du liquide à étudier, et qu'on laisse en repos quelques heures,
ou même un jour ou deux, ces organismes se développent et
s'agglomèrent à la surface du liquide ou sur les côtés du vase.
On peut alors prélever quelques gouttes de la surface à la
pipette; on enlève le liquide sur le bord des lames pour examen microscopique, ou on en sépare les organismes par centrifugation. On ne peut donner de méthode précise, l'opérateur
devra se régler d'après l'expérience. Ainsi dans le cas des lits
bactériens, on examinait les algues de la surface ainsi que
l'humus brun déposé dans les interstices des scories. Dans le
dernier cas, on doit prendre soin qu'il ne se produise pas de
fermentations anaérobies dans les coupelles d'observation.

Dans les lits bactériens de premier ou de deuxième contact,
on a remarqué avec surprise l'absence d'infusoires. A part un
nombre considérable de vers de terre (anguillules) et de rhyzo-
podes (Arcella Diffugia et Cyptoderia), il y a peu de variétés
de formes. A signaler, cependant, quelques Amibes et Fla-
gellés et très peu de Ciliés (Vorticelles et Chilodon); à la
surface, les algues sont modérément abondantes, spécialement les Oscillaires.

Les cultures trouvées dans les conduits sont différentes
selon les liquides qu'ils reçoivent. Dans un conduit évacuant
seulement l'effluent de lit bactérien de second contact, on a
trouvé une culture abondante de Carchesium Lachmanni
(animal que nous avons décrit dans le volume précédent) avec
le Cladothrix Dichotoma (végétal) qui persista, sans changement, de novembre à mars. Dans un autre conduit, de même
situation, mais évacuant un mélange d'effluent de lit bactérien
de second contact et d'effluent d'un lit d'orage moins bien
épuré, il n'y avait que des cultures très faibles, qui occasion-
nellement disparaissaient presque complètement et qui alter-
naient contre les Leptomitus Lacteus, Saprolégniés et Spho-
rotilus natans (tous végétaux). Il n'y avait aucune corrélation
entre la présence de l'une ou de l'autre de ces espèces et la
température, la composition de l'eau, la saison. Les algues
(principalement Myxonema tenue) sont aussi plus abondantes
dans le conduit qui ne reçoit que l'effluent du lit bactérien de

second contact. On peut toujours trouver des traces de Beggiatoa avec tous ces organismes. La liste suivante donne l'énumération des espèces trouvées soit dans les lits bactériens, soit dans les conduits d'évacuation.

1° VÉGÉTAUX

CHAMPIGNONS

Cladothrix Dichotoma.
Sphoerotilus Natans.
Leptomitus lacteus.

Saprolegnia sp. (?)
Beggiatoa alba.
Beggiatoa leptomitiformis.

ALGUES

Chlamydomonas.
Eudorina Elegans.
Gonium Pectorale.
Richteriella sp. (?)
Golenkinia sp. (?)
Scenedesmus Obtusus.
Scenedesmus Quadricauda.
Scenedesmus Obliqum.
Rhaphidium Aciculare.

Rhaphidium Fasciculatum.
Oscillatoria Tenuis.
Myxonema Tenue.
Mesocarpus sp. (?)
Prasiola Crispa.
Navicula Crispa.
Navicula sp. (?)
Nitzschia sp. (?)
Asterionella Formose.

2° ANIMAUX

A. PROTOZOAIRES. — 1° CLASSE DES FLAGELLES

Euglena Viridis.
Trachelomonas Hispida.
Mastigamœba sp. (?)
Cercomonas sp. (?)
Oikomonas Termo.
Bodo globosa.

Bodo sp. (?)
Peranema Trichophora.
Polytoma Uvella.
Anthophysa Vegetans.
Codonosiga sp. (?)

2° CLASSE DES RHIZOPODES
Sous-classe des AMAÉBIENS.

Hyalodiscus Guttula.
Hyalodiscus Limax.
Amoeba Proteus.
Amoeba Verrucosa.

Arcella Vulgaris.
Difflugia sp. (?)
Cyphoderia sp. (?)
Englypha sp. (?)

Sous-classe des HÉLIZOAIRES : Actinophrys sol.

3° CLASSE DES INFUSOIRES.
Sous-classe des CILIÉS.

Carchesium Lachmann.
Epistylis sp. (?)
Vorticella Alba.
Vorticella Microstoma.
Pyxidium sp. (?)
Stentor Polymorphus.
Paramecium Aurelia.
Paramecium Bursaria.
Colpoda sp. (?)
Chilodon Cucullus.
Chilodon sp. (?)
Cinetochilum Margaritaceum
Colpodium colpoda.

Glocoma scintillans.
Cyclidium Glaucoma.
Coleps Hirtus.
Holophrya sp. (?)
Spirostomum Teres.
Lionotus Fasciola.
Loxophyllum sp. (?)
Choenia sp. (?)
Oxytricha Pellionella.
Stylouychia Mytilus.
Aspidisca Costata.
Euplotes Charon.

Sous-classe des TENTACULIFÈRES : Podophrya sp. (?)

B. VERS : Allolobophora Foetida. — Tubifex sp.(?) — Anguillulae.

ROTIFÈRES : Rotifer Vulgaris. — Hydatina Senta.

C. INSECTES : Chironomus (Larvae). — Isotoma Sexoculata.
Lipura Ambulans.

Moss side. — Cette station, qui doit être supprimée par
la suite, comprend des bassins de précipitation chimique dont
l'effluent est en partie irrigué sur les terres.

Les recettes provenant des ventes de récoltes et de boues
pressées ont été supérieures à celles de l'an dernier d'environ
2500 francs. Cependant les dépenses, après diminution des
recettes, se sont élevées à 56 287 fr. 60.

Gorton. — La précipitation par l'alumino-ferrique a
donné un effluent limpide et brillant. Pendant les périodes de
temps sec ou chaud, cet effluent est additionné de chlorure
de chaux pour éviter le développement de végétaux inférieurs
en aval de la station. Dans certains cas, lorsque la température et les conditions atmosphériques font craindre des
nuisances, on ajoute encore du manganate de soude. Ces
additions étaient faites aux premières heures du matin et du
soir pendant la saison chaude.

On arrive ainsi à diminuer les nuisances, mais c'est au prix
de dépenses assez fortes qui se décomposent ainsi :

Traitement des boues (y compris l'alumino-ferrique).	25 787,60
Filtration.	3 864,85
Désinfection par le chlorure de chaux et le manga-nate de soude et dépenses générales	51 114,65
	60 767,10
A diminuer recettes.	7 486,30
	53 280,30

En calculant sur le débit journalier moyen par temps sec
de 4540 mètres cubes, la dépense de produits chimiques
seuls pour la précipitation est approximativement de 7 fr. 45
par 1000 mètres cubes, l'alumino-ferrique étant employé à la
dose de près de 0 gr. 142 par litre.

Cette station doit être aussi prochainement supprimée et
les eaux seront envoyées à Davyhulme.

On a essayé s'il était possible de remplacer la chaux par
les résidus de charbon pour faciliter le pressage des boues.

Pour obtenir les meilleurs résultats il est utile de cribler les plus fines parties de charbon. Avec 5 tonnes de charbon ajoutées à 40 tonnes de boues humides on obtient un bon tourteau contenant la moitié de son poids de charbon, si on presse pendant 2 heures. On peut le brûler rapidement en mélange avec deux parties d'ordures ménagères dans un four à incinérer, mais il se produit des quantités considérables de poussières. Les tourteaux contenant une partie de charbon pour deux de boues ne brûlèrent pas très bien mélangées aux ordures ménagères.

Ces tourteaux ont été essayés comme producteurs de gaz. Contenant de 50 à 55 pour 100 d'humidité on a obtenu 2240 mètres cubes de gaz et l'équivalent de 28 kilogr. 600 de sulfate d'ammoniaque par tonne séchée gazéifiée pour un produit contenant 1,46 pour 100 d'azote. La seule difficulté consiste dans le nettoyage des grilles avec un combustible contenant 40 pour 100 de cendres. En ajoutant une plus grande proportion de charbon on pourrait donc traiter avantageusement les boues. Cependant, à part cette utilisation, ce procédé est plus coûteux que celui à la chaux même si on peut se procurer le charbon pour le prix du transport.

Les expériences ont aussi montré que, avec une addition proportionnelle de chaux, on peut réduire de beaucoup la quantité de charbon. Ainsi, 28 tonnes de boues humides, 1 tonne de charbon fin et 75 kilogrammes de chaux, donnent 5 tonnes de boues pressées; la durée de pressage était de 1 heure et demie.

Des essais analogues faits à Philadelphie, il résulte que le mélange de boues et de charbon est possible, dans certaines conditions favorables, pourvu que le combustible obtenu trouve son emploi.

DAVYHULME. — Le volume moyen d'eau d'égout a été de 164 267 mètres cubes par jour, soit au minimum 227 litres et au maximum 315 litres par habitant. Sur ce volume, 95,7 pour 100 ont été traités, le reste est l'excédent lorsque le débit est porté à plus de 5 fois le débit de temps sec. Cependant cette partie non traitée passe dans des bassins de décantation avant d'être rejetée au canal.

Les résultats d'épuration sont montrés par les analyses résumées dans les tableaux II, III, IV et V.

TABLEAU II. — **Lits de premier contact.**

EN MILLIGRAMMES PAR LITRE :	EAU BRUTE	EFFLUENT DES FOSSES SEPTIQUES	EFFLUENT DES LITS		ÉPURATION 0/0	
			MINIMUM	MAXIMUM	EFFLUENT DES FOSSES	EAU BRUTE
Oxygène absorbé en 4 heures.	96,5	75,3	23,7	36,5	51 à 68	62 à 75
Oxygène absorbé en 5 minutes :						
avant incubation . . .	»	»	12,9	19,9	»	»
après incubation . . .	»	»	13,7	23,8	»	•
Ammoniaque.	57,5	43,4	34,1	35,5		
Azote albuminoïde	10,1	6,8	2,6	3,8	44 à 63	62 à 75
Nitrites en Az H³.	»	»	0,14	0,21	»	»
Nitrates —	»	»	1,42	2,00	»	»
Putrescibilité.	»	»	69½/147	128½/161	»	»
Volume d'eau traité par m² de surface et par jour en litres	550	654			»	»
Volume d'eau traité par m³ de scories et par jour en litres	495	626			»	»

TABLEAU III. — **Lits de second contact.**

EN MILLIGRAMMES PAR LITRE	1er CONTACT	2e CONTACT	ÉPURATION 0,0	
			1er CONTACT	EAU BRUTE
Oxygène absorbé en 4 heures.	56,8	12,1	67	87
Oxygène absorbé en 5 minutes :				
avant incubation.	20,5	5,68	»	»
après incubation	26,0	4,8	»	»
Ammoniaque	56,5	16,3	»	»
Azote albuminoïde.	3,8	1,56	60	85
Nitrites en Az H³	traces	0,14	»	»
Nitrates —	1,0	16,00	»	»
Putrescibilité	94½/109	½/110	»	»
Volume d'eau traité par jour et par m² de surface			558 litres.	
— par m³ de scories			690 litres.	

Tableau IV. — **Lit secondaire à percolation.**

EN MILLIGRAMMES PAR LITRE	1ᵉʳ CONTACT	LIT A PERCOLATION	ÉPURATION 0/0	
			1ᵉʳ CONTACT	EAU BRUTE
Oxygène absorbé en 4 heures.	36,8	15,1	59	84
Oxygène absorbé en 5 minutes :				
avant incubation.	20,4	7,8	»	»
après incubation.	26,0	6,4	»	»
Ammoniaque.	36,2	25,7	»	»
Azote albuminoïde	3,9	1,7	56	83
Nitrites en Az H⁵.	0,14	0,21	»	»
Nitrates —	1,14	9.9	»	»
Putrescibilité.	98½/115	5½/116	»	»
Volume d'eau traité par jour et par m² de surface. . . . . . 431 litres.				
— par m³ de matériaux. . . . . 348 litres.				

Tableau V. — **Lits d'orage.**

EN MILLIGRAMMES PAR LITRE	EAU BRUTE	EFFLUENT DES BASSINS	EFFLUENT DES LITS	ÉPURATION 0/0 MOYENNE	
		MOYENNE		EFFLUENT DES BASSINS	EAU BRUTE
Oxygène absorbé en 4 heures. . .	96,3	67,5	55,1	17,5	65,5
Oxygène absorbé en 5 minutes :					
avant incubation	»	»	18,7	»	»
après incubation	»	»	19.7	»	»
Ammoniaque.	57,5	55,9	29,5	»	»
Azote albuminoïde	10,1	5,5	5,5	40,0	67,0
Nitrites en Az H⁵	»	»	0,24	»	»
Nitrates —	»	»	5,4	»	»
Putrescibilité	»	»	44 à 58 °/₀	»	»
Volume d'eau traité par m² de surface et par jour . . . 296 à 340 litres.					
— par m³ de matériaux. . . . . 577 à 563 litres.					

Les dépenses totales de l'année 1910-1911 (entretien et renouvellements) se sont élevées à 243 344 fr. 55, soit 4 fr. 10 par 1000 mètres cubes, prix notablement moindre que celui de l'an dernier. Les frais de renouvellement de matériaux des lits se sont élevés à 169 765 francs, le coût de la filtration seul est donc de 1 fr. 50, plus élevé que celui de 1909-1910.

On a retiré des bassins de décantation, qui précèdent les lits d'orage, 80 371 tonnes de boues à 85-87 pour 100 d'eau, soit 38,1 pour 100 des boues totales. Des fosses septiques on a extrait 158 085 tonnes de boues à 86-89 pour 100 d'eau ; ces boues sont peu fermentées, car on les évacue très souvent.

Les lits de premier contact ont reçu 615 litres d'eau par mètre carré et par jour, soit 592 litres par mètre cube de matériaux. Les lits de second contact ont reçu 690 litres par mètre cube de matériaux.

Le rapport contient aussi deux travaux du laboratoire de Davyhulme que nous analysons d'autre part.

MOWBRAY[1]. — Les eaux sont renvoyées à l'usine par un double jeu de pompes centrifuges débitant chacune 5^{m3} 1/2 par minute tout en élevant les eaux de 15 mètres environ. Elles débouchent dans quatre bassins circulaires à base conique, surélevés de $5^m,50$ au-dessus du niveau du sol, et dont la profondeur totale est de 9 mètres. Ces bassins agissent à la fois comme fosses septiques et comme décanteurs. L'effluent est ensuite envoyé sur une première série de lits bactériens de 95 mètres de longueur et de $2^m,10$ de profondeur. Ces lits peuvent être assimilés à des percolateurs continus, ils sont formés de scories ferrugineuses de grosses dimensions. La distribution se fait au moyen de quatre distributeurs mobiles sur deux rails parallèles à commande automatique ; l'effluent de ces filtres est envoyé sur six filtres secondaires au moyen de distributeurs à bras rotatifs ; l'effluent s'en va à la rivière.

NORTHAMPTON[2]. — Les principaux collecteurs ont été établis parallèlement à la rivière Nene, pour déboucher finalement dans le collecteur principal, formé de deux égouts jumelés en briques, de $1^m,60$ sur $1^m,50$, avec une pente minima

---

[1] D'après Loc. Gov. Offi. et Bull. Off. Int. d'Hyg., 1910, p. 1545.
[2] D'après Surveyor et Bull. Off. Int. d'Hyg., 1910, p. 1515.

de 1 pour 2850. Le volume maximum qu'ils peuvent débiter est de 400 000 mètres cubes par jour.

Ces collecteurs aboutissent à l'établissement d'épuration de Houghton-Road. Les eaux sont d'abord reçues par des bassins à décantation continue. L'effluent passe ensuite à travers des filtres grossiers, pour arriver enfin sur les terrains d'épandage de la ferme annexée à l'établissement. On ne se sert pas de précipitant chimique; les bassins sont nettoyés périodiquement et les boues, renvoyées sur des lits spéciaux, sont mélangées à des cendres et laissées au repos jusqu'à consistance plastique. Elles ont représenté pour une année 2600 tonnes, soit 5 tonnes de boues à moitié sèches pour 4500 mètres cubes d'eau d'égout. La surface de la ferme où se fait l'irrigation est de 22 hectares.

PRESCOT [1]. — Les eaux traversent d'abord une série de chambres à sable, grilles et fosses à boues, pour arriver ensuite dans une fosse septique spéciale dite « hydrolitic tank », dont les avantages, d'après les ingénieurs, seraient les suivants :

Les matières en suspension de grosses dimensions sont plus rapidement éliminées que dans les fosses ordinaires ; les particules plus fines qui, d'habitude ne sont pas retenues dans les fosses, sont ici décantées en majeure partie par des cloisons ménagées dans la fosse; les boues déposées sont plus facilement et plus complètement enlevées, l'effluent contient moins de solides en suspension et le travail est moins gêné par les produits formés par la décomposition des boues.

L'effluent de la fosse est envoyé sur des filtres de 2^m,50 d'épaisseur. Les matériaux sont des scories, plus grosses dans le premier filtre et plus fines dans le filtre secondaire. Entre les deux séries de filtres sont interposés des bassins de décantation destinés à arrêter les matériaux entraînés hors des filtres.

Les boues recueillies sont évacuées dans des tranchées, puis recouvertes aussitôt qu'elles se sont suffisamment desséchées pour pouvoir supporter le poids de la terre.

[1] D'après Loc. Gov. Off. et Bull. off. Int. d'Hyg., 1910, p. 1969.

CHAPITRE VII

LES PROGRÈS DE L'ÉPURATION BIOLOGIQUE DES EAUX D'ÉGOUT EN ALLEMAGNE

Nous trouvons dans un rapport de la Commission des eaux de Nordhausen (¹) la description sommaire de quelques stations d'épuration des eaux d'égout en Allemagne.

BLANKENBURG. — 15 000 habitants, système unitaire. L'eau d'égout passe à travers une grille de 10 millimètres, puis se rend dans une fosse à sables et dans deux bassins de décantation de 50 mètres de long, 5 mètres de large et 1^m,50 de profondeur utile. Elle en sort par des orifices cylindriques ménagés à différents points de la périphérie, et se rend dans des lits bactériens de sable, à double contact. L'eau ne séjourne que 15 minutes sur les lits de premier contact; elle est alors évacuée sur les lits de second contact où elle séjourne 1 heure à 1 heure et demie. Personnel : deux hommes.

BOCHUM. — 150 000 habitants, 50 000 mètres cubes par jour par suite de l'adjonction à l'eau d'égout de l'eau d'un ruisseau très contaminé. L'installation comprend une grille de 50 millimètres, une fosse à sables à deux compartiments, et 18 décanteurs Emscher. La fosse à boues a des dimensions qui correspondent à 0,2 litre de boues fermentées par tête et par jour, et de manière que les boues peuvent y séjourner six mois. Toutes les quatre semaines, on évacue par pression d'eau un huitième de cette fosse sur des lits de drainage formés par 30 centimètres de scories. Les boues ainsi évacuées

(¹) *Die Städtereinigung*, 1910. n⁰⁵ 10, 11, 12 et 15 et *Wasser und Abwässer*. t. III, p. 445.

se dessèchent en 2 à 6 jours, suivant le temps. Sur les scories, on dispose une couche de quelques centimètres de sable, pour pouvoir enlever facilement les boues sèches. Personnel : deux hommes.

ELBERFELD. — 220 000 habitants sont rattachés à cette installation qui épure les eaux de la plus grande partie d'Elberfeld et de Barmen. Système séparatif dans la plupart des cas. Effluent : 80 000 mètres cubes par jour, très riche en eaux industrielles et en résidus d'industries textiles. L'installation comprend une fosse à sables avec grilles et râteau, quatre bassins de décantation, dont le fond est constitué par plusieurs entonnoirs à parois plus ou moins inclinées. Les boues sont évacuées par le vide dans des décanteurs, et sont envoyées ensuite dans des bacs à boues, placés au-dessus du sol, qu'on remplit jusqu'à une hauteur de 80 centimètres. La dessiccation de ces boues se produit en 6 à 8 mois. Le fonctionnement de l'installation est assez défectueux, malgré des dépenses très élevées à cause du chargement exagéré des appareils, où le courant dépasse souvent 40 à 60 millimètres à la seconde.

Dans un rapport publié par Wolff et Maass [1] sur l'installation d'épuration des eaux résiduaires de la ville d'Elberfeld, on trouve en outre les renseignements suivants : on retire des deux fosses à sable environ 9 mètres cubes de boues par jour qu'on utilise sur les terrains environnants. Les cinq grilles donnent chaque jour 6 m^c,7 de dépôts qui servent comme engrais. Dans les quatre bassins de décantation où passent en moyenne 44 100 mètres cubes d'eau d'égout par jour, on retire 180 mètres cubes de boues à 92 pour 100 d'eau. Après un séjour de 8 à 9 mois dans les bassins de dessiccation, ces boues n'ont plus que 72 à 76 pour 100 d'eau. On étudie actuellement l'utilisation de ces boues comme engrais après extraction des graisses ou comme combustible après mélange avec des ordures ménagères.

ERFURT. — 108 000 habitants ; système unitaire. L'installation comprend simplement 12 décanteurs Emscher. Dépenses : 412 000 francs.

—————

[1] Wasser und Abwässer, t. III, p. 550.

ESSEN-NORDWEST. — 50000 habitants. L'installation comprend également 12 décanteurs Emscher.

HALBERSTADT. — 46000 habitants; système unitaire. L'eau d'égout traverse une fosse à sables avec tamis en fer, puis des bassins de décantation de 45 mètres de long, 8 mètres de large et $1^m,80$ de profondeur moyenne, avec une vitesse d'écoulement de 4 millimètres; elle est alors pompée sur 12 lits bactériens percolateurs de $12^m \times 50^m$. Les boues des bassins sont extraites par une très forte pompe (40 chevaux) et envoyées sur les lits de drainage. Les lits percolateurs, entourés de murs percés d'orifices, sont formés de scories tamisées et possèdent un drainage constitué par des arceaux demi-circulaires en fer, de 45 centimètres de diamètre, supportant des planches en bois. Personnel : un directeur et trois ouvriers.

HANNOVER. — 272000 habitants : système unitaire. Une station de pompes, placée dans la ville et munie de rateaux et de fosses à sables envoie l'eau d'égout à la station d'épuration distante de 5 kilomètres. Celle-ci comprend 12 bassins de décantation, dont 8 sont toujours en fonctionnement chacun pendant deux jours. L'eau décantée s'écoule à la rivière ; l'eau trouble est envoyée dans un autre bassin pour y subir une clarification complémentaire. La boue à 90 pour 100 d'eau est envoyée dans 4 turbines qui l'amènent à 65 pour 100 d'eau. Chaque bassin donne après deux jours de fonctionnement 120 mètres cubes qui se réduisent à 16-20 mètres cubes de boues sèches, données gratuitement aux agriculteurs.

Force motrice nécessaire : 65 à 70 chevaux. Dépenses annuelles élevées : 57500 francs ou 15 fr. 75 par tête; ces fortes dépenses sont occasionnées par le traitement des boues qui revient à 5-6 francs le mètre cube.

KASSEL. — 160000 habitants : système unitaire. L'installation d'épuration des eaux résiduaires comprend des grilles et 5 bassins de décantation analogues à ceux d'Halberstadt et de Hanovre ($40^m \times 4^m \times 5^m$). L'évacuation de ces bassins se fait en partie par gravitation, en partie par une pompe centrifuge. Les dépôts sont extraits par le vide et envoyés sur des lits de drainage où ils se dessèchent.

MULHAUSEN. I. THÜRINGEN. — 35000 habitants, système unitaire). L'ancienne installation comprenait 3 bassins de décantation de $22^m,5 \times 5^m,3 \times 1^m,8$, correspondant à une capacité utile de 540 mètres cubes; cette installation s'est montrée insuffisante et on a construit 3 nouveaux bassins de décantation de $21^m \times 9^m,4 \times 2^m,8$, correspondant à 2200 mètres cubes. Les trois bassins anciens servent pour les eaux de la nuit et les eaux d'orage. Les trois autres bassins servent à la clarification des eaux, et on y a encore adjoint deux autres bassins placés l'un après l'autre et de $25^m \times 10^m \times 2^m$. La capacité totale des bassins de clarification est ainsi voisine de 5000 mètres cubes, le volume des eaux à traiter par jour étant normalement, par temps sec, de 5200 mètres cubes. Les eaux des bassins sont évacuées jusqu'à 50 centimètres au-dessus du niveau des boues, et ces boues sont envoyées par des pompes sur des lits de drainage. L'effluent est traité biologiquement sur six lits bactériens percolateurs de $1^m,20$ de hauteur, constitués par des scories recouvertes de la fine couche filtrante système Dunbar. Chaque lit est divisé en cinq parties de 32 mètres de long sur 5 mètres de large. Le chargement correspond à $1^{m3},1$ par mètre carré de surface. L'installation totale a coûté 300000 francs, soit 7 fr. 50 par tête. Les frais d'exploitation s'élèvent à 13000 francs environ, soit 37 centimes par tête.

QUEDLINBURG. — 27000 habitants : système en partie séparatif et en partie unitaire. L'eau subit un traitement préalable dans quatre appareils Kremer, puis elle est épurée en partie par filtration intermittente, sur sol sablonneux, sans utilisation agricole, et en partie par épandage. Les boues des appareils Kremer sont envoyées au moyen d'un racloir dans des puisards de 5 mètres de profondeur; elles y restent plusieurs mois avant d'être envoyées sur les lits de dessiccation. Chaque appareil Kremer travaille à 15 litres à la seconde et élimine 90 pour 100 des matières en suspension. Les quatre appareils ont coûté 69000 francs, y compris les machines et le logement du chef de poste; une installation semblable de décanteurs Emscher aurait coûté 150 000 francs; celle de bassins de décantation aurait coûté 62 500 francs.

RECKLINGHAUSEN (50 000 habitants). — Le traitement des eaux d'égout se fait dans six décanteurs Emscher de 8 mètres de diamètre et de 9 mètres de profondeur : l'eau y séjourne en moyenne une heure. Le travail se fait comme à Bochum et à Essen Nord-West (voir plus haut).

CHARKOW (hôpital) [1]. — L'installation de Charkow permet de traiter 500 mètres cubes par jour et elle comprend une fosse septique, des lits bactériens percolateurs à deux étages et des bassins de décantation de l'eau épurée. Au début, l'effluent de la fosse septique était envoyé par chasses intermittentes, au moyen de rigoles, sur le lit percolateur de premier contact, de 270 mètres carrés de surface et de $1^m,70$ de hauteur, mais, par suite de la répartition irrégulière des eaux, l'effluent restait encore putrescible. Le travail est devenu excellent quand on a disposé à la surface du lit une couche fine de matériaux de 1 à 5 millimètres de grosseur. Les eaux qui s'écoulent du premier lit se rendent dans un bassin de décantation, puis elles passent sur le second étage constitué par deux lits percolateurs de 1 mètre de hauteur, munis également d'une couche filtrante superficielle et représentant seulement le sixième du volume du premier lit. L'eau qui s'écoule du second étage est tout à fait imputrescible.

Les expériences de Malischewsky ont montré que, *pour un même volume de matériaux*, l'épuration est meilleure avec un lit percolateur divisé en deux étages qu'avec un seul étage de matériaux.

CHEMNITZ [2]. — Des essais ont été faits, pour le traitement des eaux résiduaires de la ville de Chemnitz, au moyen de la poudre de charbon et de divers produits chimiques. Les effluents obtenus étaient encore putrescibles, les frais étaient

[1] D'après MALISCHEWSKY. *Gesundheits ingenieur*, 1910, 33ᵉ année, p. 943.
[2] D'après un rapport de la ville (1909) et *Wasser und Abwässer*, t. III, page 276.

très considérables et il n'était pas possible de les couvrir ou
même de les réduire par une utilisation rationnelle des boues.
Ces essais ont donc été abandonnés. Des expériences ont été
faites alors sur la sédimentation et on a constaté qu'une longueur de 51 mètres des bassins était suffisante avec un courant de 6 à 14 millimètres à la seconde. On a construit deux
lits bactériens percolateurs de 2 mètres de haut, qui ont
donné avec un travail de 11 heures par jour et un repos de
15 heures par nuit, et avec un chargement de 1 mètre cube
d'eau par mètre cube de scories, un effluent imputrescible
avec une diminution d'oxydabilité de 50 à 75 pour 100. La
centrifugation des boues s'est montrée trop coûteuse et assez
imparfaite. On a eu alors recours aux décanteurs Travis et
Emscher, qui ont fourni des boues à 85 pour 100 d'eau au lieu
de 95 pour 100 et on a réduit ainsi des deux tiers l'espace
nécessaire pour les boues. On a utilisé pour le transport des
boues une toile sans fin sur laquelle les boues perdent encore
2 pour 100 d'eau et ces boues à 85 pour 100 d'humidité sont
amenées par la toile dans des presses à rouleaux de bois d'où
elles sortent à 59 pour 100 d'eau.

DUSSELDORF [1]. — Le traitement des eaux résiduaires
de Dusseldorf se fait mécaniquement, au moyen de grilles
dont les barreaux ont 5 millimètres d'écartement et dont le
nettoyage se fait à la machine. Les résidus retenus par les
grilles sont recouverts par 40 000 kilogrammes de tourbe et
chaux en poudre : ils sont ensuite enlevés par les agriculteurs
et rapportent ainsi environ 3750 francs par an. En dehors
de cette somme, les dépenses de l'installation s'élèvent à
50 000 francs environ pour 265 000 habitants, soit 15,44 pfennig
par tête.

ELBING [2]. — Elbing est une ville de 58 000 habitants,
munie d'un réseau d'égouts installé d'après le système séparatif. Le volume d'eau d'égout à traiter chaque jour s'élève à

[1] D'après un rapport de la ville en 1908-1909 et *Wasser und Abwässer*,
t. III, page 275.
[2] D'après Schweizer. *Jour. of Gash.*, 1911, n° 10. p. 251 et *Wasser und
Abwässer*, t. IV, page 176.

5000-4000 mètres cubes. L'eau est traitée par le procédé
Rothe-Degener à la poudre de charbon. On l'additionne, dans
une rigole, de 1 à 2 kilogrammes de charbon et de 200 à
500 grammes de terre argileuse par mètre cube. L'eau s'élève
ensuite dans la tour de clarification avec une vitesse de 0,5 à
1 millimètre. Les boues qui se déposent renferment 95 à 98
pour 100 d'eau; on les passe au filtre-presse qui donne des
gâteaux à 65 pour 100 d'eau. On peut utiliser ces gâteaux soit
comme engrais, soit comme combustible; ce dernier emploi
est préférable. On se sert alors de ces gâteaux, chauffés dans
des cornues, pour la préparation de gaz qu'on utilise comme
producteur d'énergie électrique.

Les frais d'exploitation de cette installation s'élèvent à
70 000 francs.

POSEN([1]). — L'installation de traitement des eaux résiduaires de la ville de Posen a été mise en fonctionnement en
juin 1909. Elle comprend d'abord une grille qui retient chaque
jour 1^{m3},14 de matières en suspension, puis une installation
de pompes qui envoient l'eau dans huit puits décanteurs. Le
volume de l'effluent à traiter atteint 56000 mètres cubes
les jours de pluie; par temps sec, il est en moyenne de
15000 mètres cubes les jours de semaine et 9000 mètres
cubes le dimanche. L'installation fonctionne en semaine avec
six puits de décantation, le dimanche avec quatre seulement.
Les boues sont extraites, sans interruption de travail, par
aspiration et enterrées dans un champ d'environ 8 hectares :
une partie des boues est d'ailleurs utilisée par les cultivateurs. On obtient chaque jour environ 49^{m3},6 de boues, soit
0,5 pour 100 de la quantité d'eau traitée. La force motrice
nécessaire pour les appareils aspirateurs des boues, pour
l'éclairage électrique et pour l'approvisionnement de l'installation en eau potable, est fournie par une turbine mise en mouvement par l'eau qui s'échappe des puits de décantation.
Cette eau est suffisamment purifiée pour ne pas nuire à la
flore et à la faune de la rivière où elle s'écoule. D'après les
résultats fournis par un fonctionnement de neuf mois, l'entretien et le travail de la station de pompes a coûté 45 centimes

([1]) D'après *Wasser und Abwässer*, t. IV, page 78.

par habitant et par an; le travail de clarification a coûté environ 15 centimes par habitant et par an.

RHEYDT [1]. — Les trois communes de Rheydt, Odenkirchen et Wickrath, munies d'un réseau d'égouts du système séparatif, traitent dans une seule installation leurs eaux résiduaires dont le volume journalier s'élève à 6500 mètres cubes. Ces eaux arrivent dans un bassin de 6 mètres de large et de 6 mètres de profondeur, muni de grilles, et sont envoyées par des pompes centrifuges dans les bassins de clarification. Ceux-ci ont été calculés pour le traitement journalier de 15 000 mètres cubes d'eau d'égout : ils consistent en quatre bassins de 60 mètres de longueur, qui sont traversés par les eaux en trois heures avec une vitesse de 8 à 10 mm. à la seconde. Avant ces bassins, on a disposé d'autres bassins dégrossisseurs. A l'extrémité de deux des principaux bassins de clarification, on a disposé deux tamis de cuivre pour retenir les pailles, poils, plumes, etc., et les résultats ont été satisfaisants. Les boues sont évacuées par gravitation, toutes les semaines pour le premier bassin, toutes les deux semaines pour les bassins préliminaires, toutes les quatre semaines pour les grands bassins de clarification. Les trois lits de drainage pour les boues ont $25^m \times 80^m$ et on les charge avec une couche de boues de 1 mètre de hauteur, maintenue par des murs. Les eaux d'égouttage retournent au premier bassin de décantation. Les boues sèches sont utilisées par les agriculteurs, surtout dans la culture des légumes.

STRIEGAU [2]. — L'eau d'égout est envoyée par une pompe centrifuge dans une fosse septique couverte, dont l'effluent s'écoule dans des lits bactériens à double contact. Les lits bactériens de premier contact sont formés de scories; ceux de second contact sont formés de coke. Les boues qui se déposent dans la fosse septique sont extraites par aspiration et envoyées sur les champs voisins.

On a choisi la méthode d'épuration par double contact

[1] D'après *Wasser und Abwässer*, t. III. page 522.
[2] D'après le *Striegauer Anzeiger*. 29e année. 1910, nᵒ 11 et *Wasser und Abwässer*. t. IV. page 82.

pour plusieurs raisons : 1° la hauteur dont on disposait
n'était pas suffisante pour permettre l'installation de lits
percolateurs; 2° on voulait réduire les mauvaises odeurs au
minimum, à cause des promenades du voisinage; 3° l'installation devait pouvoir supporter les énormes variations de
débit de l'effluent. Quand les eaux sont très abondantes, elles
sont simplement décantées grossièrement et évacuées. Pour
éviter l'encrassement des lits bactériens, on a placé un
bassin de clarification, de 1 mètre de profondeur, entre la
fosse septique et les lits.

WILMERSDORF (près Berlin)[1]. — La marche de l'épuration biologique des eaux résiduaires à la station de Wilmersdorf, dont nous avons parlé dans nos précédents
volumes[2], a été étudiée en 1910 par le Dr Pritzkow au
point de vue chimique et par le Dr Kolkwitz au point de vue
biologique.

Au point de vue chimique, le Dr Pritzkow a fait les observations suivantes :

L'eau brute qui arrive à la station est assez concentrée et
déjà en pleine fermentation. Les bassins de décantation
livrent un effluent assez bien décanté pour pouvoir être
envoyé sur les lits percolateurs : on retient dans ces bassins
en moyenne 50 pour 100 des matières en suspension. L'élimination des boues s'est faite, en général, sans difficultés, sauf
dans les deux premiers bassins où elles s'accumulent en
abondance, mais cet inconvénient a pu être facilement évité
en modifiant l'ordre dans lequel les eaux traversent les divers
bassins. Les lits percolateurs, chargés à raison d'un demi-
mètre cube par mètre cube de matériaux, ont donné un
effluent imputrescible. Le chargement d'un mètre cube d'eau
d'égout par mètre cube de matériaux a donné également un
effluent imputrescible, mais l'épuration était moins bonne, et
comme ces essais ont été faits en été, on peut en conclure
que pour avoir un effluent régulièrement épuré et imputres-

[1] D'après Pritzkow. *Mitteil. a. d. Kgl. Prüfungsanst. f. Wasserversorg*, usw.,
1910, n° 13, p. 1, et *Wasser und Abwässer*. t. III, p. 565, et d'après Kolkwitz.
Mitteil a. d. Kgl. Prüfungsanst. f. Wasserversorg. usw., 1910, n° 13, p. 48. et
Wasser und Abwässer. t. III. p. 567.

[2] Voir tome II de ces *Recherches*. p. 166, et t. III, page 202.

cible d'une façon permanente, il est préférable de ne pas dépasser un chargement d'un demi-mètre cube par mètre cube de scories. Le froid n'a plus occasionné aucun accident dans le travail malgré la couche de glace qui recouvrait les lits bactériens et une température prolongée de — 16⁰ : la température de l'effluent s'est abaissée jusqu'à + 2⁰. Le traitement complémentaire des eaux qui s'écoulent des lits bactériens, qui consiste, comme nous l'avons vu, en une décantation dans des bassins pour retenir les matières en suspension, a donné des résultats satisfaisants, et les boues déposées dans ces bassins n'ont exercé sur l'eau épurée aucune action nuisible. Ces boues ont été enlevées sans aucune difficulté. La filtration sur sable des effluents des lits percolateurs a encore amélioré l'état physique des eaux et également leur composition chimique : on n'a recours à cette filtration que passagèrement et à volonté, et les matières retenues à la surface des filtres s'enlèvent très facilement après dessiccation à l'air. Les boues sont enterrées dans le voisinage et on dispose, dans ce but, d'étendues de terrain très considérables. Les mauvaises odeurs ont été surtout sensibles au moment de la rotation des sprinklers et dans la chambre de répartition; les mouches ont été très abondantes, mais seulement dans le voisinage immédiat des lits percolateurs.

L'examen biologique des eaux, fait par le Dr Kolkwitz, a conduit à des résultats analogues à ceux de l'examen chimique. Les organismes présents ont été déterminés dans l'eau brute, dans l'eau épurée et dans l'eau du canal où se fait l'évacuation des eaux épurées, en amont et en aval du point d'évacuation. Ce dernier examen a montré que la flore de l'eau du canal n'était pas défavorablement modifiée par l'évacuation des eaux épurées.

CHAPITRE VIII

LES PROGRÈS DE L'ÉPURATION BIOLOGIQUE DES EAUX D'ÉGOUT EN AMÉRIQUE

Le Conseil d'hygiène de l'État d'Ohio (U. S. A.) a rédigé pour l'installation d'épuration des eaux d'égout de *College Hill* un ensemble de règles qui ont été publiées récemment dans le *Municipal Journal* (N. Y.) (¹).

Remarques générales. — Le procédé d'épuration des eaux d'égout devra fonctionner d'une façon entièrement automatique. Même pour sa forme la plus simple, une surveillance régulière par une personne compétente devra être établie. Le surveillant visitera l'installation au moins deux fois par jour; deux jours complets par semaine seront employés au nettoyage et à la mise générale en bon ordre. Si cela est nécessaire, il se fera aider par d'autres ouvriers. Les environs de l'installation seront tenus propres et soignés. Une prévention s'attache naturellement aux installations d'épuration d'eaux d'égout, qu'elles créent ou non une nuisance, mais il est de règle que cette prévention peut être écartée si l'installation présente toujours une apparence soignée. Ces commentaires sont spécialement applicables à l'installation de « College Hill », située à proximité d'un grand sanatorium et d'une route très fréquentée. Aussitôt que possible les terrassements entourant l'installation seront nivelés et couverts de gazon. Le tracé judicieux des chemins et la plantation de petits arbres ajoute beaucoup à cette apparence et il est recommandé de charger un jardinier de ce travail.

(¹) *Sanitary Record.* 11 mai 1911. p. 429.

Chambre à grilles. — Il n'y a pas ici d'instructions spéciales. Le criblage de l'eau étant très important, la chambre à grille sera établie de telle façon que son action soit efficace et le nettoyage des grilles facile.

Bassins de sédimentation. — Un bassin suffirait actuellement pour obtenir une sédimentation convenable ; mais, pour rendre moins désagréable l'évacuation des boues, les bassins seront employés alternativement. Quand un bassin sera mis hors service, il ne sera pas vidé immédiatement, mais laissé plein jusqu'à ce qu'il doive être employé de nouveau. Aussitôt avant, l'eau sera évacuée et le bassin vidé et nettoyé. Cette méthode a pour but de permettre la solubilisation des boues déposées et des écumes ; on diminue ainsi beaucoup les odeurs lorsque les boues sont déversées sur les lits préparés pour leur égouttage et leur séchage. Comme on obtient la meilleure sédimentation lorsque l'eau s'écoule lentement et sans agitation dans les bassins, si l'on constate une fermentation active avec dégagement tumultueux de gaz, le bassin devra être mis hors service. On ne peut établir de règle pour la durée d'emploi d'un bassin, car elle varie avec la composition des eaux et avec la température. Avec une eau peu chargée, un bassin pourra fonctionner pendant toute la saison d'hiver, tandis qu'avec une eau très chargée, et surtout pendant les mois d'été, les bassins ne peuvent rester que quelques semaines en service.

On a observé qu'on rencontre les plus grandes difficultés pour évacuer les boues lorsque le fond des bassins n'a pas de pente, ou est inégal. Il est très désirable que la pente, de 5 pour 100 au minimum, soit dirigée vers les orifices d'évacuation, et que le fond ait une surface aussi unie que possible. Dans toute installation on doit enregistrer le débit des eaux, car souvent on trouve ainsi une explication complète ou partielle des difficultés rencontrées dans l'épuration. On pourra installer les appareils au déversoir de sortie des bassins de sédimentation. Il est recommandé d'établir, dans chacune des ouvertures communiquant aux chambres de mesure, un déversoir de 225 millimètres de seuil. Ce dernier devra être construit en bronze qui résiste mieux à l'action des eaux d'égout.

Chambre de mesure et d'égalisation. — Ces bassins, ainsi que les siphons automatiques qu'ils contiennent, doivent être entretenus en parfait état de propreté. Des instructions spéciales sont données par les constructeurs.

Filtre. — Le filtre percolateur est la partie de l'installation qui nécessite le plus de soins. Il est indispensable de veiller à ce que tous les becs pulvérisateurs soient propres et fonctionnent convenablement. L'apparition d'eaux stagnantes à la surface du filtre est une indication de mauvais travail, qu'il faut améliorer immédiatement. Si la stagnation provient du colmatage des couches superficielles, on peut y remédier en labourant seulement la surface. Si le filtre paraît entièrement colmaté, ou saturé d'eau, selon toute probabilité cela provient de l'obstruction complète des drains par des matières terreuses ou par des cultures de champignons qui empêchent l'écoulement de l'effluent. Quand il en est ainsi, il devient nécessaire de laver les drains avec un jet d'eau. Si le lavage des drains et le renouvellement de la couche superficielle du filtre ne donnent pas de résultats satisfaisants, il est évident alors que le filtre en entier est colmaté. Cela peut être dû à la formation très rapide de matières humiques, à l'effritement des pierres du filtre ou à la présence de matériaux beaucoup trop fins dans les pierres. Dans ce cas le seul remède est de renouveler entièrement les matériaux filtrants, après lavage ou par remplacement par de nouvelles pierres.

Bassins de sédimentation finale. — Il n'y a plus d'indications spéciales pour ces bassins, qui seront débarrassés des boues lorsque celles-ci en auront diminué sensiblement le volume. Le curage sera fait en dehors des périodes de grand afflux d'eau.

Lits à boues. — Ces lits nécessitent beaucoup de travail. Lorsque les boues des bassins de sédimentation ont été séchées au soleil, on constate que la couche qui recouvre le sable est plus ou moins feutrée et peut être enlevée à la pelle sans grande difficulté. La méthode la plus convenable et en même temps la plus économique pour la traiter sera de la briser finement avec les pelles et de la répandre sur les pelouses environnantes. Ces lits peuvent se colmater par les matières argileuses qui sont enlevées des digues par lavage.

Pour l'éviter, ces digues seront recouvertes de gazon ; de plus, on les séparera du filtre par des planches de bois ou une couche de béton, jusqu'à 0^m,45 au-dessus de la surface du sable.

Contrôle de l'épuration. — Lorsque l'épuration sera bonne, l'effluent restera imputrescible et sera approximativement exempt de matières en suspension. La putrescibilité d'un mauvais effluent peut se reconnaître facilement à l'odeur caractéristique de l'hydrogène sulfuré qu'il dégage, mais cet indice n'est pas suffisamment sensible. L'épreuve est meilleure si on emploie le bleu de méthylène qui se décolore lorsque, l'effluent étant putrescible, tout l'oxygène a disparu. Un effluent qui se décolore en quelques jours est mal épuré.

Débit excessif des égouts. — Le débit excessif des égouts cause des troubles dans les installations d'épuration. Il peut être dû à l'admission dans les égouts unitaires des eaux des toitures, des eaux de surface et de celles du drainage du sous-sol. Dans certains cas, les eaux souterraines s'introduisent aussi dans les égouts par les parties brisées ou lorsque le sol n'est pas lui-même drainé. Il est indispensable de rechercher les entrées et de les obstruer.

Les raccordements des canalisations des habitations devront toujours être visités avant d'être recouverts. Il est essentiel, surtout lorsque les eaux d'égout doivent être épurées, que l'on connaisse la situation exacte de ces raccordements ainsi que leur mode de construction.

Traitement des eaux d'égout par dilution [1].

Ce mode de traitement, proposé pour *Rochester*, a été critiqué très sévèrement par quelques médecins, aussi convient-il de préciser ce qui a été autorisé par le Conseil d'hygiène de l'État de New-York.

Les eaux d'égout seront amenées à environ douze kilomètres de la ville, dans des bassins de décantation avec grilles aux deux extrémités, pourvus de dispositifs d'écrémage pour

---

[1] *Eng. Rec.*, 15 oct. 1910, p. 425.

enlever les graisses et les huiles surnageantes. De ces bassins les eaux seront déversées, par un conduit de 2700 mètres, dans le lac Ontario à une profondeur de 13^m,50 au-dessous de la surface des eaux.

Le projet, après avoir été soumis aux autorités sanitaires, a été approuvé sous les conditions suivantes : l'approbation des plans et l'autorisation d'établissement sont conditionnelles et prévoient explicitement que s'il est reconnu, après l'achèvement et la mise en service des installations, et après études des effets du déversement de l'effluent dans les eaux du lac, que les habitants des rives du lac Ontario, ou que ceux qui usent les eaux du lac pour la boisson, les bains ou autres emplois, ont la santé altérée ou le confort diminué, il y aura lieu d'ajouter tel dispositif pour augmenter le degré d'épuration, bassins de décantation supplémentaires, filtres biologiques ou autres, de façon à protéger efficacement la santé publique et à prévenir toute nuisance.

Aussi tous les plans ont-ils été dressés en prévision de nouvelles installations si leur construction devient nécessaire.

Recherches sur l'épuration des eaux d'égout de Boston [1].

De leurs premières recherches, Winslow et Phelps avaient conclu que les eaux d'égout de Boston pouvaient être épurées économiquement et d'une façon satisfaisante sur des lits bactériens à percolation sans autre traitement préliminaire que leur passage dans des fosses à sables et des grilles. Les lits étaient formés de pierres cassées de 37 à 50 millimètres sur 2^m,40 de profondeur [2].

Par leurs nouvelles études les auteurs ont déterminé quelle profondeur les lits bactériens devaient avoir et quelle devait être la grosseur des matériaux pour obtenir les meilleurs résultats.

On admet généralement en Angleterre que les matériaux des lits à percolation ne doivent pas avoir une grosseur dépas-

---

[1] *Journal of Infectious diseases*, avril 1911, p. 259.
[2] Voir ces *Recherches*, 3ᵉ vol., p. 250.

sant 25 millimètres. En Amérique, par suite de la dilution plus grande des eaux d'égout, on peut employer des matériaux plus gros, retenant moins les matières en suspension. A Reading et à Columbus leur grosseur est de plus de 50 millimètres.

Avec les eaux brutes de Boston on ne peut employer les pierres de 12 millimètres, car le colmatage est très rapide, et celles de 37 millimètres sont les plus petites qui puissent être utilisées; il est préférable de choisir celles de 37 à 50 millimètres. La profondeur de lits donnant les meilleurs résultats est celle de 2ᵐ,10 au-dessus des drains. Le taux d'alimentation des filtres fut de 1680 litres par mètre carré de surface de lits.

Les auteurs ont remarqué, comme Watson à Birmingham (Angleterre) et d'autres ingénieurs, que la quantité de matières en suspension contenue dans les effluents varie avec les saisons. Elle augmente toujours d'une façon considérable au printemps. Ces matières accumulées pendant neuf mois se déchargent ainsi pendant trois mois. Il est à noter qu'à cette époque l'accroissement des matières minérales est plus grand que celui des matières organiques.

Bien que les efffuents soient imputrescibles, la présence de plus de 100 milligrammes par litre de matières en suspension peut causer des inconvénients dans les cours d'eau où ils sont rejetés si le courant n'est pas très fort. Aussi doit-on les décanter par un repos de deux heures. Les bassins expérimentés étaient de forme conique renversée d'un diamètre de 2ᵐ,15 à la partie supérieure et d'une profondeur de 1ᵐ,20, avec au centre un tuyau vertical de 0ᵐ,15 de diamètre descendant jusqu'à 0ᵐ,375 du fond. Les effluents des filtres s'écoulaient dans le bassin par des ouvertures latérales du tuyau près du fond, ils remontaient en diminuant de vitesse et s'échappaient en quatre points munis de pare-écumes à la surface. Les matières en suspension furent ainsi réduites de 55 pour 100. Il est à remarquer que durant cette courte période l'épuration se continuait, en supplément de la sédimentation obtenue.

Le volume des boues ainsi retenues a varié de 0,5 à 2 mètres cubes par 1000 mètres cubes d'eau d'égout épurée; pendant le printemps il a été de 1 à 2 mètres cubes. On a essayé deux méthodes de traitement qui n'ont pas donné de résultats

encourageants, ce fut de laisser séjourner les boues dans une
sorte de fosse septique intensive dans l'espoir d'en réduire le
volume, et d'autre part d'étudier la valeur fertilisante des
boues pressées. Il est probable qu'il sera préférable soit de les
déverser en mer, soit de les épandre sur les terres, ou encore
de les presser et les brûler.

Épuration des eaux d'égout de Philadelphie.

La ville de Philadelphie a été mise en demeure de sou- .
mettre avant le 1ᵉʳ janvier 1912 au State Department of Health
un plan complet d'évacuation et d'épuration de ses eaux
d'égout. Une station expérimentale fut construite en 1909,
dans laquelle des recherches furent entreprises, sur le criblage
des eaux par les grilles à fins barreaux, sur la sédimentation
dans des bassins à écoulement horizontal ou vertical, sur les
lits d'ardoises du type Dibdin, sur les lits bactériens à double
contact ou à percolation, les filtres de Hambourg ou à sable
intermittents, sur la désinfection, sur la dilution et sur les
boues.

Le rapport très complet paru au début de cette année contient des conclusions dont certaines peuvent être résumées [1]
comme suit :

Le criblage à travers une toile métallique à 35 mailles par
inch (25 millimètres) retient un tiers des matières en suspension dans les eaux d'égout brutes, et prévient la formation
d'écumes dans les bassins de décantation et l'obturation des
becs pulvérisateurs des lits bactériens à percolation.

Dans un bassin de décantation, l'eau d'égout, s'écoulant
horizontalement à la vitesse nominale de 3 h. 1/2, abandonne
les deux tiers des matières en suspension, le dépôt n'augmente pas en proportion de la durée de séjour des eaux dans
le bassin. Lorsque la période d'écoulement varie entre 3 h. 1/2
et 6 heures, les eaux ne sont pas suffisamment désoxydées
pour dégager de mauvaises odeurs lorsqu'on les répand sur
les lits bactériens à percolation. Pour éviter l'action septique

[1] D'après *Eng. Rec.*, 8 avril 1911, p. 371.

on doit enlever les boues et nettoyer les bassins toutes les six semaines.

Dans le puits d'Imhoff, où les eaux s'écoulent verticalement et sont séparées des boues en liquéfaction, on a reconnu que les eaux se conservent fraîches et qu'on évite les mauvaises odeurs dégagées par l'effluent et les boues ainsi que les gaz qui s'y produisent.

Pour que les lits d'ardoise donnent le meilleur résultat, on ne doit les remplir que deux fois par jour ou au taux de 2240 litres par mètre carré et par jour. L'eau d'égout y laisse déposer les 3/4 des matières en suspension. Lorsque les ardoises ne peuvent être trouvées sur place comme produits de rebut, l'établissement de ces lits est coûteux.

Les lits à percolation donnèrent les meilleurs résultats avec les becs pulvérisateurs fixes lorsque les minces filets d'eau traversaient continuellement les matériaux sans période de reste. On reconnut la supériorité du taux uniforme d'opération sur le taux irrégulier. Le taux maximum obtenu fut de 2800 litres par mètre carré et par jour, mais en hiver l'épuration fut insuffisante. Avec un filtre, à l'abri des intempéries, recevant de l'eau finement criblée et décantée, distribuée uniformément à la surface, le taux maximum fut de 5472 litres par mètre carré et par jour. L'effluent fut toujours reconnu suffisamment épuré.

Parmi les matériaux des lits bactériens, on remarque que les trapps (roches éruptives) et le gravier ne s'effritent pas comme les calcaires (pierres à chaux) et les scories. La surface unie des graviers ne se prêtait pas aussi bien à la formation de zooglées microbiennes que les matériaux rugueux, tandis que les matériaux les plus rugueux, les scories, retenaient les matières en suspension et se colmataient. Dans le lit non recouvert, recevant 2800 litres d'eau par mètre carré et par jour, les meilleurs résultats furent obtenus avec des matériaux de 25 à 75 millimètres de grosseur. Dans les conditions les plus favorables de fin criblage et de décantation l'eau d'égout distribuée à raison de 5472 litres par mètre carré et par jour produisit un effluent bien épuré, les matériaux du lit ayant 18 à 57 millimètres de grosseur.

Les filtres de moins de 1^m,80 de profondeur ne donnent pas de résultats satisfaisants, mais lorsque la profondeur est supérieure à 1^m,80 l'effluent était suffisamment épuré, avec un taux de distribution de 2800 à 3560 litres par mètre carré et par jour. Une profondeur supérieure à 1^m,95 ne parut pas économique.

Au taux de 2800 à 3560 litres par mètre carré et par jour, pour les filtres composés de matériaux de grosseur uniforme, les matières qui se déposaient dans les interstices étaient complètement évacuées, tandis que les filtres composés de matériaux de diverses grosseurs se colmataient, sans que ces matières soient évacuées. La glace ne gêna pas l'épuration.

Les cultures de champignons à la surface des lits furent complètement détruites par l'application d'une solution d'hypochlorite de chaux sans arrêt de l'action biologique des lits.

On reconnut qu'il était impossible d'utiliser les filtres de Hambourg ou les filtres à sable intermittents à des taux assez élevés pour être économiques dans les conditions de Philadelphie.

L'eau d'égout brute, criblée et décantée de façon à ne pas contenir de matières en suspension plus grandes que 1 millimètre et stérilisée par l'addition de 6 milligrammes de chlore actif par litre fut mélangée à l'eau de rivière dans la proportion de 1 à 10, l'épuration fut obtenue sans que la vue et l'odorat soient affectés, et sans que la diminution de l'oxygène dissous dans l'eau de la rivière fut plus grande que la moitié de celle de l'état de saturation.

Dans le bassin de décantation à écoulement horizontal on recueillit 0^{m3},843 de boues à 88 pour 100 d'humidité par 1000 mètres cubes d'eau, dans le puits d'Imhoff 0^{m3},151 de boues à 82,6 pour 100 d'humidité par 1000 mètres cubes d'eau ([1]). Les boues décantées mises dans une fosse découverte ne se liquéfièrent pas d'une façon satisfaisante. Par l'emploi de lits de sable ou de sciure placés sur de gros matériaux formant drainage, on réduisit plus facilement l'hu-

---

([1]) Ces différences sont si considérables que nous pensons qu'il s'est glissé une erreur dans le compte rendu que nous traduisons ou que leur explication n'a pas été rapportée.

midité des boues que par des tranchées en terre. Dans ces conditions, la boue de décantation sur une épaisseur de 15 centimètres se dessèche, en 6 jours si le lit est couvert et en 12 jours si le lit n'est pas couvert, suffisamment pour pouvoir être enlevée. Un mélange à poids égal de boues humides et de poussières de charbon se dessèche en un jour sur le lit à boues, et peut être brûlé ensuite.

READING. — Nous avons rendu compte, dans un volume précédent ([1]), des expériences préparatoires faites à Reading pour l'épuration des eaux d'égout et nous avons donné une description sommaire de la station d'épuration. Cette station est en fonctionnement depuis près de quatre ans et des rapports ont donné les résultats obtenus ([2]).

Les eaux d'égout s'écoulent à une station de pompage où elles sont criblées avant d'être envoyées à la station d'épuration. Là elles sont décantées, puis distribuées sur des lits à percolation et enfin décantées de nouveau avant d'être évacuées à la rivière.

La population est d'environ 100 000 habitants, mais 55 000 habitants seulement évacuent leurs eaux usées dans les égouts sanitaires. La composition des eaux d'égout varie à tout moment car elles contiennent des eaux résiduaires industrielles, tanneries, abattoirs, fabriques de chapeaux, teintureries, etc. Aussi le volume des eaux s'écoulant la nuit est très faible et provient principalement de l'infiltration des eaux souterraines.

Les eaux sont d'abord criblées dans une grille cylindrique, le *Segregator*, que nous avons décrit. Les matières retenues sont séchées par centrifugation et brûlées, mélangées à du charbon, dans le foyer des chaudières. La quantité de ces matières recueillies de 6 heures du matin à 6 heures du soir, est presque double de celle recueillie de 6 heures du soir à 6 heures du matin. On retient ainsi $0^{m3},0185$ à $0^{m3},0215$ de matières par 1000 mètres cubes. Le criblage coûte 1 fr. 10 par 1000 mètres cubes pour un traitement minimum de 18 000 mètres cubes.

[1] Ces *Recherches*, 3ᵉ vol. p. 238.
[2] *Eng. Rec.*, 13 août 1910, p. 186, et 25 avril 1911, p. 441.

Le bassin de décantation a une capacité de 7260 mètres cubes, pour une profondeur de 4ᵐ,80 et une surface de 78ᵐ×15ᵐ Mais cette capacité est réduite, par suite de l'existence de murs de fond, à 5450 mètres cubes. Pour un volume d'eau de 15620 mètres cubes en 24 heures, la période de séjour est de 10 heures, pour un volume de 27240 mètres cubes il ne sera que de 6 heures. Les eaux y entrent par douze ouvertures pour ralentir l'écoulement. Des murs de fond divisent le bassin en cinq parties égales, qui sont chacune pourvues d'une vanne pour l'évacuation des boues, les eaux sortent par un déversoir de la largeur du bassin, un pare-écume se trouve avant ce déversoir. Ce bassin avait été construit d'abord comme fosse septique, mais on ne l'emploie que comme bassin de décantation, par suite de l'opposition des détenteurs du brevet Cameroun. On a trouvé depuis que les ébouages fréquents permettaient un meilleur fonctionnement des filtres bactériens. L'évacuation des boues se fait, au bout de 6 semaines en été et de 4 mois en hiver, dans des tranchées dont la profondeur varie de 0ᵐ,50 à 1ᵐ,50. La quantité de boue liquide évacuée en 1908 et 1909 a été en moyenne de 20 litres par 1000 mètres cubes; la composition était de 91,85 pour 100 d'humidité, 2,85 pour 100 matières minérales et 5,34 pour 100 matières volatiles. Lorsque les tranchées sont peu profondes, la boue se sèche, mais lorsqu'elles sont profondes, il se produit des fermentations septiques, une croûte recouvre une boue complètement liquéfiée. La boue sèche est pratiquement de l'humus et a peu d'odeur. Les odeurs dégagées des tranchées sont très faibles même en été, elles rappellent celle de l'acide acétique, plutôt que l'odeur de putréfaction.

Les deux lits bactériens à percolation mesurent chacun 4000 mètres carrés. Ils sont construits sur un fond bétonné recouvert de tuiles demi-rondes formant drainage, puis de matériaux différents. Pour l'un, les scories cassées sur une profondeur de 1ᵐ,50 sont retenues par un mur de pierres sèches; pour l'autre, il y a 1ᵐ,80 de feldspaths cassés entre des murs de béton.

L'effluent du bassin de décantation est distribué pendant 5 minutes, puis un arrêt de 6 minutes, au taux de 1780 litres par mètre carré et par jour. Les becs pulvérisateurs du premier lit furent ceux du type Columbus, pour le secont lit ces becs furent modifiés, la hauteur de charge variait pour le premier de $1^m,60$ à $0^m,48$ et pour le second de $1^m,70$ à $0^m,57$. Le nombre des becs employés est respectivement de 218 et 254 pour la surface indiquée plus haut.

Les matériaux sont très différents, les scories sont rugueuses et poreuses de densité de 2,2 environ, tandis que les pierres sont lisses et homogènes de densité de 2,6; ni les uns ni les autres ne sont l'idéal des matériaux. Les scories résistent bien aux intempéries et paraissent assez durables, la rugosité de la surface permet mieux la culture des micro-organismes, mais elles ont le désavantage de retenir les matières en suspension. Les pierres ne se recouvrent pas aussi facilement de germes, mais elles laissent passer les films; elles ont, par contre, l'inconvénient de se tasser.

La surface des deux lits s'est recouverte d'algues vertes (oscillaires) qui ne produisirent pas de colmatage des filtres. On détruit facilement ces algues; en mettant hors service quelque partie des lits, elles se sèchent et sont entraînées ensuite par lavage lorsqu'on rétablit le fonctionnement. On les rencontre toute l'année, bien qu'elles soient plus abondantes en été, il semble que l'élimination des bactéries est plus grande lorsque la surface des lits est bien couverte de ces algues.

Pendant l'hiver, il y a accumulation de matières solides dans les lits, et elles sont déchargées à la saison chaude. Cet auto-nettoyage est un des avantages des lits à percolation qui, sans cela, ne pourraient plus fonctionner après un an ou deux, par suite de colmatage. Cette décharge, une fois commencée, n'est pas continue, mais dépend du temps et de la température. Au printemps, la décharge ne se fait pas jusqu'au milieu de l'après-midi et le matin suivant, elle s'arrête, mais reprend si le temps est chaud; l'exposition au soleil paraît augmenter la décharge de ces matières. La période dure quelques semaines, après lesquelles les matériaux sont aussi propres que s'ils avaient été lavés à la lance. On trouve alors dans les boues un grand nombre de vers blancs, et on peut supposer que la décharge des matières est due à leur activité.

Les odeurs qui se dégagent des lits n'ont jamais été fortes, probablement par ce fait que l'eau d'égout n'a pas subi d'action septique, on ne les perçoit pas à plus de 100 mètres. L'odeur caractéristique est celle d'eau résiduaire de brasserie; lorsque les lits sont mis hors service, la décomposition des algues répand une odeur marécageuse.

Malgré l'auto-nettoyage, les filtres ont été quelquefois colmatés à la surface en hiver et au début du printemps. En été, on y remédie facilement en piochant la surface du lit à une profondeur de $0^m,15$; en hiver il est préférable de mettre les parties colmatées un certain temps hors service.

Le criblage et la décantation débarrassent suffisamment les eaux des matières en suspension, pour éviter l'oblitération fréquente des becs pulvérisateurs. Un homme peut facilement nettoyer les becs de dix lits de la surface indiquée, soit environ 4 hectares au total.

Le bassin de décantation des effluents des filtres a une capacité de 1360 mètres cubes. Les matières qui s'y déposent doivent être retirées aussitôt que la fermentation apparaît, car elle remet en suspension une partie du dépôt, tous les mois en été et tous les 3 ou 4 mois en hiver. Elles sont noires, d'odeur piquante, et se dessèchent rapidement sur la terre en donnant un humus inodore.

Dans son rapport pour 1910, M. Ed. B. Ulrich, ingénieur de la ville, fait remarquer une faute grave commise dans l'installation. Le bassin de décantation étant unique, lorsqu'on doit le nettoyer plusieurs fois par an, l'eau d'égout est envoyée à la rivière sans épuration. Pour y remédier, il faudrait diviser le bassin en deux parties, dont l'une resterait en fonctionnement, pendant que l'autre serait en nettoyage. Il faudrait aussi que l'eau du bassin en nettoyage fût épurée avant rejet à la rivière, ce qui n'est obtenu actuellement que partiellement; on pourrait pour cela faire de l'épandage sur sol aménagé avec drainage du sous-sol.

Les résultats pendant cette dernière année ont été un peu moins satisfaisants, car la quantité d'eau d'égout traitée s'est accrue beaucoup, elle a varié de 2240 à 2800 litres par mètre carré de lit bactérien par jour, et même en été, elle est passée de 2800 à 3360 litres par mètre carré et par jour. On a constaté un colmatage plus rapide des lits bactériens, et, par

suite, la formation de flaques d'eaux stagnantes à la surface.
On a aussi remarqué que l'auto-nettoyage se fait lorsqu'on
répand de l'hypochlorite de chaux à la surface des filtres.
Dans la nuit du 7 février 1910, le thermomètre descendit à
— 23° C (— 10 F), 75 becs pulvérisateurs d'un filtre furent
gelés, tandis que pas un ne le fut pour un autre filtre; ceci
montre qu'on doit avoir soin de recouvrir les tubes de distribution, pour éviter le refroidissement pendant les hivers
rigoureux.

CHAPITRE IX

LES PROGRÈS DE L'ÉPURATION BIOLOGIQUE DES EAUX D'ÉGOUT DANS LES PAYS CHAUDS

Étude de l'assainissement de la ville d'Hanoï (Tonkin)

Par Gabriel Lambert

Pharmacien-major de 2ᵉ classe des troupes coloniales.
Directeur du laboratoire d'hygiène de l'Indo-Chine.

I

MOYENS D'ÉVACUATION ET DE DESTRUCTION DES IMMONDICES EN USAGE A HANOÏ

La ville d'Hanoï, située par 21°58 de latitude Nord et 103°29 de longitude Est, s'étend sur la rive droite du fleuve Rouge, sur une longueur d'environ 4 kilomètres et occupe une superficie de 945 hectares 25 ares 49 centiares. Elle est ceinturée par une zone suburbaine d'une longueur moyenne de 5 kilomètres. Capitale de l'Indochine, siège du gouvernement et de tous les services généraux, elle a pris, dans ces dernières années, un développement considérable. C'est ainsi, que depuis 1899, le nombre des maisons européennes a plus que doublé, et qu'il s'est construit plus de 2000 maisons annamites.

La population se compose de :

        5 000 Européens environ
        2 150 Chinois   »
           60 Japonais   »
           50 Indiens   »
      100 000 Annamites   »

La population asiatique est très dense. La population européenne, au contraire, est répartie sur une surperficie considérable. Chaque maison, sauf dans quelques rues, est entourée d'un jardin et de longs boulevards ne sont bordés que par quelques habitations.

De l'étendue exagérée de la ville (sa superficie est le 1/8,25 de celle de Paris), résultent de sérieuses difficultés pour son assainissement. Pour établir dans toutes les rues des chaussées et des trottoirs parfaitement entretenus, une distribution d'eau pure abondante, une canalisation pour l'écoulement des eaux usées, etc..., il faudrait en effet, de grands sacrifices d'argent.

TRAVAUX D'ASSAINISSEMENT EXISTANTS

Il a été fait à Hanoï d'importants travaux d'assainissement :

Les mares du centre de la ville ont été comblées. Celles qui existent encore autour du centre urbain servent actuellement de régulateurs, pour recevoir les grosses pluies d'été.

Tous les terrains du quartier urbain ont été exhaussés, nivelés.

Un réseau d'égouts d'une longueur de 26 kilomètres, ayant entraîné une dépense approximative de 1 300 000 francs, a été construit. Il a une section qui varie de $\frac{0,85}{0,60}$ à $\frac{1,60}{1,70}$. Sa pente commandée par le terrain est généralement inférieure à 1 millimètre par mètre et ne dépasse guère 2 millimètres. Il évacue ses eaux par trois collecteurs qui débouchent à l'extrémité des boulevards Armand-Rousseau, Carnot et Félix-Faure. Ce réseau, qui, par suite de sa faible pente, ne peut recevoir que les eaux ménagères et les eaux de pluie[1], est fort insuffisant. La ville indigène, surtout, est mal desservie et quelques quartiers, tel le quartier Gambetta, sont souvent inondés à la saison des pluies.

ÉVACUATION DES EAUX MÉNAGÈRES, DES EAUX INDUSTRIELLES ET DES EAUX FLUVIALES

Les eaux ménagères proviennent des cuisines, cabinets de toilette, salles de bains, buanderies ; les eaux industrielles

---

[1] On ne peut envoyer les eaux-vannes à l'égout sans un dispositif spécial assurant leur circulation rapide et leur épuration.

sont généralement envoyées à l'égout dans les rues desservies par le réseau. Dans le reste de la ville, elles sont jetées sur le bord de la chaussée, ou répandues sur les terrains qui avoisinent l'habitation.

Les eaux de pluie, après avoir lavé les toits et le sol, sont évacués par l'égout lorsque celui-ci existe. Dans le cas contraire, elles se rendent dans les parties basses de la ville, qu'elles inondent parfois.

Les eaux des égouts s'écoulent difficilement après leur sortie du réseau. Celles qui s'échappent du collecteur du boulevard Carnot, donnent naissance à un ruisseau, le Song-Tô-Lich, qui longe la route du village du papier. Ce ruisseau, dont le cours est très lent, est utilisé par les indigènes pour laver leurs légumes et faire leurs ablutions. Les eaux qui viennent du boulevard Félix-Faure forment tout d'abord une mare où les Annamites cultivent des plantes comestibles. Elles se perdent ensuite sur les terrains avoisinants. Enfin, les eaux qui s'échappent du collecteur du boulevard Armand-Rousseau s'écoulent au milieu d'habitations annamites, se mêlent en partie aux eaux des mares voisines, servent à l'irrigation de quelques terrains et finissent par se réunir aux eaux de Song-Tô-Lich.

On voit tous les dangers que présente cet état de choses, et combien ces dangers seraient augmentés si les égouts recevaient les eaux-vannes. Déjà, les effluents de quelques fosses septiques qui ont été installées à Hanoï, mais que l'administration municipale n'a pas autorisées, augmentent considérablement la nocivité des eaux d'égout. On n'a, pour s'en rendre compte, qu'à se transporter aux exutoires du boulevard Félix-Faure et du boulevard Armand-Rousseau. Là, les eaux, mélange d'eaux de pluie et d'eaux ménagères, sont certainement sales, mais ne dégagent pas d'odeurs appréciables, et ne sont pas le siège de fermentations manifestes. Ici au contraire, où les effluents d'un certain nombre de fosses septiques ne sont joints aux eaux de pluie et aux eaux ménagères, l'eau dégage une odeur infecte et bouillonne continuellement sous l'influence de fermentations très actives. Elle est éminemment dangereuse pour les riverains.

L'ÉVACUATION DES MATIÈRES EXCRÉMENTITIELLES

L'évacuation des urines et des matières fécales se fait au moyen de tinettes mobiles.

Le cahier des charges du contrat passé entre la ville et l'entrepreneur, le règlement de police de la ville d'Hanoï, stipulent les conditions dans lesquelles doit se faire ce service.

Les tinettes en zinc ou en tôle de fer galvanisé du modèle règlementaire, parfaitement étanches et en nombre d'une tinette par cinq habitants, doivent être enlevées quotidiennement dans les bâtiments administratifs et au moins tous les quatre jours chez les particuliers. Elles doivent être remplacées aussitôt par des tinettes très propres, désinfectées au lait de chaux. Les latrines doivent être balayées, nettoyées et lavées à chaque vidange et badigeonnées au lait de chaux tous les huit jours. Il est bien interdit de transvaser les tinettes enlevées. Elles doivent être portées, munies d'un couvercle métallique, dans des voitures solides, bien confectionnées et bien propres, au dépotoir situé entre l'ancienne butte de tir et le village de Giang-Vu, où elles sont vidées. Là les matières excrémentitielles doivent être additionnées d'un centième de chaux vive, puis vendues comme engrais ou mises dans des fosses étanches en maçonnerie et ciment. En cas d'épidémie ces matières doivent être enfouies. Les vidanges doivent se faire de 5 h. 1/2 à 5 h. 1/2 du 15 avril au 15 octobre et 4 h. 1/2 à 6 h. 1/2 du 15 octobre au 15 avril. Enfin les entrepreneurs sont tenus d'avoir un nombre de tinettes suffisant pour pouvoir assurer convenablement leur service.

Si ce règlement était bien observé et à la condition que les latrines fussent munies d'un sol imperméable, que le réduit où est logée la tinette fût bien isolé du reste de l'habitation et que les tinettes fussent enlevées avant la fermentation des matières (tous les jours ou au moins tous les deux jours), ce système de vidanges pourrait être accepté par l'hygiène. Malheureusement il n'en est pas ainsi.

Les tinettes réglementaires sont dans beaucoup de maisons remplacées par les récipients les plus divers, des pots de grès,

des touques de pétrole, etc..., ordinairement mal étanches.
La désinfection des tinettes ne se fait généralement pas et la
plupart des cabinets sont mal tenus. Mais ce qui est plus
grave, c'est qu'au lieu d'être portées au dépotoir dans la
tinette même, les matières sont souvent transvasées sur place
ou sur la voie publique. Souvent aussi, des indigènes viennent prendre ces matières qu'ils transvasent et emportent
dans des paniers.

L'administration municipale a fait son possible pour faire
cesser ces pratiques dangereuses; elle n'y a réussi qu'en
partie.

Arrivées au dépotoir, les matières sont vidées dans de
grandes fosses creusées en terre. Ces fosses ne sont ni étanches, ni maçonnées et il y a là un danger de contamination
des eaux souterraines très réel. A peine vidées les matières
sont reprises par une foule d'indigènes qui les portent, avec
des paniers, dans leurs rizières.

Ce transport d'excréments non désinfectés au moyen de
paniers, qu'on peut voir dans les rues mêmes de la ville, ne
se fait pas, on le pense bien, sans qu'il ne s'en répande une
partie sur la chaussée et au voisinage des habitations.

Les vidanges produisent donc à Hanoï une infection constante du sol : infection des voies de la ville, infection des
routes de la banlieue, infection profonde des terrains du dépotoir, avec danger de contamination de la nappe souterraine
et cette infection du sol est certainement un facteur de mor-
bidité important, surtout en ce qui concerne les affections
intestinales. Le meilleur moyen de l'empêcher serait d'installer le tout à l'égout. Mais comme de tels travaux ne pourront être accomplis avant plusieurs années, il serait bon de
prendre, en attendant, des mesures capables de placer la ville
d'Hanoï dans la meilleure situation hygiénique possible. Il
faudrait faire cesser les pratiques dangereuses que je viens de
signaler. Il suffirait pour cela d'exercer une surveillance très
active sur les vidanges et de modifier le système actuellement
en usage.

Nous indiquerons plus loin les modifications qu'à notre
avis il y aurait lieu d'apporter.

Comme nous l'avons dit plus haut, toutes les matières

excrémentitielles ne sont plus évacuées au moyen de tinettes.

Il a été établi à Hanoï, sans autorisation, il est vrai, de l'administration municipale, quelques fosses septiques qui envoient leur trop plein dans l'égout. On a suivi en cela l'exemple de Bordeaux et de Marseille, où ces fosses sont nombreuses. Nous estimons qu'avec les ouvrages d'assainissement existants, ces installations sont susceptibles de compromettre la salubrité de la ville et de ses environs. En effet, les fosses septiques, ordinairement mal étanches, polluent souvent les sous-sols de leurs infiltrations, infectant l'atmosphère environnante. Elles évacuent, en outre, un liquide capable de contaminer gravement les cours d'eau, lacs ou étangs. Car, comme le dit Bonjean[1], « l'effluent de ces appareils renferme des gaz et des produits puants et putrides (hydrogènes carboné et sulfuré, sulfures, scatol, amides), des substances toxiques et un nombre incalculable de germes ».

On peut s'imaginer quelle serait la situation hygiénique d'Hanoï et de ses environs si chaque maison, chaque établissement, était pourvu d'une fosse septique se déversant dans l'égout actuel. L'atmosphère de la ville serait infectée et les populations indigènes riveraines des cours d'eau formés par les eaux des égouts, qui, comme je l'ai dit, se servent de ces eaux ou d'eaux auxquelles elles se sont mêlées pour les usages domestiques, seraient placées dans des conditions d'insalubrité très grande et exposées à des épidémies redoutables. Si à Marseille, à Bordeaux, à Genève, les fosses septiques ont pu être acceptées, c'est que les égouts s'y déversent dans la mer ou dans un fleuve au débit très considérable.

Nous n'avons d'ailleurs qu'à enregistrer l'avis de savants distingués, du Conseil supérieur d'hygiène publique et du Conseil d'hygiène du département de la Seine sur les fosses septiques :

Proposé par la ville de Toulon, le système des fosses septiques n'a pas été adopté par le comité consultatif d'hygiène publique de France, conformément aux rapports de MM. Brouardel, Bergeron et Martin (1888).

[1] Épuration biologique intensive des eaux résiduaires domestiques et des matières excrémentitielles, par ED. BONJEAN, chef de laboratoire et membre du Conseil supérieur d'hygiène publique. *Revue d'hygiène municipale*, octobre 1906, p. 455.

Un échec semblable eut lieu à la suite du rapport de MM. Gariel et Ogier (1904) pour le projet de déversement dans la Saône des liquides issus des appareils dits « fosses Mouras ».

Au Congrès de chimie appliquée de Rome, en 1906, M. Ramsay s'exprime ainsi : « En tout cas, l'effluent, qu'il vienne des fosses de décantation chimique ou de la fosse septique, ne doit jamais être envoyé aux rivières. »

M. le Dr Calmette, directeur de l'Institut Pasteur de Lille, dit([1]) : « En ce qui concerne les villes, la question est jugée ; loin d'encourager, comme le font encore quelques municipalités, l'établissement de ces fosses ou d'autres appareils analogues, il faut les proscrire au même titre que les fosses fixes, et les villes désireuses de réaliser leur assainissement ne doivent pas hésiter à adopter le tout à l'égout, séparatif de préférence, aboutissant à une installation d'épuration. »

Enfin, le Conseil supérieur d'hygiène publique et le Conseil d'hygiène du département de la Seine se sont prononcés pour l'interdiction absolue du déversement direct dans les égouts des eaux-vannes provenant des fosses septiques.

ÉVACUATION DES IMMONDICES SOLIDES (GADOUES)

Il n'est pas besoin d'insister sur l'utilité sanitaire de la propreté de la rue, de l'enlèvement rapide des immondices solides, boues et ordures ménagères. C'est sur la façon dont ces services fonctionnent que beaucoup de personnes jugent de la salubrité d'une ville.

A Hanoï, l'enlèvement des immondices solides est fait tous les jours de 6 heures à 9 heures du matin du 15 avril au 15 octobre et de 7 heures à 10 heures du 15 octobre au 15 avril. Ce service, confié à un entrepreneur, comprend, d'après le cahier des charges, l'enlèvement et le transport au dépotoir de la ville :

1° Des résidus ménagers déposés par les habitants devant

([1]) *Épuration des eaux d'égout* (Traité d'hygiène Chantemesse et Mosny), par le Dr A. Calmette, 1910.

leurs immeubles, dans des récipients transportables, construits de telle sorte qu'ils ne puissent en laisser échapper le
contenu ;

2° Des résidus et détritus provenant des jardins, du fumier
provenant des écuries, le tout déposé également dans des
récipients transportables ;

3° Des boues, immondices et résidus provenant du balayage
des voies publiques, du nettoyage ou curage des fossés, caniveaux, bouches d'égout, etc..., le tout mis en tas par les can-
tonniers sur le côté des chaussées des voies publiques.

L'entrepreneur est tenu de faire balayer les endroits où se
fait l'enlèvement, de manière qu'il ne reste aucun résidu
sur la voie publique, L'enlèvement doit se faire au moyen de
tombereaux numérotés, de la contenance moyenne de 2 mètres
cubes, construits de façon à ne pas laisser échapper de
matières et en nombre assez grand pour assurer convenablement le service. Le passage de ces tombereaux est annoncé
par une forte clochette fixée sur le devant de la caisse ou
agitée par un coolie. Les résidus des marchés sont enlevés à
partir de 5 heures. Tout le matériel en service doit être en
parfait état d'entretien. Les terres provenant du curage des
caniveaux, du décapement des accotements, du nivellement
des trottoirs, peuvent seules, avec l'autorisation écrite du
chef de service de la voirie, être transportées en d'autres
points que le dépotoir. Des agents de la police et de la
voirie constatent la propreté des rues et des amendes peuvent
être infligées à l'entrepreneur toutes les fois que les conditions du cahier des charges n'ont pas été observées.

On ne peut que reconnaître les efforts faits par l'administration municipale pour assurer la propreté des rues. Elle a
grand mérite à y parvenir, car sa tâche est ingrate. Si, en
effet, la majorité des Européens déposent les résidus de leurs
maisons dans des caisses ou des paniers facilement transportables, les indigènes se contentent de les déverser sur la
chaussée. C'est une coutume regrettable, qu'il faudrait faire
disparaître. Sans s'exagérer le danger que présentent les
gadoues. il serait bon aussi que les récipients dans lesquels
on les dépose, fussent métalliques, étanches et couverts. Les
tombereaux devraient également être étanches et couverts

pendant le transport, pour empêcher les poussières de tomber
ou d'être enlevées par le vent.

Les immondices solides enlevés quotidiennement de la ville
sont transportés au dépotoir. Là, ils sont mis et laissés en tas
pendant plusieurs mois. Ils constituent alors un terreau
(gadoues faites) qui est un engrais excellent, très apprécié des
Annamites.

II

MODIFICATIONS QU'IL Y AURAIT LIEU D'APPORTER AUX MOYENS D'ÉVACUATION DES IMMONDICES EN USAGE A HANOÏ

Évacuation des immondices liquides.

Nous avons montré que les vidanges produisent à Hanoï
une infection constante du sol avoisinant l'habitation, des
voies de la ville, des routes de la banlieue, une infection profonde des terrains du dépotoir. Nous avons dit que le meilleur
moyen d'empêcher cette dissémination des germes, souvent
très dangereux, contenus dans les matières excrémentitielles,
serait l'envoi de ces matières à l'égout.

Au point de vue de l'hygiène, les égouts devraient assurer
l'évacuation rapide des immondices qu'ils recevraient, sans
qu'il pût en résulter de danger pour la ville et les agglomérations et campagnes voisines.

EMPLOI DES ÉGOUTS UNITAIRES

Ces conditions ne pourraient être réalisées par un réseau
du système unitaire, obtenu en complétant les égouts existants (réseau pluvial), sans des dépenses considérables d'établissement et d'exploitation.

En effet, la plus grande partie de ce réseau, qui devrait être
à grande section et autant que possible visitable, serait encore
à créer. De plus, comme sa pente serait insuffisante, il faudrait le pourvoir d'appareils élévatoires et d'appareils de
chasse assez importants pour assurer l'évacuation rapide des
eaux vannes. Mais les difficultés résideraient surtout dans

l'évacuation des eaux à leur sortie des égouts. On ne pourrait les envoyer dans les mares, les petits cours d'eau voisins d'Hanoï, sans les transformer en égouts à ciel ouvert et exposer aux plus grands dangers les populations riveraines, qui se servent de leurs eaux pour les usages domestiques. Il faudrait donc les épurer. Pour cela on ne pourrait recourir à l'épandage, les terres qui entourent la ville ne convenant pas; la plupart sont immergées, toutes ont un sol argileux et ne sauraient être convenablement aménagées. On serait obligé de soumettre ces eaux à un traitement biologique (fosses septiques et lits bactériens), lequel nécessiterait leur élévation souvent impossible à cause du volume, ou à un traitement chimique. Et il n'est pas douteux que, même épurées, ces eaux ne pourraient être mêlées à celles de petits cours d'eau sans les rendre impropres aux usages domestiques. Étant donnée l'étendue de la ville (945 hectares 25 ares 49 centiares), on peut se faire une idée de ce que coûterait l'établissement et l'exploitation dans de bonnes conditions d'hygiène d'un pareil système d'assainissement.

EMPLOI DES FOSSES SEPTIQUES

Certains prétendent qu'on pourrait supprimer les vidanges à Hanoï, en se servant du réseau actuel, par le système des fosses septiques.

A notre avis, ce système est inacceptable pour les raisons suivantes :

1° Les fosses septiques ne pourraient se répandre dans la ville indigène, qui, renfermant les 14 15 environ de la population, est surtout dangereuse pour la salubrité d'Hanoï dont on doit tout particulièrement souhaiter l'assainissement.

2° Elles sont susceptibles de nuire à l'hygiène de la ville.

5° Elles évacuent un liquide capable de contaminer gravement les cours d'eau, mares ou étangs et rendraient nécessaire l'épuration des eaux d'égout.

L'application rationnelle de ce système demanderait donc de grandes dépenses et elle ne réaliserait que l'assainissement défectueux d'une partie de la ville.

Avec les égouts actuels, les fosses septiques constituent, comme nous l'avons montré, un danger pour la salubrité d'Hanoï et de ses environs.

EMPLOI DES ÉGOUTS SÉPARATIFS

Les immondices liquides de toute la ville peuvent être évacués, au contraire, d'une façon économique et dans des conditions d'hygiène parfaite, par des égouts du système séparatif, c'est-à-dire ne recevant que les eaux ménagères et les déjections.

Dans l'établissement de ce réseau, la ville serait divisée en secteurs. Les eaux usées de chaque secteur seraient conduites dans une cuve souterraine, étanche et bien close, d'où elles seraient extraites à l'aide d'appareils élévatoires, mûs par l'électricité, pour être amenées à une usine d'épuration. Il suffirait de 15 stations de pompage (la ville divisée en secteurs) qui seraient installées de façon à assurer l'évacuation rapide des immondices liquides de toute la ville.

Des canalisations parcourant toutes les rues amèneraient par gravité les eaux usées aux stations. Elles seraient faites de tuyaux en grès vernissé, de 20 à 40 centimètres de diamètre, posés avec une pente convenable. Des chasses périodiques assureraient leur bon fonctionnement.

Les appareils élévatoires seraient des pompes centrifuges que M. Bechmann recommande vivement. Leur mise en marche et leur arrêt seraient automatiques. Si on leur préférait les éjecteurs Shone, appareils robustes qui ont reçu de nombreuses applications, on devrait augmenter le nombre des stations élévatoires.

Les eaux des stations de pompage seraient envoyées à l'usine d'épuration, établie entre le fleuve Rouge et la digue située à l'extrémité du boulevard Armand Rousseau, par des conduites de refoulement. Ces conduites seraient faites de tuyaux de fonte de diamètre suffisant. Elles viendraient toutes aboutir à la conduite maîtresse passant par la rue de Bac-Ninh, le boulevard Amiral-Courbet, le boulevard Bobillot et amenant directement toutes les eaux usées à l'usine d'épuration.

L'épuration serait obtenue en utilisant les actions microbiennes qui seules peuvent donner une eau claire, limpide et imputrescible.

Outre les machines pour la production de force, l'usine comprendrait :

1° Des fosses à sable munies de grilles, d'un volume égal au 1/20 de celui des eaux à traiter journellement, qui arrêteraient les corps flottants un peu volumineux et les matières minérales non putrescibles.

2° Des fosses septiques (bassins de digestion) d'un volume égal à celui des eaux à traiter journellement, où les matières organiques seraient dissoutes et transformées en produits plus simples.

3° Des lits bactériens (lits d'oxydation) du système percolateur, d'une surface de 1 mètre carré par mètre cube d'eau à traiter journellement, où les matières organiques seraient minéralisées.

Les fosses à sable et les fosses septiques seraient entièrement couvertes pour éviter la pullulation des insectes ([1]). L'eau arriverait à un niveau assez élevé pour que sa distribution dans les fosses et sur les lits bactériens, ainsi que son écoulement au fleuve, pussent se faire par gravité. La répartition de l'eau sur les lits bactériens serait assurée par des siphons automatiques à décharge intermittente, du type Parenty, et des canaux de distribution formés de drains en terre cuite ou de tuyaux métalliques latéralement perforés en quinconce, dispositif indiqué par M. le Dr Calmette, qui donne toute satisfaction à la station d'essai de l'hôpital de Lanessan et qui présente sur les autres systèmes les avantages d'éviter les odeurs désagréables, et d'être le plus robuste, le plus économique et celui qui fonctionne avec la dénivellation la plus faible. A la sortie des lits bactériens les eaux épurées seraient utilisées pour l'irrigation agricole des terrains compris entre le fleuve et la première digue ou envoyées au fleuve, sans danger pour la santé publique.

Comme on le voit, ce système (égout séparatif et pompes élevant les eaux usées à une usine d'épuration biologique)

([1]) Cette couverture pourrait être faite très économiquement avec des feuilles de plomb montées sur cadre en bois.

réaliserait d'une manière aussi parfaite que possible l'assainissement de la ville d'Hanoï. Pour qu'il fût à même de supprimer entièrement les vidanges, il faudrait construire sur un certain nombre de points de la ville des latrines publiques qui serviraient aux habitants des maisons qu'on ne peut raccorder à l'égout et à la population flottante.

L'exécution d'un projet, fait d'après ces données, ne demanderait pas de trop fortes dépenses. Ces dépenses seraient en tout cas beaucoup moins élevées que celles qu'entraînerait l'exécution d'un des projets déjà proposés et surtout l'établissement d'un réseau unitaire complet.

EMPLOI D'APPAREILS D'ÉPURATION DES EAUX RÉSIDUAIRES DOMESTIQUES

Il serait possible, comme nous allons le voir, de faire encore une grosse économie.

Comme nous l'avons dit déjà, la population européenne d'Hanoï est répartie sur une étendue considérable, où de grands espaces sont encore à bâtir. C'est ainsi que le boulevard Bobillot, le boulevard Rialan, le boulevard Carnot, l'avenue Puginier, etc., ne sont bordés que de quelques habitations. L'évacuation des immondices par l'égout séparatif, dans les parties de la ville où la population est si clairsemée, aurait l'inconvénient d'une longueur disproportionnée de canalisation et de dépenses excessives d'établissement et d'exploitation.

Il serait possible d'ajourner ces dépenses tout en supprimant cependant les vidanges. Pour cela, les maisons des quartiers que ne desservirait pas le réseau séparatif devraient être pourvues d'un appareil qui, recevant les eaux ménagères, les urines et les matières fécales, n'évacuerait qu'un liquide épuré. Cet appareil, dont il existe déjà un type excellent [1], comprendrait une fosse septique et un lit bactérien d'oxydation, le tout parfaitement étanche. Il devrait donner un effluent imputrescible qui pourrait être envoyé, sans inconvénient sérieux, sur les terrains placés à une certaine distance de

[1] Appareil de M. Degoix, ingénieur à Lille (Nord).

l'habitation ou à l'égout. Son application pourrait se faire dans la partie de la ville située au sud du boulevard Carreau et à l'Ouest de la rue de l'Est.

Cette solution permettrait donc d'ajourner l'établissement du réseau séparatif dans presque la moitié de la ville. Il en résulterait une économie qui serait surtout considérable, si Hanoï ne se développe pas davantage, ou ne se développe que dans un temps assez éloigné.

L'application du système serait peu coûteuse. En effet, les appareils d'épuration seraient installés par les propriétaires et leurs effluents pourraient être envoyés dans le réseau existant complété, comme nous le dirons en parlant de l'écoulement des eaux de pluie. Il suffirait en somme d'établir dans quelques rues une canalisation en tuyaux de grès qui resteraient d'ailleurs utilisables pour l'extension du réseau séparatif.

On se demandera peut-être si les appareils dont nous venons de parler ne pourraient servir également dans tous les quartiers d'Hanoï. Nous pensons qu'on ne saurait les conseiller dans les rues suffisamment peuplées, où il faut autant que possible éviter les collectionnements et assurer une évacuation rapide des immondices. Nous ne les avons indiqués comme applicables que dans les parties de la ville où les maisons sont en général bien séparées, souvent même assez distantes et où par conséquent les inconvénients du voisinage n'existent pour ainsi dire pas. Et nous ne les avons indiqués que comme un moyen permettant, dans le cas où la dépense pour l'établissement et l'exploitation du réseau complet d'égouts séparatifs serait trouvée trop élevée, de réaliser une grande économie en même temps qu'une amélioration de l'hygiène. Mais nous estimons que si ce système d'assainissement était appliqué, il devrait être remplacé par l'égout séparatif, système beaucoup plus parfait, dès que le nombre des habitations serait assez élevé pour en permettre l'établissement et l'exploitation sans dépenses excessives.

On dira sans doute et nous avons été tout d'abord de cet avis, qu'il serait possible de faire encore une grande économie en rejetant les eaux d'égout au fleuve sans épuration. On donnera comme raisons le débit considérable du fleuve Rouge et l'absence de grandes agglomérations sur une distance de 50 kilomètres en aval de la ville. Mais le fleuve est bordé sur tout son parcours de nombreux villages. Or, ces villages, les nombreux bateliers qui parcourent le fleuve Rouge et les deux centres importants situés en aval de Hanoï : Hung-Yên (1800 habitants) à 50 kilomètres, Nam-Dinh (45000 habitants) à 80 kilomètres, consomment les eaux du fleuve. On ne pourrait donc mêler à ces eaux les eaux d'égout non épurées d'une ville de plus de 100000 habitants, où les épidémies d'origine hydrique (dysenterie, choléra) sont assez fréquentes, sans grands dangers pour la santé publique.

Cette pratique serait d'autant plus condamnable qu'on dispose aujourd'hui de procédés permettant d'épurer économiquement les eaux d'égout et que les eaux épurées, étant très riches en principes fertilisants, seront une source sérieuse de revenus en les utilisant pour l'irrigation agricole des terrains compris entre le fleuve et la première digue.

MESURES TRANSITOIRES

Comme l'établissement d'un réseau d'égouts complet demandera plusieurs années, il serait nécessaire de prendre, en attendant, des mesures suffisantes pour assurer l'évacuation des matières excrémentitielles sans danger pour la salubrité de la ville. Car, ainsi que nous l'avons montré, le système en usage à Hanoï produit une infection constante du sol avoisinant l'habitation, des voies de la ville, des routes de la banlieue.

Cette dissémination de germes souvent très dangereux pourrait être empêchée par :

1° Une surveillance très active des vidanges.

2° La modification du système en usage.

Il faudrait exiger des tinettes du modèle réglementaire étanches, une désinfection fréquente des latrines qui devraient être munies d'un sol imperméable, le remplacement des tinettes enlevées par des tinettes désinfectées. Il faudrait

punir d'une forte amende tout transvasement de matières
fécales.

Un autre moyen d'empêcher les transvasements serait de
jeter dans les tinettes une petite quantité de poudre absorbante qui, augmentant la consistance des matières, les rendrait
très difficiles à transvaser. On pourrait utiliser la terre sèche
additionnée de 10 pour 100 de chaux vive ou, à défaut de ce
mélange, la terre sèche, la poussière des routes, etc.

Les tinettes devraient être portées directement au dépotoir
et vidées dans une fosse en maçonnerie étanche. Là, les
matières excrémentitielles seraient additionnées d'une petite
quantité de terre et le mélange abandonné pendant un mois.
Le compost obtenu pourrait alors être vendu comme engrais.
En temps d'épidémie, la terre serait remplacée par de la chaux
à la proportion minimum de 2 pour 100.

Enfin, les tinettes devraient toujours être désinfectées,
avant la mise en service, avec du lait de chaux fraîchement
préparé à 20 pour 100.

ÉVACUATION DE L'EFFLUENT DU RÉSEAU PLUVIAL

Si les égouts du système séparatif étaient adoptés pour
l'assainissement de la ville d'Hanoï, le réseau pluvial devrait,
par mesure d'économie, rester aussi rudimentaire que possible. Il faudrait, partout où cela se pourrait, laisser les eaux
de pluie ruisseler sur le sol (caniveaux), pour les recevoir
dans l'égout aux points bas. On n'aurait donc qu'à compléter
de quelques tronçons le réseau existant.

Au point de vue de l'hygiène, les eaux des égouts pourraient être évacuées dans de bonnes conditions de la façon
suivante :

Ces eaux seraient envoyées tout d'abord dans des bassins
d'épuration. Pour cela, suivant l'avis de M. le chef de la
voirie, on écoulerait l'effluent des égouts du boulevard Carnot
et du boulevard Félix-Faure par un collecteur passant route
Mandarine, en construisant un égout qui partirait de l'extrémité du boulevard Carnot, passerait par la voie 55 et l'avenue
Puginier et un égout qui, passant par la voie 55, relierait

cette canalisation à l'égout du boulevard Félix-Faure. Le collecteur de la route mandarine évacuerait en même temps les eaux tombées sur les quartiers situés du côté de la Gare. On construirait encore, route de Hué, un collecteur qui évacuerait les eaux pluviales d'un certain nombre de quartiers sud d'Hanoï et suppléerait le collecteur du boulevard Armand Rousseau. Enfin, les eaux des trois collecteurs seraient menées, par des canaux à ciel ouvert, dans les bassins dont nous venons de parler, situés entre le lazaret de Bach-Mai et la route Mandarine.

Pour éviter les grandes dépenses, ces bassins seraient établis en terre, ce que permet la nature du terrain. Ils auraient pour but d'empêcher, autant que possible, la pollution des petits cours d'eau qui recevraient les eaux d'égout. Ils rendraient surtout de grands services si les appareils d'épuration des eaux résiduaires domestiques, dont nous avons parlé, étaient appliqués dans la ville ou si les égouts recevaient, comme en ce moment, des eaux ménagères et des eaux-vannes. Ils auraient une capacité suffisante pour contenir les eaux usées (eaux provenant des habitations, du lavage des rues, etc.) de vingt-quatre heures et les eaux des petites pluies. Disposés pour fonctionner comme fosses septiques, ils auraient une longueur de 50 mètres environ, une profondeur de $3^m,50$ et l'eau y circulerait avec un courant ne dépassant pas 50 mm. à la minute. Ils seraient précédés de bassins de moindre volume, munis de grilles, qui arrêteraient les corps flottants et les sables. L'arrivée de l'eau dans les bassins serait réglée au moyen de vannes.

A leur sortie, les eaux pourraient être envoyées soit en irrigation sur les terrains en culture compris entre la route de Hué, la route circulaire et la route Mandarine, soit dans un canal qui les évacuerait dans le Song-Tô-Lich.

Selon le projet de M. le chef de la voierie, le Song-Tô-Lich serait mis lui-même en communication, par un canal, avec le Song-Nhué-Giang, pour rendre l'évacuation des eaux plus facile.

Les bassins d'épuration produiraient une amélioration très grande des eaux d'égout. Ils les débarrasseraient de la plus grande partie des germes pathogènes et des matières en sus-

pension qu'elles contiendraient et feraient subir d'importantes
transformations aux substances dissoutes. C'est d'ailleurs le
seul procédé qui puisse être économiquement appliqué dans
le cas. En effet, les procédés chimiques, sans donner des
résultats bien meilleurs, demanderaient des frais d'exploitation très élevés, l'épandage ne pourrait être appliqué faute de
terres convenables et les lits bactériens nécessiteraient l'élévation des eaux, ce qui entraînerait de grandes dépenses.

Nous avons dit qu'à leur sortie des bassins les eaux seraient
envoyées sur des terrains en culture. Cette irrigation serait
très différente de l'irrigation agricole, telle qu'on la pratique
en Europe. Les terrains sont, en effet, peu perméables et
souvent même partiellement immergés. Elle n'aurait pour but
que de détourner une grande partie des eaux d'égout, en les
utilisant pour la culture sur un espace peu peuplé, des petits
cours d'eau servant à l'alimentation, où on est obligé de les
évacuer.

Les eaux que ne pourraient recevoir les terrains irrigués
seraient envoyées dans le canal allant au Song-Tô-Lich.

Lorsqu'à la suite de pluies abondantes, l'effluent des égouts
serait trop considérable, les eaux qu'on ne pourrait admettre
dans les bassins d'épuration seraient envoyées directement
(par le même canal) au Song-Tô-Lich. Ce déversement direct
ne présenterait alors aucun danger sérieux, étant donné le
volume des eaux d'égout et, par suite, la grande dilution de
leurs éléments nocifs.

ÉVACUATION DES IMMONDICES SOLIDES

Nous avons déjà indiqué les améliorations que, dans
l'intérêt d'hygiène, il y aurait lieu d'apporter au système
d'évacuation des résidus ménagers en usage à Hanoï.

Ces résidus pourraient être incinérés dans des cellules
Horsfall. Mais comme leur quantité n'excédera jamais les
besoins de l'agriculture, il est plus simple et plus économique
de continuer à les vendre comme engrais.

CHAPITRE X

ÉLIMINATION DES MATIÈRES EN SUSPENSION

Nouveaux appareils de décantation ([1]).

Un brevet allemand n° 219 992 Kl 85 c, a été pris par *Karl Imhoff* : il a pour objet des dispositifs permettant, dans l'épuration biologique, d'utiliser les appareils de première décantation comme appareils de décantation des eaux qui sortent des lits percolateurs et inversement. Ce changement dans l'utilisation des bassins se fait de temps à autre : les boues de nature différente se trouvent ainsi mélangées, ce qui supprime la plupart de leurs inconvénients.

Grimm a fait breveter un nouveau modèle de bassin de décantation, dont le fond est constitué par un certain nombre d'entonnoirs *d* (fig. 8). Entre ces entonnoirs sont disposés

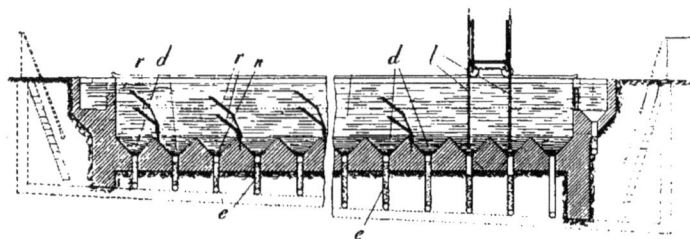

Fig. 8. — Bassins de décantation, système Grimm

des écrans *r* placés les uns au-dessus des autres comme des jalousies et dont l'ouverture tournée dans le sens du courant permet de recueillir les fines matières en suspension. Les boues s'accumulent ainsi exclusivement dans les entonnoirs.

([1]) D'après SCHALL. *Wasser und Abwässer*, t. III, p. 457 et t. IV, p. 67.

Pour l'évacuation des boues, l'orifice *n* de chaque entonnoir
porte un tuyau qui isole le collecteur de boues *e* de l'entonnoir
tout en permettant l'accès de l'air extérieur.

Constant Strohl a pris un brevet dans le but de séparer

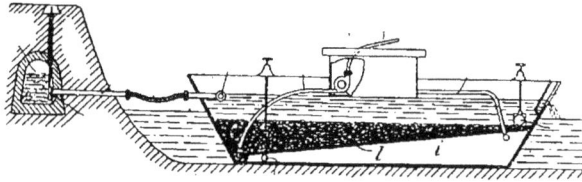

Fig 9. — Bassin de décantation flottant, système Strohl.

simplement et économiquement les matières en suspension
dans les eaux d'égout. L'eau qui cir-
cule dans les canalisations est conduite dans un bassin de décantation
flottant (fig. 9) placé dans la rivière
qui reçoit l'eau clarifiée. Le fonds
e de ce bassin est oblique; l'espace
inférieur *i* se remplit d'eau qu'on
peut évacuer par l'air comprimé, ce
qui fait basculer le bassin et facilite
l'extraction des boues par la pompe.

Spillner et Imhoff, par un brevet
allemand 224976 Kl 85 c, ont perfectionné les décanteurs Emscher.
Entre la cavité de décantation et la
cavité qui sert de fosse septique, on
dispose une troisième cavité où s'accumulent les boues fraîches, cavité
qui communique avec les deux autres
par des ouvertures qu'on peut fermer et qui empêchent ainsi tout courant entre la fosse de décantation et
la fosse septique. L'eau à épurer
traverse la fosse de décantation *a*

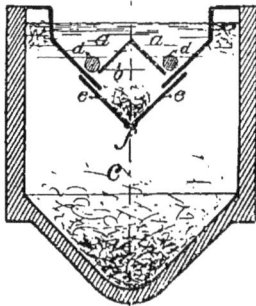

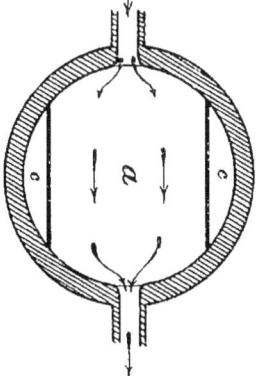

Fig. 10. — Décanteur à chambre
de boues fraîches système Spillner et Imhoff.

(fig. 10); les boues fraîches qui se
séparent tombent le long des parois

obliques et se rassemblent dans la cavité à boues fraîches *b* en passant par les orifices *d*, qui sont ouverts en travail normal, mais peuvent être fermés à volonté. Les boues fraîches sont évacuées au bout d'un certain temps, par des ouvertures *f*, dans la fosse inférieure. Ces ouvertures *f* sont fermées en travail normal et on ne les ouvre que pour évacuer les boues : on ferme alors pendant cette opération, les orifices *d* de sorte qu'il ne peut y avoir aucun mélange de l'eau de la fosse de décantation avec l'eau de la fosse septique. Ce dispositif est particulièrement avantageux quand l'eau qui arrive est notablement plus dense que l'eau qui se trouve dans la fosse septique (par exemple, par les grands froids ou dans le cas de forte contamination); elle a alors tendance à chasser l'eau de la fosse septique dans la fosse de décantation et le dispositif décrit ci-dessus évite cet inconvénient.

A propos des appareils Imhoff, Ch. Saville [1] a analysé les gaz qui s'y dégagent et les a trouvés composés de 35 pour 100 d'acide carbonique et de 65 pour 100 de méthane.

Dégrossissage des eaux d'égout par les tamis à mailles étroites [2].

La ville de Bromberg épure ses eaux résiduaires par épandage et les débarrasse des grosses matières en suspension par passage dans un tambour tamiseur mobile. L'eau arrive à la partie inférieure du tambour, dont l'axe est horizontal. Ce tambour est animé d'un mouvement de rotation au moyen d'un moteur électrique de 4 chevaux; sa longueur est de $0^m,60$, son diamètre de $2^m,50$; sa surface est percée de trous de 2 millimètres d'ouverture. Il est divisé en douze compartiments par des cloisons radiales. Les matières qui sont retenues dans chaque compartiment sortent de l'eau dans la rotation du tambour et viennent se déverser à la partie supérieure dans un entonnoir, le tambour jouant le rôle de roue élévatrice. Un souffleur à air comprimé de 50 millimètres de long sur $0^{mm},5$ de large souffle de l'autre côté des orifices du tambour,

---

[1] *Eng. Rev.*, 25 fév. 1911. p. 251.
[2] D'après METZGER, *Tech. Gemeindeblatt*, 1910-1911, t. XIII, p. 65, 67, 87, 90 et *Wasser und Abwässer*, t. III, p. 574.

les débouche et projette les matières solides dans l'entonnoir d'où une rigole à secousses les conduit dans un bassin. L'eau qui a traversé le tambour s'écoule dans une fosse à sable et est alors reprise par les pompes pour être envoyée à l'épandage.

L'expérience pratique a montré que les grosses matières en suspension arrivent surtout dans le jour; à partir de 10 heures du soir et jusqu'au matin il est inutile de faire tourner les tambours.

Dans un contrôle de huit jours, on a constaté que la rotation du tambour doit se faire en 50 secondes : il est bon de prévoir plusieurs vitesses. Le souffleur fonctionne 85 fois par minute, ce qui suffit pour avoir un bon nettoyage. Un tambour consomme 0,9 kw, un souffleur 0,5 kw, la rigole à secousses 0,825 kw (un fonctionnement de quelques minutes par heure suffit). Un tambour peut traiter 245 mètres cubes à l'heure, soit en moyenne 4400 mètres cubes par jour avec les changements de débit. On a obtenu, avec 31 807 mètres cubes d'eau d'égout, 35 123 kilogrammes de résidu, soit $1^{kg},14$ par mètre cube. Dans les moments où les eaux sont particulièrement chargées, on a recueilli 794 kilogrammes de résidus sur 269 mètres cubes d'eau traitée, soit $2^{kg},58$ par mètre cube. Le traitement revient à 33 centimes le mètre cube; ce chiffre s'abaisse à 15 centimes pour un traitement de 8800 mètres cubes par jour et même à 12 centimes si on supprime le travail de nuit.

L'emploi de grilles ou de tamis préliminaires est inutile avec ces tambours et la séparation des matières en suspension est aussi parfaite que possible. Ils ont été imaginés et mis au point par l'ingénieur Windschild.

Épuration des eaux d'égout par la boue carbonisée [1].

M. F. Jagger a pris un brevet pour un procédé d'épuration des eaux d'égout qui, d'après lui, est le seul qui produise un engrais de valeur et pas de boues.

Les eaux passent d'abord à travers une grille à nettoyage

[1] San. Rec., 27 avril 1911, p. 400.

automatique, pour éliminer les matières en suspension les plus grosses. Les eaux traversent alors 5 grilles ou cages contenant des criblures de charbon de 25, 18 et 12 millimètres. Ces grilles sont automatiquement enlevées et portées dans un carboniseur et remplacées par d'autres; elles ont pour but de remplacer tous les systèmes de bassins de décantation. Le carboniseur est construit spécialement en fer avec des grilles au fond et sur les côtés, et des portes pour régler le tirage. Il est muni d'une cheminée pour évacuer les fumées. Il n'exige pas de combustible.

L'effluent à demi purifié est écoulé à la surface des filtres de 85 mètres carrés de surface et 0 m. 90 de profondeur. Les matériaux en sont disposés de la façon suivante : 0 m. 30 de scories au fond, puis 0 m. 30 de criblures de charbon de 25 millimètres, 0 m. 30 de criblures de 18 millimètres et finalement de la poudre de charbon à la surface. Lorsqu'un filtre est colmaté, on dirige les eaux sur un autre, et on renouvelle la couche superficielle. Un filtre peut fonctionner de une semaine à un mois et même plus, suivant la composition des eaux. La couche superficielle contient tous les produits fertilisants des eaux et forme un engrais de grande valeur. Les filtres peuvent épurer au moins 10 000 mètres cubes par jour.

D'après le brevet, le procédé est complet, car la boue produit presque suffisamment de carbone. Il est économique : la vente d'engrais peut payer les frais de main-d'œuvre; il n'y a pas de dépense excessive de produits chimiques, ni de bassins à boues et de presses, ni de travail scientifique à rémunérer; il est simple et un ouvrier malhabile peut le conduire; il peut enfin être facilement augmenté pour traiter tout volume d'eau d'égout.

Nouveau procédé de clarification des eaux résiduaires des villes et des eaux industrielles (¹).

Ce procédé est basé sur les propriétés adsorbantes de l'argile brune très plastique, vis-à-vis des matières organiques

(¹) D'après ROULAND, *Zeitschr. f. d. gesamte Wasser Wirtsch*, 1910, n° 11, p. 175-179, et *Wasser und Abwässer*, t. III, p. 571.

les plus diverses : il permet d'épurer tout particulièrement les eaux très chargées de matières organiques et très difficiles à purifier des amidonneries, teintureries, sucreries, papeteries, tanneries, brasseries, savonneries distilleries, etc. Il suffit de mélanger l'argile finement moulue ou même en gros morceaux, pendant plusieurs heures dans des bassins avec l'eau à clarifier, et de laisser ensuite écouler le liquide décanté. Les dépôts peuvent être utilisés comme engrais.

Contrôle de la clarification mécanique des eaux d'égout.

Les appareils de clarification mécanique sont très en faveur en Allemagne, aussi s'est-on préoccupé de rechercher la méthode la plus pratique de contrôle des opérations. Deux travaux intéressants ont paru sur ce sujet.

M. K. Imhoff ([1]) a une grande autorité pour les questions d'élimination des matières en suspension dans les eaux d'égout par ses études et les appareils qu'il a proposés. Il ne faut pas confondre le contrôle de l'efficacité d'un appareil de décantation avec le contrôle des opérations qu'on y effectue : c'est ce dernier point de vue qui est envisagé dans ce travail. Ce problème plus simple comprend trois facteurs.

1° **Matières en suspension.** — Comme on considère la quantité de matières en suspension dans une eau d'égout comme un indice de pollution, il est indispensable de la déterminer avant et après sédimentation. L'importance de la réduction de ces matières obtenue dans l'effluent des appareils conçus dans ce but donnera donc, dans une certaine mesure, la quotité de l'épuration, et permettra de décider s'il y a lieu ou non de faire subir à l'effluent un traitement sur les filtres biologiques; le contrôle de l'efficacité des appareils permet de s'en rendre compte. Mais, dans les installations où la décantation seule a été jugée suffisante, il y a lieu de contrôler la marche des appareils pour savoir si, à tout moment, les résultats sont bien ceux que l'on désirait. La détermination des matières en

---

([1]) *Engineering Record*, 4 septembre 1910, p. 270, d'après la traduction de A. LAEDEREU.

suspension dans l'effluent ne donne que peu d'indications : aussi a-t-on adopté de calculer le pourcentage de retenue des matières dans les appareils en comparant les déterminations faites sur l'eau avant et après leur passage dans les appareils. Il est peu ou pas important de savoir si le pourcentage se rapporte aux matières en suspension totales ou principalement à leur partie organique.

Le pourcentage de réduction des matières en suspension a permis de déterminer, par exemple, si on doit construire des bassins longs ou courts, si les bassins peu profonds et rectangulaires donneraient de meilleurs résultats que les bassins profonds et circulaires, et si un procédé est préférable à un autre. Cette méthode a été employée pour comparer les résultats obtenus avec une eau d'égout mais aussi ceux obtenus dans différentes villes.

Cette comparaison est toutefois délicate par suite des différences de composition des eaux d'égout. Ainsi, dans un bassin de forme définie et avec une vitesse donnée d'écoulement des eaux, dans le cas d'une eau d'égout diluée on peut obtenir une réduction de 40 pour 100 des matières en suspension; tandis que dans celui d'une eau d'égout normale elle sera de 70 pour 100 et même avec une eau très concentrée la réduction pourra atteindre 90 pour 100. Il s'en suit qu'on ne peut tirer des conclusions du pourcentage de réduction des matières en suspension pour un bassin de décantation que pour les eaux d'une certaine composition ou d'une ville particulière, et encore dans ce dernier cas la composition de l'eau d'égout est extrêmement variable. Pendant une forte pluie les eaux entraînent le sable des rues, et à ce moment on retiendra proportionnellement beaucoup plus de matières en suspension que par un temps sec. Dans d'autres cas, la pluie entraîne beaucoup de matières argileuses qui ne se déposent qu'en très faible proportion pendant la période de décantation et alors le pourcentage de réduction sera très faible. Par temps sec, la composition des eaux d'égout varie d'heure en heure suivant les habitudes de la population, et les nombres varieront aussi entre 40 et 90 pour 100 pendant un seul jour.

Si on veut attribuer une valeur au pourcentage de réduction des matières en suspension, les déterminations doivent être effectuées par temps sec, et encore sur un grand nombre de jours pour éliminer les cas particuliers. On peut admettre alors que la moyenne donnera une indication sérieuse, mais cette indication ne pourra pas être appliquée à une autre eau d'égout.

Une cause d'erreur a passé longtemps inaperçue, c'est celle provenant de la détermination des matières en suspension par filtration. Dans les eaux d'égout une partie des matières en suspension peut se déposer pendant un temps convenable, une autre partie ne se déposera pas pendant ce temps. On comprend facilement que le pourcentage de réduction sera tout différent si on tient ou non compte de cette deuxième partie. Ainsi une eau d'égout renferme 5,5 de matières en suspension totales dont 4 de la première catégorie et 1,5 de la deuxième, après décantation on trouve encore 1,6, soit 0,1 de la première catégorie et 1,5 de la deuxième. Si on calcule le pourcentage sur les matières en suspension totales on aura une réduction de 71 pour 100, et si on ne tient compte, ce qui du reste peut seulement être obtenu, que de la réduction des matières de la première catégorie, le pourcentage atteindra 97,5 pour 100.

Si, de plus, on considère que la quantité de matières en suspension qui ne se déposent pas varie beaucoup, même heure par heure, tout résultat qui les comprendra sera trompeur. La méthode par filtration de détermination des matières en suspension ne peut être employée que si on doit comparer la décantation avec d'autres procédés comme les procédés biologiques. Pour le contrôle des appareils de décantation : seules les méthodes basées sur la décantation donneront des résultats utiles et l'auteur pense qu'il n'y a pas lieu de déterminer le pourcentage de réduction des matières en suspension. Il suffit souvent de remplir un cylindre de verre avec l'effluent : après un temps assez court il ne doit y apparaître qu'une trace de dépôt car il y en a toujours même avec les meilleurs dispositifs. La comparaison de la transparence de l'eau brute et de l'effluent ne peut être recommandée car l'échantillon d'eau brute ne représentera pas probablement la moyenne; l'échantillon de l'effluent ne peut être pris qu'après le temps de séjour de l'eau dans les appareils ou bassins, et la transparence de l'eau ne donne que très peu d'indications sur sa composition.

2° **Putrescibilité.** — Ce n'est pas le rôle des appareils de décantation de changer les constituants solubles de l'eau d'égout; cependant, quoiqu'il n'y ait aucune réduction des composés solubles, la putrescibilité est diminuée si on élimine les matières en suspension. On a constaté des cas où ce simple traitement suffisait pour rendre l'eau d'égout imputrescible, mais cela dépend uniquement du caractère de l'eau d'égout et ne peut servir à apprécier l'efficacité des appareils de décantation. Des bassins fonctionnant comme fosses septiques ont souvent donné de bons résultats de réduction de matières en suspension, spécialement si on évite de prélever de forts paquets de boues avec l'échantillon; dans ce cas la putrescibilité sera augmentée.

Dans une installation de décantation, la putrescibilité de l'effluent ne doit pas être plus grande que celle de l'eau brute.

3° **Traitement des boues.** — On a dit que, dans tout procédé de sédimentation, le traitement des boues était aussi important que l'épuration elle-même, et cela est tout à fait exact. Le succès de l'épuration dépend de la manipulation des boues qui doivent être traitées sans dégager d'odeurs désagréables.

On réserve en général un espace trop restreint pour le traitement des boues; la méthode variera suivant leur quantité, leur composition, leur dessiccation plus ou moins longue à obtenir, leur odeur, l'emploi auquel elles sont destinées.

D'après Spillner ([1]), quand on veut étudier et contrôler la marche des bassins de décantation, il est peu rationnel de recourir à la filtration des eaux pour déterminer les matières en suspension, car la filtration retient beaucoup plus de substances que la sédimentation n'en peut séparer. Il est nécessaire d'employer une méthode de contrôle qui se rapproche du mode de travail pratique, afin de déterminer combien l'eau renferme encore de substances susceptibles de se déposer par sédimentation.

Steuernagel et Grosse-Bohle ([2]) et Uhlfelder et Tilmaus ([3])

([1]) *Gesundheits Ingenieur*, 35ᵉ année, n° 39, p. 721.
([2]) *Mitteilungen der Kgl Prüfungsanstalt für Wasserversorgung*, 1904, n° 4.
([3]) *Ibid.*, n° 10.

ont employé dans ce but la méthode suivante : on détermine sur un échantillon d'eau brute la totalité des matières en suspension; on abandonne un autre échantillon à la décantation et on dose, par filtration. dans l'eau décantée, les matières qui ne se déposent pas par sédimentation. On en déduit les substances susceptibles de se déposer. Cette méthode donne des résultats exacts et précis, mais elle n'est pratique que dans les laboratoires. Pour obtenir des résultats rapides, sur place, Spillner recommande l'emploi de vases particuliers représentés à la figure 11. Ils se composent d'un cylindre relié par une partie conique à un tube cylindrique gradué et fermé à la partie inférieure par un robinet. La graduation indique directement la quantité de substances déposées : la prise d'échantillon est versée dans le tube et la lecture est faite après deux heures de sédimentation : cette durée correspond au temps normal du dépôt d'une eau d'égout ordinaire et elle a été reconnue la meilleure par de nombreuses expériences. Une petite quantité de matières se dépose le long de la partie conique de l'appareil, et pour avoir des résultats plus exacts, il est nécessaire d'entraîner ces matières au fond du cylindre. On y arrive en soulevant légèrement l'appareil et en le faisant rouler rapidement cinq ou six fois entre les doigts. L'expérience pra-

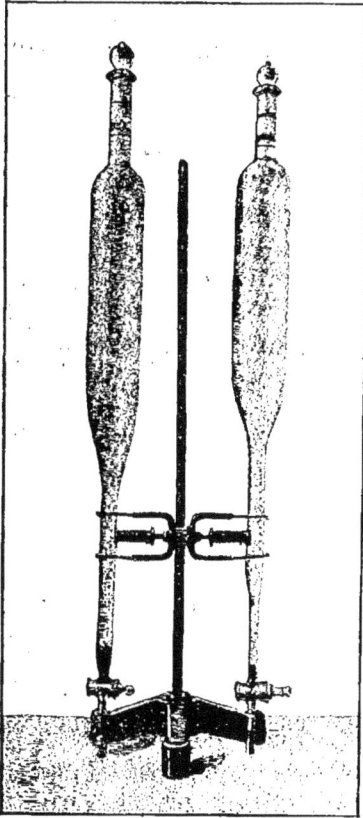

Fig. 11. — Vases de dépôt pour le contrôle des installations de décantation mécanique.

	EAU CLARIFIÉE					EAU À MOITIÉ CLARIFIÉE				EAU BRUTE							
	INSTALLATION BOCHUM I. W.		INSTALLATION RECKLINGHAUSEN OST	INSTALLATION RECKLINGHAUSEN		INSTALLATION ESSEN NORD WEST				INSTALLATION BOCHUM I. W.		INSTALLATION ESSEN NORD WEST			INSTALLATION RECKLINGHAUSEN OST	INSTALLATION RECKLINGHAUSEN	
Examen après une sédimentation de deux heures.	matin 30.7.10	matin 27.7.10	matin 13.7.09	après-midi 11.7.09	après-midi 11.7.09	matin 25.6.10	matin 4.6.10	matin 21.3.10	matin 6.3.10	matin 30.7.10	matin 27.7.10	matin 25.6.10	matin 4.6.10	matin 21.3.10	matin 13.7.09	après-midi 11.7.09	après-midi 11.7.09
Matières en suspension, par litre, déterminées par filtration.	65,6	76,8	61,8	65,2	113,6	191,2	155,6	85,4	70,6	186,2	175,0	499,0	623,0	140,8	20,6	266,8	550,6
Matières susceptibles de se déposer, en milligrammes par litre.	39,1	40,5	10,2	2,0	20,8	99,0	84,6	51,2	22,8	145,2	130,5	405,2	1,052	9,18	8,6	175,8	255,0
Proportion de ces matières pour 100 de matières en suspension.	44,4	52,5	16,5	5,1	18,0	51,8	54,4	57,4	32,5	78,5	74,6	81,2	78,1	60,1	55,1	65,9	70,5
Matières non susceptibles de se déposer, en milligrammes par litre.	56,5	55,5	51,6	63,2	91,8	92,2	71,0	52,2	47,8	40,0	44,5	95,8	64,6	56,2	10,8	91,0	97,6
Proportion de ces matières pour 100 de matières en suspension.	55,6	47,5	83,5	96,9	82,0	48,2	45,6	62,6	67,7	21,5	25,4	18,8	21,9	39,9	66,9	51,1	51,5
Matières susceptibles de se déposer mesurées dans les vases de dépôt, en centimètres cubes par litre.	0,16	0,22	0,1	0,02	0,42	18,0	0,4	0,7	0,96	0,80	0,7	7,0	1,6	1,6	0,5	5,8	5,6
Teneur en eau pour 100 de ces matières susceptibles de se déposer.	82,7	82,6	90,5	90,5	91,0	88,8	79,9	95,8	97,7	84,4	82,1	64,5	86,5	95,0	96,9	95,6	95,8

tique montre que la décantation est déjà presque complète au bout d'une demi-heure, et que dans les dernières trente minutes qui terminent les deux heures de sédimentation, le dépôt n'augmente plus. Il n'y a donc aucun inconvénient à faire cette rotation deux fois, la première fois au bout d'une heure et la seconde fois cinq minutes avant la lecture.

Les résultats obtenus avec ces vases de dépôt sont parfaitement comparables entre eux, ainsi qu'il résulte d'expériences faites à Bochum par Spillner. Une eau clarifiée ne doit pas donner, d'après l'auteur, plus de 0 cc. 5 de matières déposées par litre.

Le tableau suivant montre les variations de la proportion des matières susceptibles de sédimentation dans les eaux d'égout, et les résultats donnés par les vases de dépôt.

On voit que les substances qui ne sont pas susceptibles de se déposer atteignent, dans l'eau brute, de 20 à 40 pour 100 des matières totales en suspension, déterminées par filtration ; ces chiffres s'élèvent même à 67 pour 100 pendant la nuit. Dans l'eau clarifiée, ces matières représentent 30 à 98 pour 100 des matières totales en suspension. On voit combien il est inexact de contrôler le fonctionnement d'une installation d'après le chiffre des matières totales en suspension ; il n'est pas possible de déduire du chiffre des matières en suspension le chiffre des matières susceptibles de se déposer. Le chiffre des matières totales en suspension ne peut servir que pour le contrôle de la marche générale de l'installation, mais non pas pour le contrôle du travail. Il est évident qu'une installation qui livre des effluents qui n'abandonnent que très peu de matières dans les vases de dépôt, fonctionne mieux qu'une installation dont les effluents renferment encore beaucoup de ces matières susceptibles de se déposer.

CHAPITRE XI

Nouvelle note au sujet du rôle de la fosse septique (septic tank) dans l'épuration biologique des eaux d'égout.

Dans un travail paru sous le même titre (¹), nous avons résumé brièvement les expériences faites par S. K. Dzerszgowski (²) avec une fosse septique à Tsarskoé-Sélo. Après en avoir rapporté les résultats, nous avions conclu que ces chiffres fournis par notre contradicteur ne sauraient être discutés, parce qu'ils prouvent seulement que la fosse de Tsarskoé-Sélo fonctionne dans des conditions défectueuses ; mais qu'ils ne justifiaient pas la conclusion générale qu'en tire Dzerszgowski, à savoir que « la fosse septique ne fait subir que des modifications peu notables aux matières polluant les eaux d'égout, et que son principal rôle est de séparer les particules organiques en suspension. »

Dans un nouveau travail en collaboration avec S. N. Predtétchensky (³) dans lequel il rapporte des résultats expérimentaux avec une foule de considérations, qu'il est quelquefois difficile de suivre, S. K. Dzerszgowski critique les expériences de Favre et les nôtres. Nous nous efforcerons de suivre ses démonstrations et d'apprécier leur valeur comme il nous y

---

(¹) *Revue d'hygiène*, 1908, p. 655, et *Recherches sur l'Épuration biologique et chimique des eaux d'égout*, 1909, 4ᵉ volume, p. 28.

(²) *Archives des Sciences biologiques de Saint-Pétersbourg*, 1907, n° 1.

(³) Bassin septique en qualité de destructeur des substances organiques souillant les eaux d'égout. *Arch. des Sc. Biologiques St-Pétersbourg*, 1911, n° 1 p. 65 à 104.

invite, mais nos conclusions ne seront pas aussi favorables à sa théorie qu'il espère.

S. K. Dzerszgowski déclare d'abord que « la différence dans la manière d'envisager l'action des fosses septiques s'explique par : 1° la difficulté ou, pour mieux dire, l'impossibilité de tenir un compte exact de toutes les substances souillant l'eau pendant toute la durée de son passage à travers ces appareils ; 2° les quantités énormes que l'on est obligé de prendre en considération lorsqu'on soumet à l'épreuve le travail des fosses septiques dont les dimensions sont habituellement très considérables ; et enfin 3° la longue durée des expériences exigeant de grandes dépenses en argent et en labeur, ce qui est ordinairement hors de prix pour les stations d'épuration. »

Les expériences furent faites avec une petite fosse septique, genre des appareils domestiques si fâcheusement répandus, installée dans les sous-sols du laboratoire de chimie de l'Institut de médecine expérimentale. L'appareil était alimenté, *pendant le jour seulement*, uniquement avec les eaux de 7 closets et de 4 urinoirs disposés aux deux étages du bâtiment.

Les eaux étaient d'abord reçues dans un bassin supérieur ; lorsque le volume était de 125 litres, un signal avertisseur fonctionnait. Le contenu du bassin était alors soigneusement mélangé ; on prélevait un échantillon moyen pour l'analyse, puis on faisait passer tout le liquide dans la fosse septique proprement dite en prenant soin que tous les papiers fussent entraînés. Le tuyau de communication se termine en dauphin, à 0ᵐ,45 du fond de la fosse, comme dans la plupart des appareils analogues.

La fosse septique, d'une capacité utile de 556 lit. 7, est divisée en deux compartiments inégaux par une cloison dans laquelle des fentes longitudinales ont été pratiquées à 0ᵐ,55 du fond de la fosse.

Lorsque le bassin supérieur est vidé, il s'échappe de la fosse septique un égal volume (125 litres) qui est recueilli dans un bassin inférieur, ce qui permet le mélange et le prélèvement d'un échantillon moyen, après quoi le liquide est envoyé à l'égout.

Nous devons tout d'abord nous élever contre l'usage d'une expression qui revient souvent dans ce travail et que nous

jugeons tout à fait impropre. Il est rapporté qu'il doit se produire une *épuration* dans les fosses septiques. Si cette affirmation a paru dans les prospectus de certains industriels,
nous avons par contre déclaré à maintes reprises, que nous
considérions le rôle de la fosse septique comme préparateur à
l'épuration et non épurateur lui-même.

L'expérience a duré pendant 366 jours. Au bout de ce temps
la fosse a été ouverte, la quantité et la composition du contenu ont été déterminées. Bien que les prélèvements eussent
été effectués chaque fois que le volume de 125 litres était complété dans le bassin supérieur, les analyses ne furent faites
que tous les 4 jours ([1]), les échantillons étant mélangés dans
la proportion de 1 litre pour 125 litres. Le papier fut compté
à part, mais non prélevé avec les échantillons. Les visites aux
cabinets étaient enregistrées.

Au bout des 366 jours le bilan des entrées et des sorties est
le suivant :

	Entrée.	Sortie.
Volume.	$107^{m3},4907$	$107^{m3},4907$
Quantité de papier.	$10^{kgr},889$	—

Substances dissoutes dans l'eau :

	Entrée.	Sortie.
Résidu sec.	$55^{kgr},840$	$58^{kgr},211$
Ammoniaque libre ou saline.	$17^{kgr},541$	$17^{kgr},523$
Azote organique en ammoniaque.. . . .	$1^{kgr},860$	$1^{kgr},697$

Substances en suspension dans l'eau :

	Entrée.	Sortie.
Résidu sec sans papier	$58^{kgr},997$	—
— avec —	$49^{kgr},886$	$49^{kgr},486$
Azote organique en ammoniaque :		
Sans papier..	$4^{kgr},552$	—
Avec —	$4^{kgr},558$	$4^{kgr},469$

Le nombre moyen par jour des visites aux urinoirs a été de
14,2 et celui aux closets de 6,2 ; la dépense journalière
moyenne d'eau fut 282 lit. 7, soit 15 lit. 86 par visite. Les
auteurs évaluent d'après ces nombres que le liquide séjourne
en fosse septique pendant 50 h. 12 minutes.

([1]) Ne s'est-il jamais produit d'action septique pendant ce temps qui a
quelquefois été porté à 5 jours ?

L'examen du contenu de la fosse septique après un an de fonctionnement a fourni les données suivantes :

Volume de l'eau. . . . .   574 litres 16([1]).
Dépôt humide . . . .   4601 gr.

Le liquide contenait :

	Par litres.	Au total([2]).
Matières en suspension.	1ᵍʳ,6576	575ᵍʳ,45
Résidu sec (matières dissoutes seules. . .	0ᵍʳ,5088	107ᵍʳ,20
Ammoniaque libre et saline.	0ᵍʳ,0886	50ᵍʳ,6
Azote organique en ammoniaque :		
Des matières en suspension.	0ᵍʳ,1257	43ᵍʳ,6175
— dissoutes.	0ᵍʳ,0100	5ᵍʳ,47

Les 4601 grammes de dépôt contenaient :

Matières sèches. 1ᵏᵍʳ,032
Eau. 3ᵏᵍʳ,569
Azote organique en ammoniaque.   0ᵏᵍʳ,03727

En résumé il est entré dans la fosse 106 kgr. 850 de matières sèches, tandis qu'il est sorti ou resté dans la fosse 109 kgr. 411 de matières sèches, soit un excédent de 2 kgr. 561.

Pour expliquer comment le résidu sec a pu augmenter d'une *manière mystérieuse* au cours du séjour de l'eau dans la fosse septique, les auteurs émettent les hypothèses suivantes : les parois de fonte de la fosse ont pu abandonner de la rouille et l'hydratation des substances organiques par processus biologique en augmente le poids ; enfin la difficulté de prélever un échantillon moyen de l'eau avant son entrée dans la fosse septique est grande : « Ce n'est nullement une chose aisée que de désagréger les matières fécales et d'en obtenir une suspension homogène. »

Malgré cela et bien que des « personnes moins compétentes et moins responsables » aient été associées à ce travail, les auteurs se croient autorisés à affirmer que le processus désintégrant de la fosse examinée par eux fut de minime importance et ne pouvait influencer le résultat final de l'expérience.

___

([1]) Il doit y avoir une erreur, car plus haut les auteurs donnent comme capacité utile de la fosse 29 viod de 12 litres 5, soit 556 litres 7.
([2]) Les calculs sont faits sur un volume de liquide de 547 litres 16 et on ne sait d'où vient ce nombre.

L'analyse des gaz a donné les résultats suivants :

	Acide carbonique.	Azote.
Gaz recueillis au-dessus du liquide de la fosse..	6,8 à 10,4 %	89,6 à 93,2 %
Gaz dissous dans l'effluent de la fosse.	56,38 à 58,58%	41,42 à 43,02%

On n'y a trouvé ni gaz des marais, ni hydrogène, ce qui prouve que les fermentations existaient mais étaient très peu actives.

Les auteurs s'efforcent ensuite d'interpréter leurs résultats d'analyses par des considérations embrouillées et quelquefois contradictoires, pour conclure :

« Le travail biologique de notre fosse a eu pour résultat définitif :

« *a*) Dissolution de 4,43 pour 100 des substances organiques, dont 1,89 pour 100 des substances azotées et 2,54 pour 100 des substances non azotées ;

« *b*) Désintégration des substances azotées s'accompagnant de la transformation de l'ammoniaque sous forme de composés organiques (azote organique) en ammoniaque à l'état de sels inorganiques, et cela en quantité telle que 1,22 pour 100 reviennent sur le compte des substances en suspension et 8,56 pour 100 sur celui des substances solubles.

« Toutes ces données numériques qui caractérisent le travail de la fosse, sont très minimes ; à n'en pas douter, elles ne sauraient exercer une influence notable sur le degré d'épuration de l'eau et, à plus forte raison, *elles ne nous autorisent nullement à considérer la fosse septique comme constituant un procédé nous mettant à même de détruire les souillures organiques de l'eau au même degré que nous y arrivons à l'aide des fours destructeurs en ce qui concerne les ordures sèches.* »

Il est fâcheux que Dzerszgowski ait pris tant de peine, fait de si nombreuses analyses et rédigé un volumineux mémoire pour arriver à un résultat négatif, uniquement par sa faute comme il le reconnaît « en raison de certaines conditions anormales dans lesquelles il fut obligé de faire accomplir ce travail. »

Les conclusions ne soulèvent pas de critique, comme les auteurs le craignent, mais ne s'appuyant sur aucune expérience scientifiquement conduite, elles tombent d'elles-mêmes.

Comment supposer qu'un savant comme Dzerszgowski, pour porter un jugement sur le rôle des fosses septiques dans l'épuration biologique des eaux d'égout, ait fait choix d'une minuscule fosse septique d'habitation, appareil donnant le plus souvent des résultats au moins médiocres ; que de plus il ait fait fonctionner cet appareil dans les pires conditions, et qu'enfin il se soit cru autorisé d'en tirer des conclusions générales ?

Tous les ingénieurs et hygiénistes compétents en épuration d'eaux d'égout savent que le rôle de la fosse septique consiste :

1° à retenir les matières en suspension ;

2° à dissoudre et gazéifier une partie plus ou moins importante de la portion organique de ces matières en suspension.

Certains ont voulu restreindre ce rôle à celui d'une décantation simple, mais au moins cette dernière n'a jamais été discutée. Or dans la fosse de Dzerszgowski il ne s'est produit aucune décantation (environ 2 pour 100 en un an). Cette seule considération aurait dû faire arrêter l'expérience dès le début, car s'il ne se produit aucun dépôt dans la fosse, comment étudier la destruction d'une matière qui, aussitôt entrée, disparaît par entraînement au dehors ?

Dans un liquide contenant des matières très légères en suspension qui ne sont pas agglutinées ou entraînées par des matières plus lourdes comme dans les eaux d'égout normales, la clarification naturelle est toujours très lente et il faut prendre bien soin de la troubler le moins possible par un afflux d'eau considérable. C'est pourtant dans ces conditions *anormales* que la fosse septique a fonctionné car, pour une capacité utile de 356 litres environ, l'afflux des 125 litres du réservoir supérieur amenait la vidange brutale de un tiers du volume des eaux : il aurait donc été surprenant qu'il s'y produisît la moindre décantation !

Du reste, les fermentations y étaient si peu actives qu'il n'y eût jamais formation de formène, ni d'hydrogène, indice d'une décomposition des matières organiques carbonées, et que les matières dissoutes elles-mêmes, pourtant si facilement fermentescibles, n'ont été désintégrées qu'en très faible proportion.

La seule conclusion qu'aurait pu tirer Dzerszgowski de ses expériences aurait dû être que la fosse de l'Institut de médecine expérimentale fonctionnait d'une façon encore plus défectueuse que celle de Tsarskoé-Sélo, puisqu'elle allait jusqu'à ne point permettre la séparation des particules en suspension.

Il faut se rappeler que les fosses septiques d'habitation, fosses Mouras plus ou moins modifiées, ont été données d'abord comme *vidangeuses automatiques* et ce n'est que dans ces dernières années qu'on s'est efforcé d'assimiler leur rôle à celui des grandes fosses septiques de station d'épuration des eaux d'égout dont la construction et le fonctionnement sont tout différents.

Se rendant compte des points faibles de son argumentation, Dzerszgowski a cherché à l'étayer en analysant le travail d'*appareils plus perfectionnés*, dit-il, tels que les fosses de *Chambeau* installées aux gares Nicolas et Varsovie (St-Pétersbourg) et les *septic tanks* de deux habitations particulières et de la Maison du Peuple de l'Empereur Nicolas II.

Les auteurs ont admis d'abord, qu'une eau d'égout normale (il eût été plus rationnel de dire une eau de latrine normale) correspond à une dilution des excreta d'un homme moyen en 24 heures dans 12 lit. 5 d'eau; la quantité de chlore par litre est alors de 0 gr. 0805 par litre, à laquelle sont rapportés les résultats analytiques, pour permettre la comparaison entre le travail effectué dans les différents appareils. Il ne pouvait ici être question d'établir le bilan des entrées et des sorties : seul, l'effluent pouvait être analysé. Il était prélevé 1 litre toutes les 15 minutes pendant 24 heures consécutives.

Sur cette base hypothétique (car rien n'indique que les excreta solides et liquides sont dans le même rapport, et ce sont ces derniers seuls dont il est tenu compte, le chlore ne provenant que de l'urine), les auteurs ont fait de nombreux calculs, dont ils tirent les conclusions suivantes :

« 1º Les fosses Chambeau et les septic tanks, sont des bassins dans lesquels l'eau, animée d'un mouvement lent uniforme, dépose une partie des substances qu'elle tient en suspension ; aussi, tout en s'épurant, elle rend les bassins boueux ;

« 2º Les fosses Chambeau et les septic tanks, dont les

dimensions sont telles que l'eau y stagne de 1 à 20 jours, jouent le rôle d'égalisateurs de la composition de l'eau, car, en raison du courant lent qui s'y établit, les eaux de diverses compositions y pénétrant à divers moments de la journée et de la nuit sont à même de s'y mélanger;

« 5° Du moment que les fosses et les septic tanks sont déjà souillés, la composition de l'eau ne s'égalise plus, durant la traversée de ces bassins, d'où les oscillations considérables que peut présenter, à des intervalles rapprochés, la composition de l'eau s'écoulant de ces bassins;

« 4° La composition de l'eau peut, durant son séjour dans les fosses et septic tanks souillés, présenter des variations, quant à sa richesse en substances en suspension, tantôt dans le sens de l'épuration, tantôt dans le sens d'une pollution plus accusée;

« 5° Les substances dissoutes dans l'eau, traversant les fosses Chambeau et les septic tanks, éprouvent des variations peu notables durant leur passage dans ces bassins, surtout lorsque ceux-ci sont boueux. »

En résumé, le travail effectué dans ces appareils ne serait qu'apparent, il consisterait, au bout d'un certain temps, seulement en un émiettement des matières en suspension, qui font paraître l'eau moins chargée, mais on en trouve la même quantité dans l'effluent que dans l'affluent.

Il est peu scientifique de choisir des exceptions pour nier l'existence d'un phénomène général : il eût été plus utile de rechercher pourquoi les auteurs sont seuls de leur avis : cette singularité aurait dû les frapper, et les rendre plus circonspects dans leurs conclusions.

Nous arrivons maintenant à la partie du mémoire contenant la critique très vive de nos expériences de 1908. Pour y répondre, nous rappellerons d'abord dans quelles conditions nous nous étions placés.

Après avoir démontré l'impossibilité de prélever des échantillons moyens contenant la proportion correspondante de matières en suspension, et d'évaluer la quantité exacte de boues contenue dans une fosse septique de 260 mètres cubes de capacité, nous avions pensé que la comparaison de la composition des boues contenues dans les eaux brutes (eaux

fraîches) avec celles extraites de la fosse septique présenterait un caractère plus scientifique, serait plus démonstrative
et nous permettrait, en conséquence, de tirer quelques conclusions d'une exactitude plus satisfaisante.

Nous avons constaté ainsi que la composition des boues
est considérablement modifiée pendant leur séjour dans la
fosse septique ([1]). Elles ont perdu environ 20 pour 100 de leur
poids ou 42,81 pour 100 de leur matière organique, 34,81
pour 100 de leur azote, 30,21 pour 100 de leur carbone et 42,41
pour 100 des matières grasses.

Ces conclusions pèchent, d'après Dzerszgowki, par la base.
La différence de composition des boues est attribuable,
dit-il, non seulement au travail destructeur de la fosse septique, mais encore au travail dissolvant et surtout au travail
sédimentaire. Il ne se sépare dans la fosse que les matières
lourdes qui tombent au fond, et les matières légères qui forment une croûte à la surface ; quant aux matières en suspension de densité moyenne, elles sont emportées par l'eau, d'où
il résulte que les boues qui se sont déposées dans la fosse
septique n'ont pas la composition des boues fraîches analysées, d'autant plus que les « matières en suspension subissent dans la fosse des altérations sous l'influence des processus biologiques qui y évoluent ([2]) ». Les matières peuvent
aussi être désintégrées ou dissoutes en partie et, en changeant
de forme et de propriétés, être emportées par l'effluent sans
subir une désintégration complète.

Il apparaît donc que les auteurs ne voulaient pas admettre
d'abord qu'il se produise de décantation dans une fosse septique bien comprise. Puis, plus loin, ils reconnaissent qu'une
partie des matières en suspension peuvent s'y déposer, mais
que celles-ci sont principalement minérales. Quant à la divi-

---

([1]) Déjà au point de vue physique les boues sont différentes à l'entrée et
à la sortie de la fosse septique : ainsi des échantillons égouttés de la même
façon contenaient en 1906 : à l'entrée 18 %, de matières sèches ;
  —   —   à la sortie 21,2 %
C'est un fait qui, du reste, a été remarqué par divers auteurs que les boues
fermentées en fosse septique se sèchent plus rapidement que les boues
fraîches.

([2]) Nous sommes heureux de constater en passant que les auteurs admet-
tent l'existence de phénomènes biologiques, qui, bien que très faibles dans
d'autres cas, tels que ceux de leurs fosses en Russie, leur servent ici à
appuyer leur thèse.

sion hypothétique de ces matières en trois catégories, quelques expériences nous permettront de l'examiner.

Nous avons exposé chaque année, dans les comptes rendus de nos expériences de la station expérimentale de La Madeleine, que, malgré l'action septique sur les matières en suspension, il y avait envasement progressif des fosses, et qu'il est indispensable de pratiquer des dragages au moins une fois par an. Nous avons indiqué en outre que, lorsque les dépôts commencent à être abondants, la décantation y devient défectueuse. C'est ce moment que nous avons choisi pour déterminer la composition comparative des matières en suspension dans l'eau brute, et celles de l'effluent des fosses septiques, ces dernières étant en trop faibles quantités aux autres époques de l'année.

Pendant 4 jours consécutifs, nous avons fait prélever chaque heure 1 litre d'eau brute et 1 litre d'effluent de la fosse septique. Les échantillons d'une journée étaient mélangés, et on déterminait la quantité de matières en suspension par repos et centrifugation, puis la proportion de matière organique (perte au rouge) et de matières minérales (résidu au rouge), qu'elles renfermaient.

Dans le tableau ci-contre, nous avons donné les moyennes de nos résultats, en les rapprochant de ceux de nos expériences de 1908.

	Quantité par litre.	Partie organique 0 0.	Partie minérale 0/0.
Eau brute..	0gr,295	43,4	56,6
Effluent de la fosse septique.	0gr,059	47,4	52,6
Matières en suspension dans l'eau brute diminuées des matières en suspension dans l'effluent de la fosse septique..	0gr,254	42,5	57,7

MOYENNE DE NOS EXPÉRIENCES EN 1908

Boues fraîches (eau brute)		45.8	54,2
Boues de la fosse septique.		32,56	67,44

Si on compare simplement les pourcentages de matière organique et minérale, on peut croire que la critique de Dzerszgowski est justifiée, car les matières en suspension dans l'effluent de la fosse septique sont plus riches en matières organiques que celles de l'eau brute, et il est bien naturel qu'il en soit ainsi, les matières minérales, étant les plus lourdes, se déposent les premières.

Il en est tout autrement si on calcule la composition des matières en suspension dans l'eau brute, diminuée de la quantité correspondante des matières en suspension dans l'effluent de la fosse septique. On voit alors que la différence du début disparaît presque entièrement et que les boues fraîches ont une composition voisine de celle que nous avons trouvée en 1908 par une expérience de six mois, tandis que les boues de la fosse septique ont une composition qui s'en éloigne d'une façon considérable : près de 10 pour 100.

L'hypothèse de Dzerszgowski, même en l'admettant comme exacte, ne change pas les résultats obtenus d'une façon suffisante pour infirmer les conclusions que nous avions tirées de nos expériences.

Dans notre travail complet, que les auteurs ne semblent pas avoir consulté, nous avons rapporté en un tableau les volumes de gaz dégagés en un même endroit de la fosse septique du 10 février au 24 mai 1908, par mètre carré de surface. Ce tableau montrait que les volumes de gaz dégagés étaient extrêmement variables : de 76 à 677 litres en 24 heures ; et nous avons alors proposé une explication de ces variations, après avoir recherché s'il y avait une relation avec la température, la pression atmosphérique, les pluies, et le volume d'eau traversant la fosse septique.

Nous avons rapporté ces résultats dans le but de montrer d'une façon frappante le rôle des fermentations qui se produisent dans les fosses septiques. Nous avons aussi calculé approximativement, d'après des formules hypothétiques, la proportion de matière organique qui avait été désintégrée pour produire ces dégagements.

Les auteurs reprennent ces calculs et les appliquent à la matière organique en suspension dans les eaux analysées *trois ans auparavant*, en 1905. Il se trouve qu'ils obtiennent des nombres inférieurs aux nôtres, mais nous pourrions, en cherchant un peu, en trouver de supérieurs. Nous nous sommes bien gardés de faire intervenir les poids de matières en suspension dans les eaux brutes et les effluents de fosse septique, comme nous l'avons indiqué plus haut.

Pour nous résumer : 1° par la comparaison de la composition des boues fraîches et des boues septiques, nous avons montré l'importance des désintégrations des matières organiques solides dans nos fosses septiques de La Madeleine; 2° par la mesure et l'analyse des gaz dégagés, nous avons indiqué la composition de ces gaz et les variations de leur dégagement suivant les temps et le lieu. Nous n'avons jamais pensé que l'on pût croire que nous donnions des volumes exacts de gaz, quand nous nous étions efforcés de montrer qu'ils étaient impossibles à obtenir; aussi n'avons-nous donné aucun calcul reliant les deux parties du problème.

Nous n'aurons garde enfin d'éluder une remarque très judicieuse de Dzerszgowski. Dans les premiers résultats publiés ([1]), nous avons donné la teneur en nitrates des eaux brutes et des effluents des fosses septiques de La Madeleine : 1 mgr. 80 par litre pour les premières et 1 mgr. 20 et 1 mgr. 51 pour les secondes. Ces déterminations proviennent de défectuosités de la méthode de dosage que nous avions employée à cette époque, et dont nous ne nous sommes aperçus que plus tard. Depuis, nous n'avons jamais pu déceler de nitrates dans les eaux non épurées par les lits bactériens, ce qui du reste n'a rien qui doive surprendre, vu que presque toujours dans l'eau brute et toujours dans l'effluent des fosses septiques, on constate la présence de quantités très appréciables d'hydrogène sulfuré. Or, on sait que l'hydrogène sulfuré provient de la réduction des sulfates qui n'a lieu qu'après la disparition de l'oxygène et des nitrates de l'eau. Nous regrettons d'avoir omis de faire cette rectification dans nos mémoires ultérieurement publiés.

Les auteurs critiquent aussi vivement les expériences de Favre que nous avons analysées dans notre précédent mémoire. Dans un travail récent Guth et Spillner ([2]) exposent leurs expériences sur la décomposition des boues dans les fosses septiques à courant continu et dans les décanteurs Emscher, avec cavités spéciales pour le dépôt des boues,

([1]) *Recherches*, 1er volume, p. 31.
([2]) *Gesundheits Ingenieur*, 34e année, 1911, p. 155.

cavités non parcourues par le courant d'eau. Pour étudier la décomposition des matières organiques dans ces dispositifs, ils ont expérimenté sur de l'albumine d'œuf, de la viande de bœuf cuite et crue, des cartilages, de la graisse de bœuf, des betteraves cuites et crues, des pommes de terre cuites et crues, de la toile de lin, du papier de journaux. La concentration de l'eau d'égout a varié de 125,5 à 542,7 milligrammes par litre, la teneur en ammoniaque de 25,6 à 144,6 milligrammes, en chlore de 83,4 à 2845,6 milligrammes par litre ; la température a varié de 9° à 21°5, et la durée de séjour de l'eau d'égout de 6 à 24 heures. Les matières albuminoïdes et les légumes ont été relativement vite dissous, les graisses et la cellulose au contraire sont très résistantes. Mais il résulte nettement des nombreux tableaux donnés par Guth et Spillner, que la décomposition des matières organiques dans les fosses septiques et dans les puits décanteurs, tels que les décanteurs Emscher, s'effectue de la même manière, aussi activement, et que *cette décomposition est très considérable*. Une température élevée favorise le phénomène ; la vitesse d'écoulement de l'eau n'a pas d'influence sensible, contrairement aux conclusions de Favre : la présence de fortes quantités de matières fécales est utile.

Ces nouvelles expériences de Guth et Spillner sont d'autant plus intéressantes qu'elles ont été effectuées dans de nombreux appareils en plein fonctionnement dans diverses installations d'épuration d'eaux d'égout. On a choisi, par exemple, comme fosses septiques : celles de Hambourg, de Wolfenbuttel, de Mullheim, d'Unna, de Harsburg, etc. ; comme décanteurs Emscher : ceux d'Essen Nordwest, de Recklinghausen Ost, de Zerbst, etc. Les chiffres obtenus ne laissent aucun doute sur l'influence des actions de décomposition qui se produisent aussi bien dans les fosses septiques que dans les décanteurs.

Nous avons aussi, en 1908, refait les expériences de Favre en immergeant dans nos fosses septiques de la viande, des œufs, de la graisse de bœuf, du papier et des pommes de terre. Nous avons obtenu les mêmes résultats que nous n'avons pas cru devoir publier, car ils n'apportaient aucun fait nouveau. La viande et les œufs ont disparu très rapidement quoique pour ces derniers (cuits, bien entendu), le jaune ait résisté plus longtemps. Les pommes de terre ont fermenté très rapidement, sauf les enveloppes qui n'ont pas été attaquées. Le papier a été attaqué lentement et seulement au bout de deux mois. La graisse s'est saponifiée d'abord, et ce n'est qu'après cinq mois que son poids a diminué.

De l'ensemble de ces considérations et de l'étude des nouveaux travaux, nous devons donc tirer les mêmes conclusions que précédemment : *Dans une fosse septique convenablement construite et dont le fonctionnement est bien réglé, il se produit toujours une désintégration par dissolution et gazéification de la partie organique des matières en suspension dans l'eau d'égout qui s'y déposent. L'importance de cette désintégration dépend principalement de la nature de ces matières.*

Biolytic tank [1].

Dans leurs expériences, que nous rapportons plus loin, sur l'épuration des eaux brutes de Boston, sans traitement préalable, sur des lits bactériens, Winslow et Phelps ont constaté le rapide colmatage des lits à matériaux assez fins lorsqu'on veut épurer des volumes d'eau assez considérables. Le grattage de la surface des lits pour enlever les boues peut se faire pendant les bonnes saisons, mais en hiver il est très difficile : aussi le traitement préliminaire des eaux d'égout est-il indispensable.

L'élimination des matières en suspension des eaux d'égout est obtenue dans la plupart des stations d'épuration par la simple action physique de la sédimentation. On élimine ainsi 50 à 65 pour 100 de ces matières des eaux d'égout en Amérique (Fuller 1909), tandis qu'en Angleterre et en Allemagne les résultats publiés sont de beaucoup supérieurs. Les fosses septiques ont été désignées à l'origine, non pour retenir les matières en suspension, mais pour en éliminer une partie par liquéfaction. On avait d'abord déclaré que 75 à 80 pour 100 des boues déposées pouvaient être liquéfiées, mais depuis, à la suite d'études plus approfondies tant en Angleterre qu'aux

[1] WINSLOW et PHELPS. *Journal of Infectious Diseases*, 1911. p. 272.

États-Unis, ce taux fut ramené de 25 à 40 pour 100. A Birmingham, cette élimination ne fut que de 10 pour 100.

En considérant la limite à laquelle s'arrête la fermentation septique, il paraît probable que l'accumulation des produits formés par cette fermentation en soit un des principaux facteurs. On sait que, dans toutes les réactions bactériennes, l'enlèvement des produits ultimes est presque toujours une condition nécessaire pour obtenir une activité continue. Une expérience, faite à la station de Lawrence il y a quelques années, montra qu'un court séjour en fosse septique facilite la liquéfaction et qu'il y a moins d'accumulation des produits formés. Dans une petite fosse septique on mit de la boue provenant de la décantation de l'eau d'égout brute, pendant six mois ; la période de repos était de cinq à quinze jours et la boue accumulée remplissait 60 pour 100 du volume de la fosse. On réduisit le temps de repos à 49 heures ; la boue se réduisit à 8 pour 100 et ne s'accrût pas pendant une année (1901). A Leeds, on trouva que, par un séjour de 72 heures, les boues se dissolvaient (Leeds, 1905).

Dans quelques-unes de leurs premières expériences, Winslow et Phelps constatèrent que la liquéfaction de la boue était beaucoup plus active lorsque la période d'écoulement des eaux était de 12 heures que lorsqu'elle était de 24 heures, et plus active pour 24 heures que pour 48 heures.

En 1909, J.-H. White étudia ce sujet sous leur direction. Il prit deux flacons de 5 litres A et B. Dans A il mit 1 litre de boue d'égout et 1 litre d'eau de distribution, dans B 1 litre de boue seulement. Le flacon A était muni d'un bouchon traversé par trois tubes, l'un pour l'entrée de l'eau, le 2e pour sa sortie par un siphon, et le 3e pour le dégagement des gaz. Le flacon B ne portait qu'un tube de dégagement des gaz.

Des observations étaient faites chaque jour de la température et de la pression dans chaque bouteille et on laissait dégager les gaz, on ajoutait dans le flacon A 200 centimètres cubes d'eau de distribution et on siphonnait 200 centimètres cubes du liquide du flacon. La boue fut analysée au début de l'expérience, et le contenu des deux flacons à la fin. Chaque semaine l'effluent du flacon A fut analysé. Après trente-trois jours la fermentation continuait encore.

J. White déduisit de ses analyses la quantité des divers constituants de la boue originelle, du contenu du flacon A et de ses affluents et de celui du flacon B. Les résultats montrent très clairement que la liquéfaction fut très favorisée par l'addition d'eau. Dans le flacon A il y eut plus de deux fois plus d'azote organique, ammoniaque, résidu fixe en solution et près de deux fois plus de matières volatiles en solution que dans le flacon B. D'autre part, il laissait 8 gr. 66 de matières volatiles en suspension contre 14 gr. 20; les matières fixes en suspension étaient augmentées dans l'effluent de A.

Si les conclusions des auteurs que la limite de l'activité liquéfiante d'une fosse septique ordinaire est due à l'accumulation des produits de fermentation sont justifiées, *l'hydrolytic Tank de Hampton* et les *puits de Imhoff* sont construits sur un principe défavorable à la liquéfaction des boues. Dans les deux cas la boue est séparée de l'eau et emmagasinée dans une chambre de liquéfaction où elle est soumise à une action septique intensive avec un entraînement minimum des produits de décomposition. Les auteurs ont tenté d'obtenir le résultat opposé en employant un bassin profond de forme conique, avec l'entrée des eaux à la partie inférieure de façon à laver constamment les boues avec les eaux d'égout fraîches qui entraînent, en s'écoulant par le haut, les produits de décomposition. Il est semblable aux *Dortmunds* employés avec succès en Angleterre. Mais à Birmingham, par exemple, les boues sont évacuées trop fréquemment pour permettre une action septique. Dans leurs expériences, au contraire, les boues ne furent enlevées qu'après un an et l'action septique fut manifeste. D'autre part, le principe essentiel de la fosse septique est de garder les eaux d'égout pour que les conditions soient aussi anaérobies que possible, tandis que leur but était de limiter ces conditions, aussi ont-ils proposé d'appeler leur bassin, *Biolytic Tank*.

Ce bassin A (fig. 12) est carré à la partie supérieure de 2^m,10 de côté; les côtés sont d'abord verticaux sur 0^m,45, puis convergent vers le fond pour former une pyramide dont les faces sont inclinées sur un angle de 55°. La capacité du bassin est de 7 mètres cubes, le temps de séjour des eaux est de 8 heures et demie. Les eaux entrent par le tuyau B, de 5 centimètres de

diamètre, à environ 225 millimètres du fond, elles sortent par
quatre déversoirs métalliques triangulaires à 60°, protégés
par des pare-écumes,
et tombent dans un
canal C de 5 centi-
mètres de large. Au
fond du bassin est
une ouverture D de
5 centimètres pour
l'évacuation des
boues.

Ce bassin a été ali-
menté d'une façon
continue pendant six
jours par semaine
d'abord, puis tous les
jours durant la saison
froide.

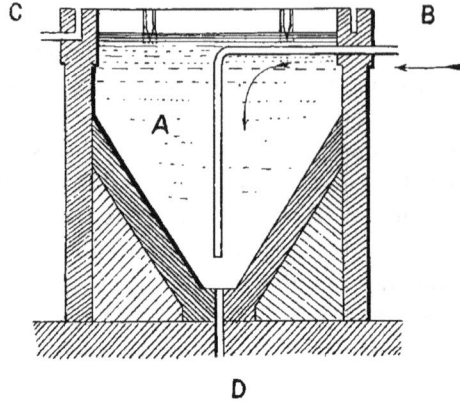

Fig. 12. — Biolytic Tank.

A. Biolytic Tank.   C. Sortie des eaux.
B. Arrivée des eaux.   D. Évaluation des boues.

Les eaux d'égout ont été prélevées sur l'ensemble de toutes
les eaux de Boston après criblage au travers des grilles à gros
barreaux et élimination des corps lourds dans une petite fosse
à sable à la station d'expériences. On constata des variations
dans la composition des eaux suivant les saisons. L'ammoniaque et l'oxygène absorbés sont plus importants en été qu'en
hiver; de même les matières en suspension sont faibles en
décembre-janvier et plus abondantes au printemps.

La moyenne annuelle des résultats d'analyses en milligrammes par litre est la suivante :

	Eau brute.	Effluent du Biolytic Tank.
Sédiment.	200	98
Matières en suspension totales.	165	81
— volatiles	110	58
— fixes	48	21
Azote total.	25,5	22
— organique total.	11,7	7,5
— — soluble	7,7	5,1
— ammoniacal.	13,2	14,6
Oxygène consommé à chaud. { total	70,0	54,0
{ soluble. . . .	49,0	57,0
— à froid. { total	16,0	16,2
{ soluble. . . .	10,2	12,8

Les eaux d'égout de Boston sont assez diluées : on voit cependant qu'il s'est produit une action septique dans le Biolytic Tank. L'ammoniaque et l'oxygène consommé à froid ont augmenté, ce dernier représentant les composés carbonés instables; l'azote organique a diminué.

Le sédiment a été réduit de 51 pour 100 et les matières en suspension totales de 50 pour 100, ce qui est un résultat comparable à celui obtenu dans la pratique, comme le montre le tableau suivant :

Angleterre...	Andover...	50 %	Angleterre	Hartley Wintney.	54 %
—	Slaithwaite..	54 %	—	Knowle......	57 %
Massachusetts	Worcester..	55 %	New-York	Saragota.....	65 %
Angleterre...	Prestolee...	42 %	Angleterre	Exeter......	67 %
—	Caterham..	47 %	—	Reading.....	74 %
Ohio......	Colombus..	49 %	—	York.......	75 %
Angleterre...	Accrington.	50 %	—	Rochdale.....	86 %
Massachusetts	Boston....	50 %			

Les variations qu'on observe ainsi sont très grandes, car elles dépendent de la nature des eaux d'égout et de la construction des fosses. Les résultats obtenus à Boston se trouvent être la moyenne. Le point faible semble être que le bassin profond à écoulement continu laisse échapper une trop grande partie des matières solides qu'il reçoit; mais l'action liquéfiante est très nette, et il n'y eut aucune accumulation apparente de boues. Des analyses moyennes des eaux d'égout et des effluents, ainsi que celles de la boue et du contenu du bassin, les auteurs ont calculé la retenue des matières en suspension et de l'azote organique et la proportion de ces matières qui a été liquéfiée.

	Matières en suspension			Azote organique
	Totales.	Volatiles.	Fixes.	en suspension.
Retenue % dans le bassin ..	54	56	48	45
Dissolution % de la boue déposée dans le bassin ...	72	81	49	52

Ils ont rapproché ces nombres de ceux donnés pour les fosses septiques. Le tableau suivant donne le pourcentage de liquéfaction des boues dans les fosses septiques constaté dans diverses stations d'épuration.

	Matières en suspension totales		Matières en suspension	
			totales	organiques
Birmingham (Angleterre). .	10	London (Angleterre).	41	71
Exeter — ([1]).	25	Boston (Massachu-		
Manchester —	26	setts)([2])	42	81
Ilford — . .	50	Glasgow (Écosse). . .	50	»
Sheffield — . .	30	Hampton (Angleterre)	»	58
Accrington — . .	35	Saragota (New-York)	69	»
Worcester (Massachusetts)	59	Boston (Massachu-		
Leeds (Angleterre). .	20-60	setts)([3])	72	81
Huddersfield — . .	40	Exeter (Angleterre)([4])	80	»

Excepté la très forte réduction rapportée au début à Exeter, on voit que l'efficacité du Biolytic Tank est plus grande que celle de toutes les fosses septiques de forme ordinaire.

[1] Études de la Commission royale.
[2] 1905-1907, fosses rectangulaires.
[3] 1909-1910, Biolytic Tank.
[4] Premiers rapports de la Ville.

CHAPITRE XII

Le problème des boues des eaux d'égout.

Dans l'épuration des eaux d'égout, on admet que la boue est presque toujours un mal nécessaire, qu'elle est inévitable, et que tous les efforts doivent tendre à rechercher les moyens de la traiter facilement et économiquement suivant les conditions locales. W. C. Easdale (¹) pense que c'est une erreur, et il croit qu'on obtiendrait des progrès beaucoup plus grands si on abandonnait ces idées préconçues et si on cherchait à épurer les eaux d'égout sans produire de boues. Cela peut être considéré comme une utopie, mais il espère par la suite exposer quelques vues nouvelles sur ce sujet.

L'auteur appelle boue, le dépôt, principalement organique, qui se produit dans les bassins de sédimentation ou les fosses septiques, et non les matières qui s'accumulent dans les fosses à sables, ni les matières humiques qui se détachent des lits bactériens. De plus, il laisse de côté les installations où l'on produit des boues par précipitation chimique, car, dans ce cas, on a prévu des dispositifs pour les traiter spécialement.

Si on peut épurer d'une façon satisfaisante la partie liquide de presque toutes les eaux d'égout, c'est surtout depuis qu'on a imaginé des dispositifs capables de retenir les matières en suspension. Mais, plus on élimine les matières en suspension, meilleure est l'épuration obtenue, et la quantité de boues à traiter est d'autant plus considérable.

Tous les traitements préliminaires produisent plus ou moins de boues; toutefois la méthode de Dibdin, par les lits d'ar-

---

(¹) *San. Record*, 8 oct. 1910, p. 555.

doises, permet de les transformer et de les réduire assez fortement, de façon à les éliminer dans un état tout différent de
celui des boues retirées des bassins. Mais il existe et on
construit un grand nombre de fosses septiques et il y a lieu
de rechercher les moyens de diminuer les difficultés du traitement des boues qui s'y accumulent.

On n'a pu encore, par aucun dispositif, retenir complètement les matières en suspension dans les eaux d'égout avant
leur répartition sur les lits bactériens, et bien que, dans certaines villes, l'effluent décanté contienne plus de ces matières
que l'eau d'égout brute d'autres villes, l'épuration est néanmoins satisfaisante.

On peut donc admettre que, les lits bactériens donnant de
bons résultats avec des eaux contenant des quantités variables
de matières en suspension, il n'y a pas de raison pour qu'ils
ne puissent en supporter des quantités plus considérables s'ils
étaient construits dans ce but.

L'auteur ne se repose pas sur ce simple argument. Dans un
village du Kent, les eaux d'égout dont 40 à 50 pour 100 sont
constituées par des eaux résiduaires de brasseries, sont
reçues dans une seule fosse septique, dont on n'a pas retiré
de boues depuis huit ans qu'elle fonctionne. La fermentation y est toujours très active et elle est parfois si tumul-
tueuse que le liquide est très agité : il en résulte que les matières en suspension sont déversées sur le lit bactérien de
premier contact. Ces matières s'y oxydent plus ou moins et
passent sur le lit de deuxième contact où elles sont arrêtées à
la surface par les fins matériaux qui le forment. On les retire
alors à la main dans un état qui ne cause aucune nuisance. La
fosse septique et les lits de premier contact retiennent un
certain temps les matières en suspension, et les déchargent
éventuellement, de façon qu'ils ne perdent ni l'une ni les
autres de leur capacité, toute l'action paraissant due à un
procédé naturel.

Tous les efforts tendaient auparavant à éviter que les matières solides viennent colmater les lits bactériens. Il est
reconnu maintenant que, même si l'effluent de la fosse septique
contient très peu de matières en suspension, l'effluent des lits
bactériens en renfermera des quantités plus importantes, d'où

il résulte qu'il y a lieu de les retenir dans des bassins de décantation, où elles se déposent sous forme d'humus.

Ce fait a été reconnu par l'auteur déjà depuis un certain temps, et il en est arrivé à cette conclusion que la méthode la plus satisfaisante n'est pas d'arrêter les matières en suspension à la surface des lits bactériens, mais au contraire de faciliter leur évacuation avec l'effluent. Ceci s'applique aussi bien aux lits de contact qu'aux lits à percolation, et dicte l'emploi de matériaux d'une grosseur uniforme de la surface à 15 à 22 centimètres de fond, la couche du fond étant composée de morceaux plus volumineux reposant sur un faux fond perforé couvrant toute la surface inférieure. Ce procédé ne diminuera pas seulement l'ébouage des fosses et le colmatage des lits bactériens, mais aussi réduira considérablement la quantité des matières solides à traiter séparément. Les matières entraînées par l'effluent des lits bactériens se sèchent facilement sur une aire convenablement drainée sans causer aucune nuisance, on aura ainsi diminué les difficultés du problème des boues.

L'adoption de ce principe entraînera quelques changements dans les méthodes actuelles de construction. Les chambres à sables seront conservées, mais on évitera que les matières organiques s'y déposent avec les sables, les pierres et autres matières minérales. Les bassins de décantation seront modifiés; au lieu de chercher à éviter que les matières en suspension s'en échappent, on devra simplement les retenir jusqu'à ce qu'elles soient brisées en particules très finement divisées : elles pourront alors être entraînées avec l'effluent. Dans tous les cas on évitera, autant que possible, de retenir les boues de ces bassins. Les bassins de décantation qui ont été interposés entre les fosses septiques et les lits bactériens deviennent inutiles.

Pour l'épuration sur les lits bactériens, il sera indubitablement nécessaire, dans la plupart des cas, de faire une double filtration soit sur lits de contact, soit sur lits à percolation, et il est possible que les lits de contact si abandonnés retrouvent une partie de leur succès. Les matériaux seront choisis parmi ceux qui ne se désagrègent pas facilement; ils seront de grosseur uniforme pour que de petites parties ne viennent pas boucher les interstices compris entre eux. Le faux fond sera établi de façon à faciliter la sortie des matières en suspension.

A la sortie des lits de premier ou de second traitement, on construira des bassins de décantation donnant toute facilité d'en retirer les dépôts. Enfin on établira des dispositifs pour sécher ces matières.

L'auteur ne prétend pas avoir solutionné le problème des boues, ni suggéré qu'il n'y aura pas de boues, ou que ses propositions sont applicables dans toutes les conditions; il pense toutefois que ces principes peuvent être adoptés dans beaucoup de cas, principalement pour les villes où les eaux d'égout sont uniquement domestiques et ne sont pas trop chargées de matières organiques, ou résistantes à la désintégration.

Cette communication lue à la réunion annuelle de l' « Association of managers of sewage disposal works » a été suivie d'une discussion intéressante que nous résumons.

Le président, M. Dibdin, après avoir félicité l'auteur dont il partage les idées, dit que les assistants peuvent se diviser en deux groupes, ceux qui aiment les boues dégageant des mauvaises odeurs et ceux qui ne les aiment pas, et il ne doute pas que les derniers soient les plus nombreux. Il pense que la question se résume à obtenir des boues dont le traitement ne soit pas désagréable.

A une question posée par M. Flynn qui se demande ce que devient la boue ainsi détruite, M. Dibdin expose le calcul suivant : Londres a une population de 7000000 d'habitants environ; si l'on admet que pour sa nourriture chaque habitant absorbe 900 grammes d'aliments, il y a une consommation journalière de 6500 tonnes contenant environ la moitié d'humidité, soit 3150 tonnes de matière sèche. Sans compter les eaux de lavage des rues qui apportent aussi leur contingent, si on transforme les matières sèches en boues à 90 pour 100 d'eau, on devrait en rejeter 220500 tonnes par semaine, s'il n'y avait aucune destruction. Il ne connaît pas le nombre exact, mais il estime que les égouts de Londres rejettent par semaine environ 40000 tonnes de boues. Les 220000 tonnes d'aliments n'ont donc produit que 40000 tonnes de boues, la différence est ce qui disparaît pendant la digestion. Cet exemple, dit-il, montre d'une façon frappante ce qui peut se produire dans les procédés biologiques des eaux d'égout.

M. Martin rappelle que la même idée a été émise il y a
15 ans et que la méthode préconisée par M. Easdale a été
mise en pratique en certains endroits. Dans quelques cas, les
résultats ont été satisfaisants : on constatait une plus grande
destruction de la boue; les fosses devaient être curées moins
souvent et la boue était peu désagréable à manipuler. Dans
d'autres cas, par suite de conditions différentes ou de mauvaise application de la méthode, les résultats ont été très
mauvais. Il avertit l'auteur que, si ses propositions étaient
acceptées, il subirait les reproches de ceux qui auront adopté
sa méthode. Il lui semble que l'auteur est parti de données
fausses et naturellement qu'il arrive à une conclusion erronée.
M. Easdale dit que, puisque les lits bactériens peuvent
recevoir des quantités relativement grandes de matières provenant d'effluents de fosses dans certaines villes, ils pourront
ainsi recevoir de plus petites quantités de matières en suspension dans l'eau d'égout brute. Il perd de vue que le fait
que les lits bactériens peuvent fonctionner avec des effluents
contenant des matières en suspension dépend non seulement
de la quantité de ces matières, mais de leur condition, surtout
physique, qui est très différente dans l'eau brute et dans
l'effluent de fosses septiques. M. Martin pense que dans quelques cas, l'eau d'égout, débarrassée seulement des plus
grosses matières, pourra être épurée sur des lits à percolation ;
mais il est très douteux qu'elle puisse l'être sur des lits de
contact. On ne peut assimiler les lits de contact, tels qu'on les
construit, aux lits d'ardoise, car ces derniers ont été établis
pour pouvoir être lavés facilement. Si les lits de contact sont
formés de gros matériaux, ce lavage pourra être effectué, mais
c'est aux dépens de l'épuration. M. Easdale exagère l'utilité
du faux fond, très important dans les lits à percolation et
plutôt nuisibles dans les lits de contact. En conclusion,
M. Martin déclare que, plus est efficace le traitement préliminaire, moins les lits se colmateront et plus facilement on
obtiendra une épuration importante et régulière.

En réponse aux objections qui ont été soulevées pendant la
discussion, M. Easdale répond qu'il est bien difficile de
changer les opinions arrêtées. En reportant le traitement des
boues après l'épuration au lieu de le mettre en avant, il pense

qu'on diminuerait les difficultés créées par ces boues. On a
dit que les lits de contact devaient être renouvelés tous les
quatre ans; il est persuadé que s'ils étaient convenablement
construits, ces renouvellements seraient beaucoup moins
fréquents. Ces lits devraient être formés de scories bien vitri-
fiées, dont la grosseur varierait avec la composition des eaux
à épurer. Il a appris avec plaisir que l'humus qui se détache
des lits bactériens est considéré comme un meilleur engrais
que la boue telle qu'on l'obtient actuellement dans les fosses.
Le faux fond qu'il préconise ne laisse pas un espace plus
grand que 5 centimètres entre les matériaux et le fond du lit.
Il ne prétend pas avoir résolu le problème des boues, mais il
pense que les difficultés de traitement et de séchage des boues
de fosses septiques et de bassin de décantation et les mauvaises odeurs qu'elles répandent seraient considérablement
diminuées si on adoptait la méthode qu'il a exposée.

Méthodes de traitement des boues ([1]). — Le rejet des boues à
la mer paraît indiqué dans les villes maritimes ou dans celles
situées sur les grands fleuves près de leur embouchure. Il a
cependant le grave inconvénient d'obliger à transporter de
très grandes quantités d'eau, car les boues contiennent en
moyenne 90 pour 100 d'humidité.

Quelques exemples montreront le coût de ce traitement.

VILLES	Tonnes de boues liquides transportées	Pour cent d'humidité	Coût par tonne de boue liquide	Coût total
London	2 500 000	92	0fr,45	1 171 875 fr
Glasgow	915 689	87	0fr.62	591 585fr,60
Manchester	176 500	86,7	0fr.92	168 995fr,40
Salford	150 000	81	0fr.946	147 812fr,50
Dublin	114 500	90	0fr.502	59 875fr,75

Ces 5 856 489 tonnes de boues transportées ne contiennent
réellement que 582 488 tonnes de boues sèches. Si ces boues
avaient été pressées pour ne plus contenir que 50 pour 100

([1]) H. B. OGDEN. San. Reg., 17 nov. 1910. p. 477.

d'eau, on aurait obtenu 764 976 tonnes de tourteaux pour une dépense moyenne de 2^{fr},50 par tonne, soit au total 1 912 450 francs, inférieure à celle du rejet à la mer qui a été de 2 159 900 francs. D'autre part, ces tourteaux sont vendus comme engrais à des prix variant de 2^{fr},50 à 8^{fr},75 la tonne. En prenant le prix moyen de 4^{fr},55 la tonne leur vente aurait rapporté 3 344 770 francs. Le lieutenant-colonel Jones évalue la tonne de boue pressée, à la chaux, de 4^{fr},55 à 5 francs la tonne.

Dans un de ces rapports, M. Melvin, de Glasgow, dit qu'il y a sept ans les fermiers ne voulaient pas enlever les boues même gratuitement, tandis que maintenant la vente en est très facile à la station de Dalmarnock. L'épuration y coûte 3^{fr},56 par 1000 mètres cubes, mais par la vente des boues pressées ce prix est réduit à 2^{fr},46. D'après le Dr Voelcker, le prix de la tonne de boues ne serait pas moindre de 12^{fr},50, tandis que A. Smetham, en calculant d'après la teneur des substances fertilisantes qu'elles contiennent, l'estime à 10 francs.

Pour le traitement par la terre, en tranchées, le prix s'élève suivant certains à 0^{fr},444 par tonne de boues humides; pour d'autres il est de 0^{fr},52 à 0^{fr},70. Mais on ne trouve aucune indication sur la perte de revenus des terres pendant l'application de la boue qui est au moins de 500 francs par hectare. On sait qu'il faut 0^{m2},660 par tonne de boues liquides.

Des expériences d'incinération ont été faites à Huddersfield d'une façon industrielle, avec des appareils donnant le meilleur rendement en gaz combustible de boues contenant 50 à 55 pour 100 d'humidité. Les tourteaux mélangés d'environ 25 pour 100 de leur poids de résidus de charbon ont donné par tonne 2240 mètres cubes de gaz de pouvoir calorifique de 112 et 27 kilogrammes de sulfate d'ammoniaque par tonne de boue sèche, contenant 1.46 pour 100 d'azote. Par comparaison, une tonne de charbon donne 4480 mètres cubes de gaz de pouvoir calorifique de 154,6 et 55 kilogrammes de sulfate d'ammoniaque.

Pour être incinérées, les boues doivent être en partie desséchées, ce que l'on obtient avec les filtres-presses. Cependant, il est quelquefois nécessaire d'ajouter de la chaux aux boues avant de les presser, 1,25 à 1,45 pour 100 du poids des boues liquides, d'après Ogden.

Le travail d'une année a permis à l'auteur d'établir le prix de la tonne de boue pressée (à 50 pour 100 d'eau) à 2^{fr},15, soit 4^{fr},30 pour une tonne de matière sèche, auquel il faut ajouter 0^{fr},30 pour intérêts et amortissements, soit 4^{fr},60. En calculant sur le poids de boues pressées qu'on pourrait obtenir, le rejet à la mer coûte à Londres 5^{fr},80 la tonne, à Glasgow 4^{fr},78 et à Manchester 7^{fr},15.

Il est quelquefois possible d'écouler ces boues pressées directement pour être employées comme engrais; cependant lorsqu'on doit les envoyer au loin, il est utile de réduire à 12 pour 100 la teneur en eau pour diminuer le prix de transport. L'auteur propose d'utiliser la vapeur perdue par les machines des stations d'épuration pour sécher les tourteaux réduits en briquettes. Il ne faut pas les dessécher pulvérisés, car il peut se produire des combustions spontanées.

Nous avons résumé l'an dernier un travail du Dr Voelcker sur la valeur des boues comme engrais [1].

D'après le rapport de la station de Kingston, les boues appliquées comme engrais à diverses cultures ont permis d'obtenir des rendements supérieurs à ceux des autres parties de l'Angleterre. On a remarqué aussi que lorsque les boues étaient employées sur les prairies artificielles, les bestiaux y paissaient de préférence.

La chaux ajoutée pour faciliter le pressage des boues semble produire le meilleur effet, car elles sont finement divisées, surtout dans les terres fortes. De plus, la chaux peut décomposer les matières azotées insolubles de la terre et permettre ainsi leur assimilation.

Imhoff[2] indique par quels moyens les boues des décanteurs Emscher peuvent être très simplement traitées. Il faut d'abord obtenir des boues bien desséchées et on y arrive aisément par le séjour à l'air sur des lits bien drainés. On obtient des boues très faciles à dessécher quand elles se décomposent

---

[1] Ces *Recherches*, 6e volume, p. 176.
[2] *Techn. Gemeindeblatt*, 1910, 15e année, p. 195, et *Wasser und Abwässer*, t. IV, p. 77.

sous l'eau dans des cavités profondes, et il est recomman-
dable, dans ce but, de bâtir les décanteurs aussi profon-
dément que possible. La forte pression de l'eau retient alors
dans les boues une grande quantité de gaz comprimés qui se
dégagent au moment de l'évacuation des boues en les trans-
formant en une masse écumeuse qui perd très rapidement son
eau par drainage, mais non pas par décantation. Ce traitement ne donne pas de mauvaises odeurs.

Revenant sur cette question dans une autre communication [1] Imhoff attire l'attention sur le rôle mécanique que
jouent les gaz qui se produisent dans les décanteurs sur la
décomposition des boues. Ces gaz se fixent sur les boues
jusqu'à ce qu'elles deviennent plus légères que l'eau : elles se
soulèvent alors, laissent dégager les gaz et retombent. Les
boues sont ainsi continuellement en mouvement, ce qui active
les phénomènes biologiques de décomposition. En outre, au
moment de la vidange des boues des décanteurs Emscher, la
pression qui est d'environ deux atmosphères dans les décanteurs tombe à environ une atmosphère; le volume des gaz
augmente en conséquence et les boues deviennent si légères
qu'elles flottent à la surface de l'eau, tandis que les boues
extraites par des pompes perdent tout leur gaz et deviennent
très denses et difficiles à dessécher.

La dessiccation des boues par centrifugation [2] a donné, d'après
Schäfer, au cours des essais entrepris à Francfort avec l'appareil Schäfer-Ter-Meer [3], des résultats très satisfaisants. On
obtient chaque jour 50 mètres cubes de boues sèches qui sont
mélangées à des cendres et brûlées. Leur pouvoir calorifique
atteint 5200 à 3500 calories.

Ter Meer fait connaître les résultats obtenus avec la turbine
Schäfer-Ter-Meer dans d'autres installations. Les deux premiers appareils ont été montés en 1907 à Harburg, où on
dessèche chaque jour 15 à 20 mètres cubes de boues avec une

[1] *Gesundheits Ingenieur*, 33e année, 1910, p. 880, et *Wasser und Abwässer*, t. IV, p. 77.
[2] *Mitteil. der Frankf. Bez., Vereins Deutscher Ingenieur*, 1910, p. 2, et *Wasser und Abwässer*, t. III, p. 455, et d'après G. Ter Meer, *die Städtereinigung*, 1910, p. 100 et suivantes, et *Wasser und Abwässer*, t. III, p. 455.
[3] Voir ces *Recherches*, t. IV, p. 65.

dépense de force de 30 à 40 centimes par mètre cube. A Hanovre, on traite chaque jour 80 à 100 mètres cubes de boues, en 8 ou 10 heures, avec quatre turbines actionnées par un moteur à gaz de 75 chevaux. A Francfort, on utilise 8 turbines mues électriquement : chaque appareil demande une force d'environ 8 chevaux.

Dans un rapport au *West Riding Rivers Board*[1], *H. Maclean Wilson* fait remarquer que les procédés de traitement des boues décrits dans le rapport de la Commission royale anglaise ne sont applicables généralement que dans les grandes villes. Dans les petites villes ou dans les usines on doit amener la boue à un état tel qu'elle puisse être chargée à la pelle dans des tombereaux, par un procédé peu coûteux comme installation et comme fonctionnement.

A Penrith, la boue évacuée des bassins de décantation est très liquide. Elle s'écoule dans quatre lits à fond de béton et à murs de briques sur trois côtés. Dans ces lits, on place une couche de 15 centimètres environ de paille ou de fumier de litière qu'on recouvre d'une couche de boue, puis une autre couche de paille recouverte de même de boue et ainsi de suite jusqu'à ce que le lit soit rempli. A l'extrémité ouverte du lit, ces couches sont retenues par des planches. Le fond du lit est drainé par des demi-tuyaux perforés communiquant avec des tuyaux perforés verticaux s'élevant jusqu'à la surface du lit pour faciliter le drainage et l'aération. L'eau peut ainsi s'échapper très rapidement de la boue, filtrée par la paille et dans un temps très court il est possible d'enlever toute la matière pour la transporter. On emploie en partie des litières et aussi des pailles données par un cultivateur en échange de l'herbe de la station d'épuration. Chaque lit est rempli en six semaines environ et il n'y a pas de difficultés pour vendre son contenu aux cultivateurs 1 sh. 6 par load. On obtient ainsi environ 450 tonnes par an pour une population de 9000 habitants environ; il y a peu d'eaux résiduaires industrielles. Ce procédé breveté semble particulièrement convenable pour les stations d'épuration situées dans des contrées agricoles.

[1] Wakefield. juillet 1911.

A la station d'épuration des eaux d'égouts de Wombwell,
les filtres à boues sont construits dans des travées contre les
murs des bassins de décantation élevés. Chaque travée a des
murs sur trois côtés et un fond de béton incliné vers le quatrième côté, le plus éloigné du bassin de décantation. Ce
dernier côté est obturé, comme à Penrith, par des planches
de bois. Sur le fond, se trouvent trois lignes de drains perforés sur lesquels est disposé le filtre en scories de grosseur
variant de 50 à 75 millimètres au fond à celle des fines cendres
(débarrassées de poussières) à la surface, sur une épaisseur
de 0^m,45. Les scories sont relevées du côté des planches pour
que la boue ne puisse s'échapper. Le liquide qui s'écoule est reçu
dans un puisard d'où il est renvoyé par une pompe à l'égout.

Un troisième procédé est en usage aux stations d'épuration
de Guiseley et de Haworth. Le filtre à boues est formé de
quatre murs avec un fond de béton incliné de chaque côté
vers un canal central recouvert de pierres plates ou de tuiles
surélevées par des supports. Le drainage est obtenu par des
pierres brutes qui recouvrent le béton, comme pour le
macadam, les pierres étant placées parallèlement aux extrémités du filtre pour que les eaux s'écoulent dans le canal
central. Le filtre est composé de scories de 50 à 75 millimètres
sur 0^m,15 d'épaisseur, puis une couche de 75 millimètres de
scories de 12 à 25 millimètres et enfin une couche de 75 millimètres de fines scories sans poussières. Pour obtenir de bons
résultats, il faut remplir certaines conditions : les filtres
doivent être en nombre suffisant pour qu'il y en ait hors service pour nettoyage ou repos; on ne doit pas y déverser plus
de 0^m,50 de boues. Au bout de quelques jours, par temps sec,
la boue est d'une consistance suffisante pour être enlevée à la
pelle et, si cet enlèvement est opéré avec soin, on n'entraîne
que peu de la couche de fines scories, laissant ainsi une surface propre et non colmatée. On projette alors un peu de fines
scories à la surface et on recharge de boues; il est cependant
recommandé de laisser le lit exposé à l'air pendant au moins
une semaine. Comme il y a avantage à pouvoir recharger le
filtre tous les quinze jours, on peut obtenir les mêmes résultats par temps de pluie en le recouvrant d'une toiture. Le
liquide qui s'écoule est généralement très contaminé et doit

être épuré soit séparément, soit avec l'ensemble des eaux
d'égout ou des eaux résiduaires.

Le traitement des boues par tranchées, tel qu'il est décrit
dans le rapport de la Commission royale anglaise, est en
usage depuis deux ans à la station d'épuration de Wakefield.
Bien que le sol sur lequel les boues sont répandues soit d'une
composition aussi défectueuse que possible, la boue a été
traitée avec peu d'inconvénients. Des tranchées sont creusées
dans le sol, largeur 0^m,90 et profondeur 0^m,45, espacées de
1^m,50 entre lesquelles on a rejeté la terre enlevée. Ces tranchées sont creusées un certain temps avant leur emploi, car
on a reconnu que le sol fortement argileux absorbe mieux
l'humidité lorsqu'il a été exposé à l'air. Les boues s'écoulent
par gravitation des bassins de décantation, où elle a été précipitée par la chaux, dans un puits à boues, d'où elle est
pompée dans une canalisation en fer qui la répartit dans les
tranchées. On remplit d'abord les tranchées sur une épaisseur
de 0^m,60 et lorsque la plus grande partie de l'eau s'est infiltrée
ou évaporée, on recharge de nouveau; on peut quelquefois
répéter l'opération une troisième fois. On laisse sécher la
boue pendant quelque temps (généralement pendant trois
semaines), on comble alors les tranchées pour unifier la
surface du terrain. On peut faire de nouvelles tranchées dans
l'intervalle de séparation.

Le coût du traitement des boues par cette méthode peut
être comparé très favorablement avec celui des autres
méthodes. A Wakefield, ce coût est de 0^{fr},78 par mètre cube
de boue humide si on ne pratique qu'un seul remplissage des
tranchées; si, au contraire, on en pratique trois, le prix est à
peu près moitié moindre.

Quant aux surfaces nécessaires, elles varient suivant la
porosité du sol, de 4000 à 12000 mètres carrés par 1000 tonnes
de boues humides.

On extrait des *matières grasses* des boues à Oldham [1] par
la distillation avec la vapeur surchauffée. On opère de la
façon suivante.

[1] *Eng. Rec.*, 1er oct. 1910, p. 385. — *Royal Inst. of Public Health Congress.* —
Voir aussi ces *Recherches*, 4e volume, p. 86.

La boue de fosse est passée au filtre-presse pour en réduire l'humidité à 60 pour 100, puis placée à la partie supérieure d'un sécheur. Cet appareil a la forme cylindrique, que la boue traverse par le moyen d'une vis sans fin et tombe, par une vanne qui expulse l'air froid, dans un récipient en métal. On ajoute alors une petite quantité d'acide sulfurique au produit desséché. Le mélange est entré à force dans un appareil muni d'un arbre central garni de bras dans lequel on introduit de la vapeur surchauffée qui entraîne la matière grasse qui se condense dans une tour à eau et est collectée dans des tubes.

Le résidu est brun, inodore, de composition variable, et mélangé au nitrate ou à la kaïnite, il forme un excellent engrais.

1 tonne de boue pressée donne 62 kilogr. 420 de matières grasses et 554 kilogr. 750 d'engrais.

Traitement des eaux d'égout et des boues par les nitrates[1].

On connaît les relations étroites qui existent entre la présence des nitrates et le degré de putrescibilité des eaux. Des essais entrepris par Weldert sur le traitement des eaux d'égout et des boues par les nitrates ont donné les résultats suivants : une eau d'égout normale peut être rendue imputrescible par l'addition de nitrates dans la proportion de 100 grammes à 1 kilogramme par mètre cube d'eau purifiée par décantation en bassins. La durée d'action est de deux à quatre jours. L'eau n'a plus d'odeur désagréable. L'azote organique et l'azote ammoniacal, l'oxydabilité diminuent ; les matières organiques azotées se décomposent en dégageant de l'azote libre. Les boues se comportent comme les eaux d'égout vis-à-vis des nitrates, mais il faut évidemment employer de plus grandes quantités de nitrates, de 1 kilogr. 5 à 8 kilogrammes par mètre cube de boues. L'odeur putride disparaît au bout de 6 à 12 heures et, après deux à huit jours, la

[1] D'après WELDERT, *Mitteil a. d. Kgl. Prüfungsanst f. Wasserversorg, usw.*, 1910, n° 13, p. 96 et *Wasser und Abwässer,* t III, p. 369.

boue peut être portée sur un filtre où on l'étale en couches d'épaisseur moyenne et où elle prend en quelques heures une consistance ferme en perdant 50 à 70 pour 100 d'eau. Les frais occasionnés par l'emploi du nitrate s'élèvent, par mètre cube d'eau d'égout, de 0 fr. 025 à 0 fr. 25 et par mètre cube de boues de 0 fr. 375 à 2 francs. Ces résultats vont être vérifiés en grand et la méthode pourrait être intéressante au moins pour résoudre la question des boues.

CHAPITRE XIII

LITS BACTÉRIENS

Nouveaux dispositifs ([1]). — Olister et Schmidt ont pris un
brevet allemand 224241 Kl. 85 c. pour un lit bactérien sou-
terrain dans lequel ils ont cherché à réaliser une aération
uniforme du lit de manière à éviter l'inconvénient ordinaire
qui est l'aspiration, en grande masse, des gaz de l'eau d'égout
tandis que la circulation d'air frais est très réduite. L'appareil
comprend une fosse de clarification préalable, un bassin de
décantation et un lit bactérien qui reçoit par un tuyau horizontal l'eau d'égout provenant du bassin de décantation. Le
lit bactérien est placé à la partie inférieure d'une cavité
ménagée dans le sol, à la hauteur du bassin de décantation.
Un espace libre se trouve entre les parois internes de la cavité
et les parois du lit bactérien, qui sont elles-mêmes percées
d'ouvertures : le fond du lit bactérien est également perforé,
et au milieu du lit s'élève en outre un gros tube percé d'orifices, de sorte que la circulation de l'air peut s'effectuer librement dans toutes les parties du lit bactérien. Celui-ci est constitué par du coke.

Les eaux qui s'écoulent du lit bactérien se réunissent dans
une fosse située au-dessous du lit et formant prolongement de
la cavité qui renferme le lit bactérien. Cette fosse est munie
d'un vase à désinfection et elle alimente un siphon qui conduit
les eaux au dehors.

Les murs de la cavité qui renferme le lit bactérien sont
également percés d'orifices qui s'ouvrent dans le sol, pour
permettre l'arrivée des germes utiles. Les orifices de ventilation sont au niveau du sol ; quatre canaux verticaux, aboutissant aux quatre coins du lit, dans l'espace compris entre le

([1]) D'après Dr Schall, *Wasser und Abwässer*, t. III, p. 457, et IV, p. 67.

lit et les parois de la cavité qui le renferme, assurent le contact avec l'atmosphère; une cheminée d'évacuation, s'ouvrant
à la partie supérieure du lit, permet l'élimination de l'air vicié.

Herm. Liebold, de Dresde, a pris un brevet allemand
220060 Kl. 85 c. pour un lit bactérien spécial, limité sur un
ou plusieurs côtés par des parois verticales, placées en gra-
dins à diverses hauteurs. Ces parois ne descendent pas
jusqu'à la base du lit, et l'espace compris entre deux parois
successives est rempli de gros matériaux. Cette disposition
soutient très bien les matériaux, tout en assurant une aération
régulière du lit bactérien.

Un brevet allemand 218859 Kl. 85 c. est relatif à une rigole
mobile à bascule pour la répartition de l'eau sur les lits percolateurs. Cette rigole est divisée en deux parties qui se remplissent et se déversent alternativement sur le lit, tandis que
deux rochets agissant sur deux roues dentées placées à chaque
extrémité de la rigole font avancer celle-ci régulièrement sur
le lit.

**Pierres spéciales pour garnir le fond des lits bactériens per-
colateurs** [1]. — On se contente souvent, dans la construction
des lits bactériens percolateurs, de constituer le fond du lit au

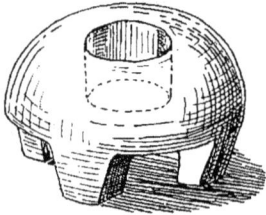

Fig. 13. — Pierre spéciale employée pour le fond des lits bactériens.

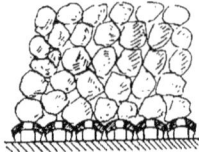

Fig. 14. — Coupe transversale d'un lit bactérien
percolateur muni de pier-
res spéciales qui garnis-
sent le fond.

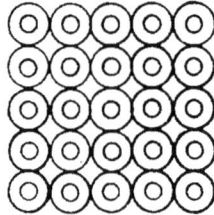

Fig. 15. — Plan indiquant
la disposition des pierres
spéciales sur le fond du
lit bactérien.

moyen de morceaux de briques ou de tuyaux de poterie, afin
d'assurer l'évacuation des eaux épurées. Ce résultat est beaucoup mieux atteint au moyen des pierres spéciales repré-
sentées par les figures 13, 14 et 15: leur surface est sphérique:

[1] D'après Battige. *Gesundheits ingenieur*, 34e année, n° 22, p. 405.

elles sont percées au milieu d'un trou cylindrique et reposent
sur quatre pieds. On les range les unes près des autres, en
laissant entre elles un intervalle d'un centimètre, pour constituer le fond du lit percolateur. Ces pierres sont en béton
armé, très résistantes : elles ont 20 centimètres de diamètre,
12 centimètres de hauteur, et on en emploie ainsi 25 par
mètre carré. Le fond du lit est en outre disposé en forte pente
(2 centimètres par mètre au moins). Ce mode de construction
du fond des lits bactériens est breveté.

**Utilisation de la tourbe dans les installations d'épuration bio-
logique des eaux résiduaires** ([1]). — Guth fait connaître les résultats obtenus dans les essais effectués sur la tourbe à la station
expérimentale d'épuration des eaux résiduaires à Hambourg.
On a cherché à déterminer si la tourbe pressée du commerce peut être utilisée, pour la filtration intermittente, pour
la constitution de la couche superficielle des lits bactériens de
scories, et pour la préparation de briquettes destinées à
former la base des lits percolateurs. Les premiers essais entrepris par Ghysen ont donné des résultats favorables que nous
avons signalés dans un de nos précédents volumes ([2]). Ces
essais ont été encore poursuivis pendant un an et les conclusions n'ont pas changé : cependant, sur certains points, on
a observé quelques différences avec les constatations anciennes.

Les expériences ont porté sur cinq lits de filtration intermittente et sur 8 lits bactériens percolateurs : les résultats
obtenus ont été les suivants :

Filtre intermittent n° 1. — Couche de tourbe de 1 mètre, en
petits morceaux; chargement avec de l'eau d'égout brute :
épuration excellente, avec un chargement par une couche
d'eau de 50 centimètres; l'effluent, brun pendant la première
semaine, est resté encore foncé, et a gardé même après cinq
mois une couleur rouge jaunâtre.

Filtre intermittent n° 2. — Semblable au précédent, mais
chargé avec de l'eau d'égout ayant séjourné en fosse septique.
Les observations ont été les mêmes, mais l'épuration a été
moins bonne qu'avec l'eau brute.   ·

[1] D'après Dr F. Guth, *Gesundheits Ingenieur*, 35e année, n° 57, p. 685.
[2] Voir ces *Recherches*, t. IX, p. 57.

Filtre intermittent n° 3. — 125 litres de tourbe mélangée de 25 litres de craie en morceaux de 10 à 30 millimètres, sous couche de 1 mètre, chargement avec de l'eau d'égout brute : épuration excellente; la diminution de l'oxydabilité atteint 40 à 50 pour 100; l'effluent est imputrescible et légèrement coloré en jaune.

Filtre intermittent n° 4. — Semblable au précédent, mais chargé avec de l'eau d'égout ayant séjourné en fosse septique : l'effluent est légèrement coloré en jaune, il est imputrescible, mais la diminution de l'oxydabilité est plus faible que pour les filtres chargés avec de l'eau d'égout brute.

Filtre intermittent n° 5. — 80 centimètres de tourbe pulvérisée, surmontant une couche de 20 centimètres de craie en grains de 5 à 10 millimètres; chargement avec de l'eau d'égout ayant séjourné en fosse septique; l'effluent est particulièrement clair; la diminution d'oxydabilité est moindre que dans les lits chargés avec l'eau d'égout brute.

Ces cinq filtres ont fourni des effluents imputrescibles, d'odeur légèrement terreuse, riches en nitrates, très pauvres en ammoniaque et en matières en suspension.

Lits percolateurs. — N° 4 : 50 centimètres de tourbe pulvérisée, 10 centimètres de gravier en grains de 5 à 10 millimètres, 10 centimètres de gravier en grains de 10 à 30 millimètres et 30 centimètres de grosses scories; chargement avec de l'eau brute.

N° 5 : semblable au précédent, mais chargé avec de l'eau ayant séjourné en fosse septique.

N° 6 : 1 mètre de tourbe pulvérisée, 10 centimètres de craie en grains de 5 à 10 millimètres, 10 centimètres de gravier en grains de 5 à 10 millimètres, 10 centimètres de gravier en grains de 10 à 30 millimètres, et 30 centimètres de grosses scories : chargement avec de l'eau sortant de la fosse septique.

N° 7 : 50 centimètres de tourbe pulvérisée, 50 centimètres de scories; chargement avec de l'eau sortant de la fosse septique.

N° 8 : 50 centimètres de gravier en grains de 1 à 3 millimètres, 10 centimètres da gravier en grains de 5 à 10 millimètres, 10 centimètres de gros gravier : chargement avec de l'eau sortant de la fosse septique.

N° 17 : 50 litres de tourbe pulvérisée mélangés à 10 litres de craie en grains de 30 à 40 millimètres, sous une couche de 85 centimètres; chargement avec de l'eau sortant de la fosse septique.

N° 19 : 50 centimètres de tourbe pulvérisée et 50 centimètres de mottes de tourbe : chargement avec de l'eau d'égout brute.

N° 20 : semblable au précédent, mais chargé avec de l'eau sortant de la fosse septique.

Tous ces lits percolateurs ont été chargés d'abord avec un demi-mètre cube, puis avec un mètre cube et enfin avec un mètre cube et demi d'eau par mètre carré de surface et par 12 heures : on est revenu ensuite à 1 mètre cube : tous les lits ont travaillé ainsi pendant un an dans des conditions excellentes : on n'a dû enlever qu'une seule fois la couche superficielle de 5 centimètres pour la remplacer par une couche nouvelle. Les effluents ont été imputrescibles, d'une très faible odeur terreuse, riches en nitrates, pauvres en ammoniaque; la diminution de l'oxydabilité a atteint 50 à 80 pour 100, mais elle ne s'est manifestée partout qu'au bout de quelques semaines.

Lors de la démolition des lits, on a constaté que la couche superficielle de tourbe pulvérisée était colmatée et visqueuse jusqu'à une profondeur de 10 centimètres : la tourbe située au-dessous avait gardé ses propriétés premières : tous les lits renfermaient des vers et des insectes en grande abondance.

On peut conclure de ces résultats que la tourbe, quand elle est poreuse, est une substance qui se prête parfaitement à la constitution des lits bactériens. L'eau brute est plus facilement épurée que l'eau qui a séjourné en fosse septique. Les effluents sont colorés par des matières humiques dans les premières semaines et accusent souvent une augmentation de l'oxydabilité qui disparaît par la suite et qui d'ailleurs ne peut pas servir de criterium pour l'épuration. Au bout d'un certain temps de fonctionnement, les lits bactériens qui contiennent de la craie donnent des effluents sensiblement identiques à ceux qui n'en contiennent pas, aussi bien sous le rapport de la coloration que sous le rapport de la diminution de l'oxydabilité.

Méthodes pour remédier au colmatage des lits bactériens à percolation ([1]). — Les expériences entreprises à la station d'essai de Philadelphie pour rechercher les méthodes propres à remédier au colmatage des lits bactériens à percolation ont conduit aux résultats suivants :

1° Par le repos, les lits n'étant plus alimentés en eau à épurer, les matières qui s'y sont accumulées se sèchent et se détachent suffisamment des matériaux pour être éliminées par la décharge ordinaire des becs pulvérisateurs. Cette méthode, très bonne en été et sans dépense de main-d'œuvre, n'est pas applicable en hiver;

2° Le lavage à la lance de pompe à incendie permet d'éliminer de grandes quantités de matières solides, sans avoir à piocher les lits, et sans que les actions biologiques soient diminuées, en employant 140 litres d'eau par mètre carré de surface de lit. En 24 heures deux ou trois hommes peuvent traiter 4000 mètres carrés de lits;

3° L'application de chlorure de chaux en poudre, bien que donnant de bons résultats, ne fut pas économique, car l'action n'est pas aussi efficace qu'avec les solutions fortes pénétrant dans le lit. De plus, lorsque l'effluent était déversé sur le lit, une grande partie du chlore actif passait au travers du lit si rapidement qu'il n'était pas utilisé par les matières oxydables;

4° L'emploi d'une forte solution de chlorure de chaux dans la proportion de 0 kil. 500 par mètre carré par le moyen des becs pulvérisateurs fut très économique. Il suffisait de vider les tonneaux de poudre dans le bassin mesureur, de délayer et de déverser le mélange par les becs pulvérisateurs comme une eau à épurer. Le seul travail consiste donc à vider la poudre et à la mélanger;

5° La désinfection continue de l'eau avant son déversement sur un lit bactérien l'a maintenu en parfaite condition. Elle nécessite un appareil peu coûteux pour l'addition de désinfectant en solution à l'affluent et la préparation de cette solution.

([1]) *Eng. Rec.*, 29 août 1911, p. 469.

Épuration bactérienne des eaux résiduaires de récupération d'ammoniaque dans les usines à gaz[1]. — Depuis longtemps l'expérience de l'épuration des eaux d'égout de Manchester, qui contiennent plus de 0,5 pour 100 d'eaux résiduaires de récupération d'ammoniaque, a montré que ces eaux mélangées aux eaux d'égout dans cette proportion peuvent être épurées. D'autre part en 1899, les égouts reçurent un grand afflux d'eaux résiduaires contenant une forte proportion de sulfocyanates et la réduction de l'oxydabilité des eaux épurées fut néanmoins considérable.

Depuis, Frankland et Silvester ont montré que les eaux d'égout contenant 9 pour 100 de ces eaux résiduaires peuvent être épurées d'une façon satisfaisante sur les lits bactériens.

Les eaux résiduaires d'usines à gaz contiennent principalement des phénols et des sulfocyanates comme matières oxydables. Des expériences montrèrent en 1899 que le sulfocyanate d'ammoniaque et le phénol pouvaient être oxydés dans les lits bactériens.

Nous avions conclu, d'expériences sur de petits lits bactériens de laboratoire[2], que les sulfocyanates y échappent à l'oxydation et que, lorsqu'ils sont en forte proportion, ils peuvent entraver la nitrification. Les auteurs font remarquer que nos lits étaient ensemencés avec de la délayure de terre arable et peuvent par suite être considérés comme seulement nitrificateurs. Cependant ils ont jugé utile de reprendre leurs expériences dont ils rapportent les résultats.

En composant, en 1908, des lits d'expérience avec des matériaux prélevés sur des lits de second contact en pleine activité, les auteurs obtinrent une oxydation beaucoup plus faible qu'en 1899, où ils avaient employé des matériaux de lits de premier contact; cependant avec de nombreux contacts ils purent transformer complètement le sulfocyanate d'ammoniaque ou de potasse en sulfate et nitrates. Cette différence dans l'action des matériaux des deux lits explique les résultats constatés dans nos expériences, car n'ayant obtenu aucune

---

[1] D'après G. Fowler, Ardern et Lockett. Comptes rendus du Rivers Committee de Manchester, 1910-1911.

[2] Ces *Recherches*, 5ᵉ volume, page 81.

oxydation après le 1er contact, nous n'avions pas jugé utile de es répéter.

Les lits de contact de laboratoire qui furent employés par es auteurs étaient formés de tuyaux de poterie de 0m,60 de ong sur 0m,10 de diamètre dont une extrémité était bouchée, emplis de scories de 6 à 25 millimètres ou de 12 à 25 millinètres. Ils furent alimentés avec l'effluent de fosses septiques usqu'à ce que la nitrification fût établie.

Ces lits étaient remplis de la solution expérimentée, puis idés après 15 minutes; la durée complète des opérations, emplissage, contact, vidange, était de 50 minutes. L'effluent obtenu était considéré comme point de départ et comme soluion originelle, ceci pour éviter l'effet des dilutions produites par les liquides des espaces interstitiels entre les scories.

On opérait deux contacts par jour : remplissage 50 minutes, ontact 1 heure 50, vidange 50 minutes.

Les auteurs tirent de leurs expériences les conclusions uivantes :

1° Les solutions de sulfocyanates et de phénol peuvent être oxydées dans les lits bactériens;

2° Il n'y a aucune différence essentielle entre les sulfocyaates de potasse et d'ammoniaque, pour la rapidité d'oxydaion;

3° Environ 50 pour 100 de l'azote du sulfocyanate se etrouve sous la forme d'ammoniaque et de nitrates, et nviron 70 pour 100 du soufre sous la forme de sulfate;

4° La dénitrification ne joue pas un rôle important pour oxydation des sulfocyanates;

5° Les solutions de sulfocyanates peuvent être oxydées orsque la concentration ne dépasse pas 0 gr. 187 par litre en CAzS;

6° Les solutions de phénol peuvent être oxydées lorsque la concentration ne dépasse pas 0 gr. 680 par litre;

7° Les produits d'oxydation du phénol sont probablement acide carbonique et l'eau;

8° L'oxydation du phénol peut être due jusqu'à un certain oint à la dénitrification, mais elle est essentiellement un proessus direct;

9° L'oxydation du phénol se produit aussi bien dans les

solutions faiblement acides que dans les solutions légèrement
alcalines à la phénolphtaléine;

10° Le phénol est plus rapidement oxydé dans les lits bactériens que les sulfocyanates;

11° L'oxydation du phénol peut être accomplie par l'action
d'une seule espèce de germe microbien;

12° L'oxydation des sulfocyanates est due probablement à
l'action combinée de plusieurs organismes.

**Oxydation du phénol par certaines bactéries en culture
pure.** — En poursuivant leurs recherches sur les effets de
divers antiseptiques dans les lits bactériens pour l'épuration
des eaux d'égout, MM. J. Fowler, Ardern et Lockett(¹) ont
remarqué que les solutions de phénol pur y étaient oxydées.
De plus le phénol paraissait exercer une action élective sur
les bactéries de ces lits, car on ne retrouvait dans l'effluent
que trois ou quatre espèces. La moitié environ de celles-ci
liquéfiaient la gélatine et furent identifiées au *bacillus liquefaciens fluorescens*; on séparait aussi un autre microbe chromogène non liquéfiant. En faisant passer un courant d'air
filtré dans une solution faible de phénol contenant le mélange
de ces microbes, on constatait une légère oxydation du
phénol, ce qu'on n'obtenait pas avec les autres germes ordinairement trouvés dans les effluents de lits bactériens.

Les expériences furent faites en ensemençant une culture
pure de microbes dans une solution contenant 0,01 à 0.02 de
phénol pour 100, et faisant passer un courant d'air filtré au
travers du liquide.

Après deux mois, le bacillus fluorescens liquefaciens n'avait
produit aucune oxydation appréciable du phénol. Au contraire
le bacille chromogène, après trois jours pendant lesquels il
avait paru sans action, oxydait le phénol presque complètement en un jour ou deux. En ensemençant avec une culture
en bouillon dilué, l'oxydation se fit totalement après quatre
jours. Le mélange de ces deux germes ne donna aucune accé-
lération du phénomène. Des expériences de contrôle ont
montré que l'oxydation du phénol ne s'obtenait qu'avec des

(¹) Comptes rendus des travaux du « Rivers Committee » de Manchester,
1910-1911.

ultures du microbe chromogène vivant et non avec des cul-
ires mortes, ou dans les solutions du phénol non ensemen-
ées. Des cultures en milieu minéral (sulfate d'ammoniaque,
hosphate de potasse et carbonate de magnésie), simplement
gitées de temps à autre, ont donné une oxydation presque
omplète en neuf jours et le nombre des germes vivants à ce
ioment était encore considérable : environ 100 millions par
entimètre cube.

CHAPITRE XIV

ÉPANDAGE. — UTILISATION AGRICOLE DES EAUX D'ÉGOUT

En déversant les eaux d'égout sur la terre, on les épure par une oxydation produite sous l'influence de micro-organismes, en même temps qu'on opère un arrosage et une fumure qui augmentent les récoltes.

La difficulté de trouver à proximité des terrains assez étendus pour recevoir les eaux d'égout dans des conditions déterminées a conduit à rechercher des modes d'épuration intensive, tels que l'emploi des lits bactériens. MM. Müntz et Laîné pensent que, bien que ce soit une voie féconde, on a trop perdu de vue l'avantage qu'on peut tirer de l'épandage sur les terres agricoles, qui conduit à l'épuration parfaite, en même temps qu'à l'utilisation économique. C'est cette dernière partie qu'ils ont traitée dans leur travail (¹).

La fertilisation des terres par l'eau d'égout est due, non seulement à l'apport des principes fertilisants bien connus, mais aussi à l'apport simultané de l'eau. On sait quelle influence exercent les irrigations sur les rendements des récoltes, aussi a-t-on bien souvent effectué des travaux considérables pour amener des eaux de rivières sur les terrains de culture. Il serait donc logique et économiquement pratique de faire pour les eaux d'égout ce qu'on a fait pour les eaux d'arrosage, c'est-à-dire de les conduire au loin, jusqu'à des surfaces de terre suffisantes pour les utiliser, tout en les épurant, au lieu de les répandre sur des terrains trop restreints.

(¹) *Considérations sur l'utilisation agricole des eaux d'égout.* C. R., t. CLII, p. 1814-1818, 26 juin 1911.

Les analyses moyennes de l'eau d'égout de Paris ont donné par mètre cube :

Azote ammoniacal	21gr,61
— organique en solution	7gr,66
— — — suspension	25gr,85
— nitrique	0gr,73
— total	55gr,85
Acide phosphorique	12gr,00
Potasse	45gr,95
Chaux	577gr,00
Magnésie	104gr,40

Au prix moyen des engrais actuels, un mètre cube d'eau d'égout contient des matières fertilisantes valant 0 fr. 105. L'eau d'arrosage étant payée généralement par l'agriculteur 0 fr. 0025 le mètre cube, l'eau d'égout aurait donc une valeur 40 fois plus grande. On peut donc envisager la possibilité économique de l'évacuation à grande distance des eaux résiduaires.

Pendant la période culturale la plante puise, dans l'eau d'égout qui imprègne la terre, les éléments fertilisants dont elle a besoin. Les auteurs ont recherché si, pendant la période hivernale, lorsque la végétation est arrêtée, la terre s'enrichit en principes fertilisants. En arrosant avec l'eau d'égout des terres pendant 7 mois, au taux de 40 000 mètres cubes par hectare et par an, ils ont obtenu les résultats suivants calculés à l'hectare et par an.

	Apporté par l'eau d'égout.	Emporté par les eaux de drainage.	Restant acquis à la terre.
	kgr	kgr.	kgr.
Azote	2 556,2	1 762,4	573,8
Acide phosphorique	496,2	5,2	491,0
Potasse	1 924,0	356,6	1 587,4
Chaux	15 780,9	8 479,4	7 301,5
Magnésie	4 371,8	294,5	4 077,5

L'azote est en majeure partie enlevé par la nitrification rapide, celui qui reste appartient aux débris organiques peu nitrifiables, retenus par les couches superficielles du sol. L'acide phosphorique est retenu presque intégralement, la potasse et la magnésie en grande partie. La chaux se fixe aussi, ce qui est contraire à l'opinion courante que les arrosages à l'eau d'égout appauvrissent le sol en calcaire.

MM. Müntz et Laîné ont déterminé que, suivant la nature des sols, les quantités d'eau d'arrosage proprement dit, nécessaires pour la culture, varient de 5000 à 12000 mètres cubes par hectare et par an. Pour la fumure des prairies naturelles, 4000 à 5000 mètres cubes répartis en 8-10 arrosages pendant la période culturale suffisent, tant sous le rapport de la quantité d'eau que sous celui de la quantité d'éléments fertilisants. Pour le blé, qui ne supporte pas les arrosages copieux et répétés, il conviendrait de ne donner que 1500 mètres cubes, quitte à compléter la fumure par du superphosphate.

L'eau d'égout n'est pas un engrais bien équilibré; aussi, pour l'utiliser au maximum, il faut surtout y ajouter des engrais phosphatés.

Les auteurs concluent que, si, avec juste raison, le point de vue de l'épuration, si important pour l'hygiène publique, doit être prédominant, celui de la fertilisation des terres n'en mérite pas moins d'être envisagé, aucun antagonisme n'existant entre eux et grande étant la plus value qu'acquerraient les territoires auxquels serait fait ce double apport d'eau et de substances nutritives.

MM. Müntz et Laîné avaient, peu auparavant[1], comparé *les phénomènes d'épuration des eaux d'égout par le sol et par les lits bactériens.*

Les deux modes d'épuration des eaux résiduaires, celui par l'épandage sur les terres et celui par le passage sur des lits bactériens constitués artificiellement, sont regardés comme ayant un processus identique, avec cette seule différence que l'action épurante est exaltée avec les derniers, qui, sur une surface très restreinte, conduisent à un résultat analogue à celui pour lequel il faudrait de grandes surfaces de terrains. On était porté à attribuer la part prépondérante, sinon exclusive, dans le processus de l'épuration, à la nitrification proprement dite des matières azotées, principales causes d'infection.

[1] C. R., t. CLII, p. 1204-1208, 8 mai 1911.

MM. Müntz et Laîné ont montré, dans un travail précédent, que c'est à la combustion directe, produite par les microorganismes banaux de la destruction de la matière organique, que revient la part principale de l'épuration dans les lits bactériens, et que la nitrification ne se place qu'au second plan.

Les auteurs ont expérimenté pour rechercher si les phénomènes étaient les mêmes dans la terre, et si par suite l'assimilation des deux modes d'épuration était exacte. Ils ont créé un terrain de terre franche, assez perméable, qu'ils arrosaient toutes les semaines, dans les conditions de l'épandage agricole, avec une quantité d'eau d'égout correspondant à 40 000 mètres cubes par hectare et par an. La terre, l'eau d'égout et l'eau de drainage ont été analysées particulièrement au point de vue de leur teneur en azote. Après 6 mois et demi la terre a été de nouveau analysée.

En faisant alors le bilan de l'azote apporté et de l'azote retrouvé, les auteurs ont constaté une perte de 1,52 pour 100 de l'azote total mis en œuvre, tandis que dans un bac témoin n'ayant pas reçu d'eau d'égout la terre n'avait ni gagné, ni perdu d'azote. Si on compare cette perte à la quantité d'azote provenant de l'eau d'égout seule, on la voit s'accroître au taux de 16,56 pour 100. Les expériences antérieures avaient montré que sur les lits bactériens c'est environ 60 pour 100 d'azote qui s'éliminent à l'état gazeux.

Les auteurs concluent que les deux modes d'épuration, par les lits bactériens et par l'épandage agricole, diffèrent considérablement. Dans le premier, l'action des organismes habituels de la combustion de la matière organique est prépondérante; la nitrification est un phénomène secondaire. Dans la terre, au contraire, la nitrification est prédominante de beaucoup et l'action, sur les composés azotés, des vulgaires organismes de destruction de la matière organique est extrêmement réduite. La terre constitue donc un milieu nitrificateur incomparablement supérieur aux lits bactériens artificiels et l'allure générale du phénomène est tout autre

CHAPITRE XV

ÉPURATION DES EAUX RÉSIDUAIRES DES HABITATIONS ISOLÉES

La station expérimentale de Iowa State College (U. S. A.) poursuit depuis 1904 son enquête sur le fonctionnement des petites installations d'épuration d'eaux résiduaires des habitations isolées, dont les résultats ont été publiés par MM. A. Marston et F.-M. Okey [1]. L'épuration est dans ce cas particulièrement difficile, car les données fournies par les grandes installations ne sont pas applicables. Il y a pour cela de nombreuses raisons : le débit des eaux résiduaires d'une maison isolée est sujet à de très grandes variations ; la fosse est très petite et son contenu plus facilement troublé par l'apport de nouvelles eaux que dans les grandes installations ; l'eau elle-même est beaucoup moins corrompue que dans celle des égouts de villes. Il est presque impossible que ces petites installations fonctionnent normalement et, ce qui est différent des installations municipales, on doit les construire si près des maisons qu'il est absolument nécessaire de les rendre inoffensives à tous égards. Les auteurs recommandent la disposition suivante : une fosse dont le trop plein coule sur un filtre à deux étages, le lit supérieur formé d'une couche de 10 centimètres de sable de laquelle les eaux s'égouttent sur un lit de gravier de 0m,90 d'épaisseur. L'effluent passe alors dans un bassin d'où il est évacué à la rivière la plus proche. Le tout est réuni en sous-sol dans une excavation de 5m,60 de diamètre avec un ventilateur en bois s'élevant à 1m,50 au-

[1] *Eng. Rev.*, 25 février 1911, p. 207.

dessus du niveau du sol. Le prix des matériaux est estimé à environ 500 francs et dans une ferme, la construction peut être faite par les moyens dont on dispose. Une telle installation n'a pas encore été essayée, mais les détails ont été expérimentés, et les auteurs croient qu'elle donnerait de meilleurs résultats que tout autre arrangement. Il n'y a aucun appareil mécanique, ni siphon, l'arrivée de l'eau ne causera pas de trouble dans les filtres et l'effluent ne sera pas sujet à une putréfaction offensive, quoiqu'il ne puisse pas être aussi bien épuré que celui des grandes installations filtrantes des villes.

Limitation des fosses septiques pour les maisons particulières[1]. — Pendant ces dix dernières années on a installé aux États-Unis des fosses septiques avec irrigation de l'effluent à la surface ou sous la surface du sol. Ce système a été préconisé par quelques hygiénistes, car on peut ainsi traiter sans nuisance les eaux usées et employer de grandes quantités d'eau pour les bains et la toilette dans des maisons qui ne sont pas reliées à un égout de ville.

Il arrive cependant quelques difficultés, non prévues par les locataires. Lorsqu'en hiver, par exemple, la vanne cesse de fonctionner, les eaux s'écoulent par le trop plein sur le sol et dans le cellier. Il s'ensuit des nuisances et même des dangers pour la santé, d'autant que les réparations sont difficiles à faire en cette saison. Par les froids exceptionnels la fosse peut être gelée et le même désagrément survient; les drains posés dans la terre peuvent être aussi gelés et on ne s'en aperçoit que lorsque le liquide jaillit à certains endroits. Il peut survenir un pire ennui, c'est lorsque le sol n'est pas approprié à l'irrigation : la saturation arrive rapidement et il s'en suit des émanations dangereuses et insalubres.

Un autre danger moins visible peut exister, c'est celui de contaminer les eaux des puits voisins.

L'auteur n'envisage pas l'emploi des fosses septiques dans les communes rurales où, par suite des grandes surfaces de terrain qui entourent l'habitation, ce système est particulièrement indiqué. Cependant dans ces conditions il estime

[1] D'après Ch. A. Hodgetts. *San. Rec.*, 5 novembre 1910, p. 447.

que l'installation ne doit pas être laissée aux particuliers, mais que la construction doit être dirigée par une personne compétente.

Il n'en est plus de même dans les communes agglomérées et dans les petites villes. Chaque fosse septique ou fixe qu'on construit, dit Hodgetts, est un clou dans le cercueil du système d'égouts et un vote contre tout arrêté municipal qui pourrait être pris dans ce but.

Il est injustifiable qu'un Conseil supérieur d'Hygiène sanctionne l'introduction générale de fosses septiques avec irrigation sous la surface du sol dans une commune agglomérée ou une ville, car pour des raisons sanitaires ce système doit être condamné. L'individu ne voit naturellement que son intérêt personnel dans le traitement de ses eaux usées, et s'il ne s'ensuit aucun danger pour lui et sa famille et qu'aucune mauvaise odeur ne se dégage dans son habitation, il s'inquiète peu du préjudice qu'il peut causer aux autres habitants. Si l'homme veille à sa propre conservation, les autorités sanitaires doivent protéger la vie des autres hommes; ainsi l'habitant des parties plus élevées évacuera ses eaux sur les terres basses qui le plus souvent ne lui appartiennent pas, sans se soucier de ce qu'il en adviendra.

L'exiguïté de la surface de terre irrigable, l'inaptitude du sol à l'épuration et la proximité des puits où on s'alimente en eau potable sont les raisons qui doivent faire interdire l'établissement des fosses septiques dans les propriétés particulières dans les villes et villages agglomérés.

Le but de l'auteur a été non de faire rejeter partout un système qui, dans certains cas particuliers, peut donner de bons résultats, mais d'appeler l'attention des autorités sanitaires sur ce fait que son emploi doit être limité. Pour les fermes ou habitations isolées à la campagne on peut opérer ainsi lorsqu'on dispose de surfaces de terrains assez considérables, que le sol est épurant et que les eaux de la nappe souterraine ne peuvent pas être contaminées. Dans les villes, au contraire, on doit l'interdire formellement et tous les efforts doivent tendre à l'établissement d'un système d'égouts général.

Épuration des eaux d'égout dans les petits districts ([1]). — Le *Sanitary Record* signale un rapport de M. Barralet, Surveyor to the Godstone Rural District Council, contenant un certain nombre d'observations sur les petites installations d'épuration d'eaux d'égout.

Dans ses conclusions, M. Barralet déclare que les installations comprenant un bassin de décantation ou une fosse septique avec un lit de simple contact donnent de mauvais résultats d'épuration. Ceci confirme ce qui avait été exprimé par la Royal Commission on Sewage Disposal. Pendant un certain temps, une telle installation produira un effluent satisfaisant, jusqu'à ce que les bassins soient remplis de boues et le lit de contact colmaté ; il faudra la plus grande attention pour prévenir ces inconvénients.

Une faute commune aux installations d'épuration d'eaux d'égout est la négligence à préparer quelque dispositif pour draguer facilement les boues des bassins, et à établir les drains, au-dessous des lits ou des filtres, assez grands pour que l'humus puisse s'en échapper.

Le meilleur succès a été obtenu avec les lits bactériens à percolation. M. Barralet pense qu'on ne peut obtenir de bons résultats d'épuration en aucune manière avec les lits de simple contact. Si on préfère par économie de construction, les lits de contact, le double contact est essentiel.

Épuration des eaux usées de l'hôpital de tuberculeux de l'état d'Ohio ([2]). — En 1909, on construisit près de Mt. Vernon (Ohio) un hôpital d'État pour environ 200 tuberculeux, avec un personnel de 50 habitants ; la population n'excédera pas, d'ici 10 ans, 500 personnes. On doit évacuer un assez grand volume d'eaux usées qui, par leur caractère infectieux, nécessitent un traitement tout spécial. Le seul point d'évacuation est un petit ruisseau qui coule au milieu de sources dans la propriété. Le débit normal est de 9000 à 13500 mètres cubes, dont 900 mètres cubes sont utilisés par l'établissement ; par temps sec pendant les mois d'été, le ruisseau est presque à sec. De plus, cette eau sert de boisson pour le bétail, après la

---

[1] *San. Rec.*, 15 juillet 1911. p. 29.
[2] D'après Paul Hauser, *Engineering Record*, 18 février 1911, p. 194.

sortie de l'hôpital. Il était donc indispensable d'obtenir l'élimination et la minéralisation de la matière organique aussi complètement que possible, et de stériliser l'effluent.

Pour une population de 300 habitants au maximum, on a prévu largement 300 litres par habitant, soit 90 mètres cubes par jour.

L'installation d'épuration comprend : une chambre à grilles, 2 bassins de sédimentation, 1 bassin mesureur, 4 filtres à sable intermittents, 1 lit à boues, 1 dispositif de distribution d'hypochlorite comme désinfectant, et 1 bassin à réaction chimique.

La partie la plus intéressante est la stérilisation de l'effluent. La solution est mélangée dans deux bassins en bois de $1^m,20$ de diamètre et $2^m,40$ de hauteur avec une boîte de dissolution au sommet. Ces boîtes ont sur le côté, un certain nombre d'ouvertures à différentes hauteurs, bouchées avec des chevilles de façon que la solution puisse être séparée des matières en suspension avant d'être admise dans les bassins. La solution passe dans une boîte régulatrice dont l'ouverture d'entrée est réglée par une vanne à flotteur pour assurer un niveau constant du liquide. La sortie consiste en un orifice ajustable en bronze placé à un bout de la boîte et facilement visible et accessible.

La solution s'écoule par un tuyau dans un bassin circulaire au milieu de la construction où tous les effluents se réunissent. L'eau traitée passe dans une chambre à réaction de 12 mètres cubes de capacité, ce qui assure 2.7 heures de retenue.

La quantité moyenne de désinfectant est d'environ 6 parties par million sur la base de 35 pour 100 de chlore actif, soit 1585 grammes d'hypochlorite par jour.

Les analyses bactériologiques montrent que les effluents des filtres contenaient de 4200 à 50000 germes par centimètre cube ; après stérilisation, on n'en retrouvait plus que de 9 à 500 par centimètre cube. Dans la plupart des échantillons, on ne décela pas de bactérium coli dans 50 centimètres cubes, bien que, pendant la période des analyses, la quantité de chlore actif ne fût que de 4 milligrammes par litre.

Épuration des eaux usées de l'asile d'aliénés de Danville (U. S. A.) ([1]). — L'asile d'aliénés de Danville Pa., ayant une population d'environ 1500 personnes, est situé sur le bord est de la branche nord de la rivière Susquehanna, dans laquelle on puise l'eau d'alimentation de la ville. On y a récemment installé des égouts du système séparatif avec épuration des eaux usées. Les eaux, dont le volume est d'environ 1600 mètres cubes ([2]) par jour, se composent principalement des eaux de cuisine, de buanderie, de lavage, et des cabinets des différents bâtiments. En addition des constructions de l'asile proprement dit, des logements du personnel et des nurses, on a drainé aussi les eaux provenant des bâtiments de la ferme, des écuries et des étables. La canalisation fut faite en poterie et 5 bassins de chasse furent construits aux endroits où le volume des eaux écoulées était faible. Les eaux s'écoulent par gravitation dans un bassin collecteur d'où elles sont pompées à la station d'épuration.

La station comprend des bassins de première décantation, 1 lit à boues, 1 filtre à percolation, et des bassins de seconde décantation. On avait pensé d'abord à filtrer sur sable l'effluent des seconds bassins de décantation, mais on doit aménager un dispositif de stérilisation.

Les bassins de décantation primaires sont au nombre de 5 ; ils doivent retenir les eaux pendant une période maxima de 12 heures. Les eaux traversent d'abord une chambre de $4^m,80$ de long et 90 centimètres de large dans laquelle se trouvent des grilles mobiles à barreaux espacés de 18 millimètres. Elles entrent alors par déversoir dans les trois compartiments du bassin, ayant chacun $19^m,5$ de long, $4^m,5$ de largeur au fond et $5^m,10$ à la surface, la profondeur maxima est de $5^m,10$. L'effluent du bassin sort par des déversoirs protégés par des lames plongeantes, puis se rend par un étroit canal dans le bassin mesureur. Dans le fond de chaque bassin, se trouve un tuyau de 250 millimètres pour évacuer les dépôts sur le lit à boues.

([1]) *Eng. Rec.*, 14 janv. 1910, p. 74.
([2]) 550 000 gal. par 24 heures. Si on ne comptait que les 1500 personnes, on userait donc plus de un mètre cube d'eau par personne, en tout cas le sewage doit être très dilué.

Le lit à boues est entouré de 4 talus et mesure 6 mètres sur 10^m,20 au fond, où ont été tracées des séries de rigoles dans lesquelles sont placés des drains. Ces drains sont couverts d'une couche de cailloux de 18 à 100 millimètres, sur lesquels se trouve une couche de sable de 60 centimètres d'épaisseur. Les eaux de drainage de ce lit se rendent par gravitation au filtre à percolation. Ce lit est rempli une fois par semaine ; la boue séchée est enlevée et déposée sur les champs environnants.

Le bassin mesureur contient un siphon automatique, capable de déverser 4^{mc},54 d'eau en une minute, et d'un diamètre de 30 centimètres. Ce siphon alimente le lit par intermittence, et ne comporte aucune partie mobile, l'action étant gouvernée entièrement par la pression hydraulique (système Miller).

Le filtre à percolation est un lit de pierres cassées de 2 mètres environ de profondeur et de 970 mètres carrés de surface avec fond de béton de 15 centimètres d'épaisseur et murs en pierres sèches. Le contenu du bassin mesureur est déversé par le siphon dans un tuyau de 45 centimètres courant le long d'un des côtés du lit, sur lequel sont branchés perpendiculairement des tuyaux de 20 centimètres, écartés de centre en centre de 5^m,60 les uns des autres. Ces tuyaux sont munis de becs pulvérisateurs couvrant une surface circulaire de 4^m,20 de diamètre. Les 54 becs sont protégés du vent par des écrans en bois placés aux extrémités de chaque conduite de distribution.

Le drainage est opéré par des tuiles de 25 centimètres, fendues, disposées en diagonale, couvrant entièrement le fond du lit.

L'effluent du filtre coule dans deux bassins secondaires de décantation ayant chacun 1^m,20 de profondeur et 30 mètres carrés environ de surface. Les eaux en sortent par déversoir et s'écoulent dans un ruisseau.

Système Braun ([1]). — Ce système d'épuration, représenté par la figure 16, comprend d'abord une première fosse septique

---

([1]) *Gesundheits Ingenieur*, 34e année, 1911, n° 4, p. 67.

|ui recueille les eaux résiduaires évacuées dans les vingt-qua-
re heures. On compte en moyenne 120 litres par habitant.
Jne seconde fosse septique, dont les dimensions sont en rap-
)ort avec celles de la précédente, est reliée à cette fosse par
in tuyau en fonte qui sert de trop plein et qui est placé à une
:ertaine profondeur, au-dessous du niveau de l'eau de la première fosse. Les eaux qui arrivent par ce tuyau s'écoulent par
ine gouttière qui les distribue par égouttage dans la seconde

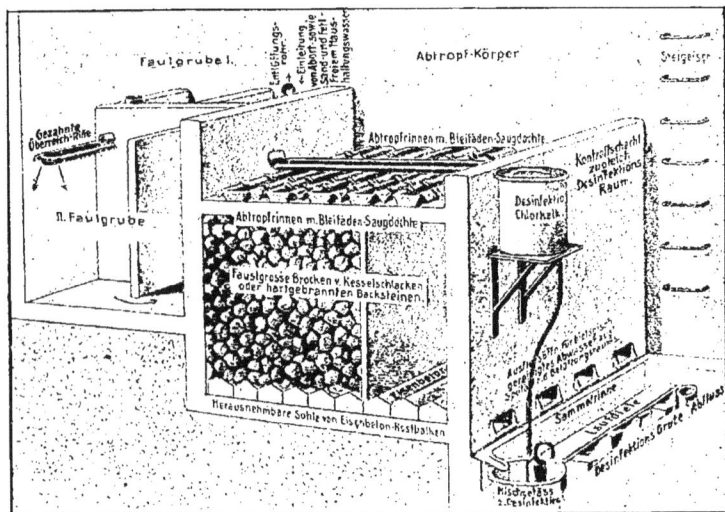

Fig. 16. — Épuration et désinfection des eaux résiduaires, système Braun.

fosse. Le niveau de l'eau s'y trouve à 20 centimètres au-dessous de cette gouttière, et l'eau en tombant se trouve ainsi bien
aérée. Le lit bactérien percolateur a ordinairement 1^m,50 de
profondeur, mais cette profondeur peut être portée à 2^m,50
si l'épuration des eaux l'exige ; il est constitué par des morceaux de scories de la grosseur du poing, sans petits morceaux et sans sable ; les morceaux sont simplement un peu
plus fins à la surface qu'au fond. La surface du lit est variable et dépend à la fois du volume d'eau à traiter par jour,
des circonstances locales et de la nature des eaux à épurer.
Dans les grandes installations, le lit bactérien est séparé en

deux parties par une paroi verticale afin de permettre le renouvellement éventuel du lit sans en interrompre le fonctionnement.

La répartition de l'eau sur le lit se fait de la façon suivante :
l'eau s'écoule de la seconde fosse septique par un tuyau situé
à une certaine distance au-dessous du niveau de l'eau; ce
tuyau alimente une gouttière principale qui dessert elle-même
toute une série de gouttières perpendiculaires à la précédente,
situées à un écartement maximum de 50 centimètres et réparties régulièrement sur toute la surface du lit. Ces gouttières,
dont la construction est brevetée, ont des deux côtés une
paroi surélevée qui porte des fentes tous les 15 centimètres, et
dans lesquelles on place des mèches résistantes, en fils de
plomb. Ces mèches agissent par capillarité, et répartissent
régulièrement l'eau goutte à goutte à la surface du lit. Pour
faciliter l'aération du lit bactérien, celui-ci est disposé sur des
semelles de béton armé qui portent des orifices de 20 centimètres de largeur sur toute leur surface. Sous ces semelles
se trouve une chambre d'aération où se réunit l'eau épurée ;
le fond de cette chambre est en pente de 2 centimètres par
mètre, et l'eau épurée est ainsi évacuée au dehors. Elle
s'écoule par une gouttière dans le bassin de contrôle, puis
dans le canal d'évacuation.

Pour la ventilation de l'installation, on dispose un tuyau
d'évacuation sur le toit et on fait aboutir ce tuyau autant que
possible dans une cheminée de chauffage.

Cette méthode est employée depuis plusieurs années en
Allemagne, surtout en Wurtemberg, aussi bien pour les
installations importantes que pour les installations d'épuration
des eaux résiduaires des casernes, des hôpitaux, etc. Les
résultats en sont satisfaisants.

Quand la désinfection de l'eau épurée est nécessaire, elle
se fait très aisément au chlorure de chaux, à 1 kilogramme
pour 50 kilogrammes d'eau. Le bassin de contrôle renferme
exactement 100 litres ; dès qu'il est rempli par l'eau épurée, il
se vide automatiquement par un siphon dans lequel arrivent
juste au même moment environ 250 centimètres de la solution
de chlorure de chaux. Le mélange de l'eau et de l'antiseptique
se fait ainsi parfaitement dans le siphon. Dès que le bassin de

100 litres est vide, l'écoulement de l'eau et du chlorure de chaux se trouve arrêté.

La proportion de chlorure de chaux ajoutée (250 centimètres à 1/50 par 100 litres) représente 1 : 20 000, soit 1 kilogramme de chlorure de chaux par 20 mètres cubes d'eau. Les eaux qui ont reçu l'addition d'antiseptique se réunissent dans une fosse susceptible de contenir l'effluent qui s'écoule pendant deux heures, afin d'assurer un contact assez prolongé pour que la désinfection soit efficace.

CHAPITRE XVI

ÉPURATION DES EAUX RÉSIDUAIRES DE PEIGNAGES DE LAINES [1]

La laine, pour être peignée, cardée, puis blanchie ou teinte, doit être débarrassée de toutes les matières étrangères qui l'entourent. Ces matières sont composées de corps éliminés avec la transpiration du mouton, d'excréments et de terres.

A. Buisine a montré que les matières éliminées par la peau du mouton comprennent des composés, les uns solubles, les autres insolubles dans l'eau. En traitant la laine brute avec de l'eau distillée, on dissout les sels de potasse, les composés insolubles se dissolvent dans les alcalis. Il a trouvé les composés suivants : acide carbonique libre, carbonate d'ammoniaque provenant de la décomposition de l'urée, carbonate de potasse, acides gras volatils, acides gras plus complexes, graisses émulsionnées, phénols, acides lactique, benzoïque, oxalique, succinique, urique, acides amidés, matières colorantes. En solution aqueuse on retrouve les constituants de l'urine, ou leurs produits de décomposition.

Le suint d'une laine d'Australie contenait pour 100 de résidu sec : 7,1 d'acide acétique, 4 d'acide propionique, 2,6 d'acide benzoïque, 2,5 d'acide lactique et 1 d'acide caproïque.

[1] Traités généraux :

A. BUISINE, *Recherches sur la composition chimique du suint des moutons*, Lille, Danel, 1887.

DE LA COUX, *L'eau dans l'industrie*, Paris, Dunod, 1900.

W. NAYLOR, *Trades wastes : Its treatment and utilisation*, London, Griffin, 1902.

THEODOR KOLLER, *The utilisation of waste products*, London, Scott, Greenwood et C°, 1902.

P. COGNEY, *Mémoire manuscrit présenté à la Société industrielle du Nord de la France*, 1907.

A. SCHIELE, *Abwasserbeseitigung von Gewerben und Gewerbereichen Staetten*, Berlin, Hirschwald, 1910.

Chevreul le premier a donné une analyse de la laine brute :

Matières terreuses . . . . 26,06 %
Suint soluble dans l'eau distillée froide . . . . . 32,74 %
Graisses neutres solubles dans l'éther . . . . . . 8,57 %
Matières terreuses adhérant à la graisse . . . . . 1,40 %
Fibres de laine . . . . 32,25 %

Marcker et Schulze ont donné les analyses suivantes :

	LAINE DE MOUTON		
	de Loweland	de Rambouillet	Pitchy
Humidité	23,48 %	12,28 %	13,28 %
Graisse	7,7 %	14,66 %	34,19 %
Matières solubles dans l'eau	21,13 %	21,83 %	9,76 %
— solubles dans l'alcool . . .	0,35 %	0,55 %	0,89 %
— solubles dans HCl dilué . .	1,45 %	5,64 %	1,39 %
— solubles dans éther alcool .	0,29 %	0,57 %	»
Fibre de laine pure	43,20 %	20,80 %	32,11 %
Poussières	2,93 %	23,04 %	8,38 %

On donne généralement à la laine une composition moyenne plus simplifiée.

Laine dégraissée . . . . 40,0 %
Potasse . . . . 4,5 %
Acides gras . . . . 14,0 %
Sables, terres, humidité . . . . 41,5 %

Lavage des laines. — Le lavage des laines a la plus grande importance, car, bien conduit, il permet de conserver au filament toute sa longueur, sa nervosité. On évite ainsi le cordelage et le feutrage qui amènent la brisure des filaments pendant le cardage, et par suite on diminue la proportion de déchets à la peigneuse.

Autrefois le *lavage à la main* s'opérait en plaçant les laines dans une sorte de grand panier à base rectangulaire évasé à la partie supérieure, et dont le fond et les parois latérales étaient construits en tôle perforée ou à claire-voie.

Ce panier était suspendu dans un courant d'eau, une rivière, et un ouvrier était chargé de remuer la laine constamment avec un bâton. Un ouvrier pouvait ainsi laver 60 à 80 kilogrammes de laine par jour.

Vers 1840 quelques industriels employaient une chute
d'eau artificielle, sous la forme d'un jet venant d'une hauteur
d'environ 4 mètres sur la laine placée dans une caisse. Ce jet
faisait tourbillonner la laine et la présence de l'ouvrier n'était
plus nécessaire. Dans ce but d'éviter la main-d'œuvre on
inventa les rateaux mécaniques pour remuer la laine, puis la
machine Pion d'Elbœuf (1842-1845), la machine Armingand de
Saint-Pons, Hérault (1842), la laveuse Blaquière frères et
Ralp de Montpellier (1841), la laveuse Lieutenant et Peltzer
(1855), la laveuse Ortmans-Hautzer (1856-1860), la laveuse
Chaudet (1858), la laveuse Desplas d'Elbœuf (1858), la laveuse
Legris (1856-1862), la laveuse Plantron (1860). Puis les
laveuses à bacs droits et allongés.

Les laveuses à aspersion furent toutes différentes, le batte-
ment de la laine se fait par aspersion d'eau savonneuse; la
laine est transportée soit sur des tabliers, soit sur des rouleaux, dans son état primitif en toison. On évite ainsi le cordelage, mais le lavage est insuffisant.

Dans les laveuses à bac supérieur, on supprime les fourches
du bac laveur et on sépare le bac dans lequel se trouve la
matière à traiter du bac principal où peut s'opérer la décantation de l'eau savonneuse qui a servi.

On a aussi inventé des laveuses à grande circulation d'eau,
dans lesquelles l'eau agit seule pour opérer le dégraissage
sans le secours de fourches pour remuer la masse. On évite
ainsi le cordelage en partie, mais le rendement des appareils
est insuffisant.

Viennent ensuite les laveuses continues encore employées
actuellement (Holden, Prouvost, Deltombe, Société Alsa-
cienne, Dubrule), qui permettent de dégraisser la laine en la
faisant passer dans des bains d'eau savonneuse de plus en
plus propres et d'une façon continue. Ces appareils sont pratiques et donnent une production suffisante de laine lavée
régulièrement.

Le type le plus perfectionné de nos jours est la laveuse à
bacs décanteurs qui opère un bon dégraissage sans cordelage
de la laine : il est surtout appliqué aux laines fines. Mac Mangh
(1902-1903) et Dubrule (1905).

Le système Baudot (1903) est basé sur la décomposition

chimique de la graisse du suint de laine par l'électrolyse sous l'action d'un courant électrique de 12 volts. La machine se compose de quatre bacs : les deux premiers électrolytiques dans lesquels s'opère la saponification ; les deux autres sont des bacs de laveuses ordinaires où on effectue le rinçage de la laine ; le suint de laine recueilli dans les deux premiers bacs sert à faire de la potasse, et la graisse de suint à l'état de mousse est recueillie pour en retirer la suintine. La laine est étalée sur un tablier qui entre dans le premier bac contenant de l'eau alcalinisée par la potasse, et après avoir été traversée par le courant électrique, elle en sort pour être pressée et soumise alors à l'action du courant électrique du second bac. L'eau d'essorage tombe dans le deuxième bac où une pompe à air produit des mousses qui s'échappent par une rigole. L'eau du premier bac est envoyée à la potasserie lorsqu'elle est suffisamment chargée de suint.

Dans le système Vinchon, Violette et Dein (1880) les opérations sont faites en vase clos dans des appareils disposés en batteries. On désuinte d'abord les laines par un courant d'eau allant de bas en haut, l'eau sortant du dernier appareil est évaporée et on en extrait la potasse. On dégraisse ensuite les laines par traitement par le sulfure de carbone, qu'on chasse ensuite par un courant de vapeur. Par distillation le sulfure de carbone abandonne la suintine. Puis, si cela est nécessaire, on lave la laine à l'eau tiède, pour lui enlever la terre et le sable et on la passe dans un bain léger de savon avant de procéder à l'ensimage. On peut remplacer le sulfure de carbone par tout autre dissolvant des corps gras. Ce procédé permet entre autres avantages de recueillir toute la suintine extraite de la laine, qui ne peut être retirée économiquement des eaux de lavage des autres procédés. Il évite la production d'eaux grasses si difficiles à épurer. Le sulfure de carbone en se décomposant partiellement à la distillation colore la laine et lui donne un aspect terne : aussi a-t-on conseillé de le remplacer par le chlorure de méthyle.

Patry, Édouard et Georges Aîné ont proposé de faire agir sur la laine le toluène, puis d'opérer le désuintage par la vapeur et l'eau.

Turney a aussi inventé un appareil pour dégraisser la

laine par le sulfure de carbone ou la benzine. Ce dernier dissolvant a l'inconvénient de creuser trop et de dénaturer la fibre.

Eaux résiduaires. — La diversité de provenance des laines et des méthodes de lavage ne permet pas d'envisager la composition des eaux résiduaires comme ayant une fixité relative : c'est au contraire la variation qui est de règle et qui est très grande, comme on le remarquera dans les exemples que nous rapporterons à propos des résultats obtenus dans certaines usines.

Quoi qu'il en soit, ces eaux sont toujours plus considérablement polluées que les eaux d'égout des villes. Ce qui rend encore plus grave leur rejet dans les cours d'eau, c'est que les matières grasses qu'elles renferment se décomposent avec une extrême lenteur, si bien que les eaux sont entraînées à une très grande distance de leur point d'origine sans subir d'auto-épuration sensible, ce qui les différencie nettement des eaux d'égout des villes. Le mal que causent ces déversements est d'autant plus grand, que, pour différentes raisons, que nous n'avons pas à étudier ici, l'industrie lainière s'est concentrée généralement en certaines villes, et il s'en est suivi que les eaux d'égout de ces villes reçoivent des volumes considérables de ces eaux résiduaires qu'elles ne savent comment traiter pour satisfaire les populations échelonnées en aval des rivières qui les reçoivent.

L'ingéniosité des inventeurs s'est pourtant exercée à résoudre ce problème et les solutions proposées ont été nombreuses, comme nous le verrons plus loin.

Dans l'application, on a pu arriver à des résultats assez satisfaisants pour la prévention de la contamination des rivières, mais au point de vue industriel il n'en est pas de même. Bien que l'on puisse retirer de ces eaux des produits marchands, le prix de la vente ne compense généralement qu'en partie les dépenses nécessitées pour les obtenir; aussi les industriels ne cherchent qu'à éloigner cette éventualité. C'est ce que nous avons constaté par expérience.

A la demande du Comité d'Études scientifiques du ministère de l'Agriculture, nous avons ouvert une enquête auprès

des laveurs et des peigneurs de laines de France que nous
avons prié de répondre au questionnaire suivant :

Ville de

Usine de M :

1° Quel est le poids maximum de laine lavée dans l'usine
en 24 heures?

2° Quel est le volume maximum d'eaux résiduaires à évacuer en 24 heures?

3° Quels sont les procédés de lavage employés? Quels composés chimiques et à quelle dose?

4° Les eaux résiduaires sont-elles traitées pour en récupérer les produits utiles et par quels procédés?

5° Les eaux résiduaires sont-elles épurées avant leur rejet
dans les cours d'eau et par quels procédés?

6° Si les eaux ne sont pas épurées ou traitées actuellement,
quels procédés semblent les plus pratiques ou rémunérateurs?
Quelles sont les conditions que doivent remplir les procédés
pour que leur emploi puisse se généraliser?

7° Où sont évacuées les eaux résiduaires? Causent-elles des
dommages dans les cours d'eau ; y a-t-il eu des plaintes?

Sur 172 destinataires, nous n'avons reçu que 12 réponses.
Parmi celles-ci 6 industriels nous informaient que leurs usines
avaient été transformées en filatures, 2 déclaraient ne faire
subir aucun traitement aux eaux résiduaires, 3 en retiraient
les graisses, un seul enfin nous disait avoir pratiqué l'épuration, mais il faut ajouter que son usine est fermée depuis
vingt ans.

Le résultat de cette enquête montre que les industriels se
soucient peu des inconvénients que cause le déversement de
leurs eaux résiduaires dans les rivières. La tolérance dont ils
ont joui jusqu'à présent leur paraît devenir un droit. Du reste,
deux des plus importants industriels de la région du Nord
nous ont déclaré dans leurs réponses que les procédés d'épuration des eaux résiduaires après extraction des graisses
seraient onéreux, et les produits récupérés peu rémunérateurs.
Sur les 172 usines, petites ou grandes, actuellement en travail,
non seulement il n'y a d'épuration dans aucune, mais encore
nous n'en connaissons que six dans lesquelles on s'efforce de
retirer les matières grasses, composés qui, par leur propor-

tion et leur valeur, méritent pourtant de ne pas être perdus pour l'industrie.

Pour la potasse, elle ne peut être récupérée que dans les usines importantes, qui en produisent des quantités considérables; ainsi une grande usine de Roubaix en a obtenu 1250 tonnes en 1909. Pour cela les eaux de désuintage, seules traitées, sont évaporées et le résidu calciné dans des fours analogues aux fours Porion employés pour le traitement des vinasses de distilleries de mélasses.

Les eaux résiduaires que nous avons à examiner sont donc, pour les petites et moyennes usines, toutes les eaux usées; pour les grandes usines toutes les eaux de lavage à l'exclusion des eaux de désuintage.

Nous avons divisé les différents procédés de traitement des eaux résiduaires de peignages de laines, que nous allons passer en revue, en plusieurs catégories :

1° Traitement mécanique;

2° Traitement par les acides;

3° Traitement par les alcalis;

4° Traitement par les sels;

5° Traitement par évaporation.

Nous avons aussi résumé un travail allemand important sur les procédés employés en Angleterre, puis les expériences de Grimonpont et celles de Verviers.

Traitement mécanique.

Procédé par battage. Richard Lagnie. — Le procédé par battage est un procédé mécanique ne nécessitant pas l'addition aux eaux résiduaires brutes d'un acide ou d'un autre produit chimique. Les eaux sont séparées d'abord des sables et des matières terreuses dans un bassin de décantation. Elles sont pompées ensuite dans un bassin en bois étroit et très long, environ 45 mètres de long et 2 mètres de large, divisé en 22 compartiments. Chaque compartiment est lui-même divisé en deux parties, la plus petite d'environ $0^m,70$ de long sur la largeur du bassin contient l'agitateur ou batterie, la plus grande environ 1 mètre de long est parcourue par une raclette qui rejette les mousses dans deux caniveaux qui courent de chaque côté du bassin. Par le battage il se produit des mousses qui entraînent les graisses insolubles contenues dans l'eau. Le courant de l'eau est réglé par une vanne à glissière, fixée transversalement dans chaque compartiment. Les eaux sont ainsi battues par les 22 appareils, mais on peut en réduire le nombre en diminuant la vitesse d'écoulement de l'eau. Chaque batteur a environ $0^m,60$ de diamètre et $1^m,80$ de large, il est en bois sauf les axes et les dents qui sont en fer. Ces dents ont $0^m,15$ de long, $4^{mm},7$ d'épaisseur et sont écartées de $0^m,018$; chaque batteur fait 80 tours par minute.

Les écumes sont pompées dans des bassins en bois où elles sont chauffées à 60° et additionnées de 1 kgr. d'acide sulfurique par mètre cube, pour séparer les graisses dont l'eau contient environ 5 pour 100. Les eaux acides sont mélangées aux eaux qui doivent subir le battage. Le magma est passé au filtre-presse. La graisse qui s'en découle est partiellement purifiée par l'addition d'une petite quantité d'acide (1 kilogramme d'acide par 100 kilogrammes de graisse). Les tourteaux sont vendus comme engrais.

On obtient ainsi trois qualités de graisse, les premiers compartiments fournissant la meilleure qui est couleur brun clair; la moins bonne étant brun noir provient des derniers compartiments.

Nous avons analysé les eaux résiduaires d'une usine employant le procédé par battage et nous avons obtenu les résultats suivants :

	EAU BRUTE	EAU DÉCANTÉE		EAU APRÈS TRAITEMENT DES MOUSSES
		avant battage	après battage	
Extrait à 110°.	$12^{gr},760$	$7^{gr},730$	$5^{gr},250$	$5^{gr},840$
Résidu fixe au rouge	$5^{gr},950$	$2^{gr},390$	$2^{gr},180$	$2^{gr},420$
Perte au rouge.	$6^{gr},810$	$5^{gr},340$	$5^{gr},050$	$1^{gr},420$
Ammoniaque.	$0^{gr},064$	$0^{gr},0315$	$0^{gr},0315$	$0^{gr},033$
Azote organique en Az. . . .	$0^{gr},1115$	$0^{gr},081$	$0^{gr},056$	$0^{gr},053$
Alcalinité en $CO^3 Ca$.	$0^{gr},490$	$0^{gr},540$	$0^{gr},540$	"
Acidité en $SO^4 H^2$.	"	"	"	$0^{gr},147$
Matières grasses.	$4^{gr},130$	$2^{gr},340$	$1^{gr},890$	"
— — après traitement par l'acide	$5^{gr},210$	$4^{gr},239$	$2^{gr},486$	$0^{gr},830$

Dans cette usine on a préparé en 1909, 770 tonnes de suintine et 1000 tonnes de tourteaux.

Procédé de Mollins [1]. — Dans les eaux savonneuses contenant des acides gras émulsionnés, l'argile produit un précipité volumineux qui se dépose : 1 gramme d'argile bleue ou terre glaise, à 15-20 pour 100 d'eau, suffit pour le traitement de un litre d'eau. On est ainsi parvenu à éliminer 0 gr. 787 de matières organiques par litre. Les tourteaux ainsi obtenus peuvent être dégraissés par le sulfure de carbone ou brûlés pour en faire du gaz d'éclairage.

Par ce procédé on peut récupérer la majeure partie des corps gras qui ont échappé à la précipitation de l'eau résiduaire par l'acide chlorhydrique. Ce procédé nécessitant la mise en liberté des acides gras, s'ils n'y sont pas, les eaux doivent être additionnées au préalable d'acide chlorhydrique.

Traitement par les acides.

C'est le procédé le plus généralement employé. L'acide chlorhydrique ou l'acide sulfurique décomposent les savons et mettent en liberté les acides gras insolubles qui, par leur faible densité, viennent flotter à la surface des liquides, et on peut assez facilement les enlever soit par écumage, soit en laissant écouler d'abord le liquide sous-jacent et en ne retenant que le magma graisseux.

Les résultats économiques ne sont pas toujours très brillants, et si l'on s'en rapporte aux nombres donnés par Naylor : la graisse récupérée variant suivant les usines de 19,8 à 82,4 pour 100 laisserait une perte de 17,6 à 80,2 pour 100.

Si par une épuration bien conduite on peut retirer la plus grande partie des acides gras, l'épuration n'est pas par cela même obtenue. L'eau ainsi traitée est encore extrêmement polluée, et, ce qui est plus grave, elle est acide. Aussi est-on obligé souvent de la neutraliser par la chaux, comme nous le verrons plus loin, soit par ordre des pouvoirs publics, soit

[1] D'après De la Coux.

pour éviter la destruction trop rapide des canalisations d'évacuation.

Nous avons pu suivre, dans une usine de Roubaix, le travail

EN GRAMMES PAR LITRE	EAUX DE LAVAGE TRAITEMENT PAR L'ACIDE					
	AVANT			APRÈS		
	MAXIMUM	MINIMUM	MOYENNE	MAXIMUM	MINIMUM	MOYENNE
Extrait à 110°.	25,010	17,380	20,120	16,400	5,605	10,455
Résidu fixe au rouge	6,680	3,960	5,220	6,890	2,165	4,485
Perte au rouge	18,330	12,350	14,900	9,510	3,445	5,970
Ammoniaque.	0,217	0,115	0,170	0,205	0,096	0,155
Azote organique en Az	0,380	0,189	0,275	0,208	0,102	0,135
Alcalinité en CO³ Ca.	2,400	2,010	2.125	»	»	»
Acidité en SO⁴ H²	»	»	»	1,391	0,833	1,028
Matières grasses (par éther). . .	11,308	8,410	10,136	6,484	3,420	4.504

de récupération des graisses. Les eaux de lavage des laines
grossièrement décantées des terres qu'elles entraînent, sont

EN GRAMMES PAR LITRE	EAUX DE LISSAGE TRAITEMENT PAR L'ACIDE					
	AVANT			APRÈS		
	MAXIMUM	MINIMUM	MOYENNE	MAXIMUM	MINIMUM	MOYENNE
Extrait à 110°.	9,020	5,240	5,840	2,060	1.945	1,980
Résidu fixe au rouge	1,280	0,460	0,805	1.570	0,980	1,125
Perte au rouge	7,740	2,780	5,035	1,080	0,375	0,855
Ammoniaque..	0,0085	0,0055	0,072	0,0085	0,0054	0,970
Azote organique en Az..	0,154	0,0775	1,115	0,0235	0,0152	0,0215
Alcalinité en CO⁵ Ca..	0,900	0,780	0,805	»	»	»
Acidité en SO⁴ H².	»	»	»	0,255	0,155	0,210
Matières grasses (par éther) . . .	5,460	3,060	3,150	0,580	0,305	0,415

additionnées d'une certaine quantité d'acide sulfurique, puis
passées au filtre-presse qui retient les acides gras avec beau-

coup d'impuretés. Les eaux filtrées et les matières en suspension sont évacuées à l'égout. Les tourteaux des filtres sont pressés à chaud et les acides gras s'écoulent en grande partie.

Le tourteau est desséché, puis dégraissé par le sulfure de carbone ; le résidu est vendu comme engrais.

Les eaux de lissage sont aussi traitées par l'acide chlorhydrique, mais à part, comme les eaux de lavage.

L'expérience a montré que la température à laquelle on traite les eaux par l'acide a une grande influence sur la qualité des graisses obtenues, dont le prix varie de 15 à 25 francs les 100 kilogs. Quant à l'épuration, qui évidemment n'est pas envisagée, on peut se rendre compte par nos analyses qu'elle est à peine commencée.

Tourteaux. — Des cultures expérimentales ont été entreprises, dans la halle de végétation de l'Institut Pasteur à Lille, sur les tourteaux provenant de l'épuration des eaux résiduaires du peignage précédent. Comme nous l'avons dit plus haut, ces tourteaux ont été au préalable débarrassés de la graisse qu'ils contenaient : ils sont alors utilisés comme engrais, soit seuls, soit en mélange avec d'autres engrais azotés.

Nous avons expérimenté sur 4 échantillons, de richesse variable de 3,5 à 6 pour 100 en azote. Les cultures expérimentales ont été faites en pots, par les méthodes de Wagner, sur les céréales, les betteraves et les pommes de terre. La chaleur excessive de l'été 1911 a fait échouer nos essais sur les céréales : toutes nos cultures, en pleine végétation, ont subi l'échaudage et n'ont pu donner de résultats précis. Nous comptons les reprendre l'an prochain. Les essais entrepris sur les betteraves et les pommes de terre ont pu être menés jusqu'à la récolte sans accident.

Les pommes de terre, semées à la fin d'avril, ont été récoltées en octobre. Nous avons procédé aux essais suivants; chaque série comprenait 4 pots semblables :

1re série : Témoin sans engrais.
2e   —   1 gr. d'azote sous forme de sulfate d'ammoniaque.
3e   —   —   boues n° 1 venant du peignage.
4e   —   —   boues n° 2   —
5e   —   —   boues n° 4   —
6e   —   —   boues n° 6   —
7e   —   Engrais complet : 1 gr. d'azote sous la forme de sulfate d'am-
           moniaque, 1 gramme de potasse sous la forme de sulfate de
           potasse et 1 gramme d'acide phosphorique sous la forme de
           superphosphate.

Ces divers engrais ont été simplement incorporés à la terre
avant les semailles. A la récolte, on a pesé les tubercules
formés dans chaque pot et on a pris les moyennes des quatre
essais de chaque série. Les résultats obtenus ont été les
suivants :

	Poids des tubercules par pot.
Témoin sans engrais	207 grammes.
Boues n° 1.	400 —
— n° 2.	275 —
— n° 4.	424 —
— n° 6.	484 —
Sulfate d'ammoniaque seul..	312 —
Engrais complet.	400 —

La végétation des pots qui avaient reçu des boues a été
sans cesse plus vigoureuse que celle des témoins. L'examen
des chiffres qui précèdent montre que l'action fertilisante de
ces boues est très considérable, puisque trois fois sur quatre
elle dépasse l'action de la dose correspondante de sulfate
d'ammoniaque et même celle de l'engrais complet. L'engrais
le plus actif est le n° 6, le moins actif est le n° 2.

Les mêmes expériences ont été faites sur les betteraves et
dans les mêmes conditions. Chaque série comprenait quatre
pots et les chiffres ci-dessous correspondent au poids total
des quatre betteraves de chaque série :

	Poids.
Témoin sans engrais.	705 grammes.
Boues n° 1	977 —
— n° 2	855 —
— n° 4	819 —
— n° 6	769 —
Sulfate d'ammoniaque seul.	1481 —

On voit que, dans ces expériences sur les betteraves, les

boues ont également exercé une action très efficace; cependant cette action est moins accusée que sur la pomme de terre, et toujours inférieure à celle que produit la dose correspondante de sulfate d'ammoniaque. L'engrais qui s'est montré le plus actif sur la betterave a été le n° 1, le moins actif a été le n° 6.

Nous comptons compléter ces recherches l'an prochain par l'étude de l'action de ces boues sur les céréales.

Procédé Delattre, 1892. — Les eaux traversent des bacs munis de chicanes pour augmenter le chemin à parcourir où elles déposent les sables et terres. Elles sont ensuite amenées dans un grand réservoir en maçonnerie, après avoir reçu un filet d'acide tombant en nappe sur toute la surface du conduit au moyen d'une lame de verre. L'eau doit être nettement acide pour que les matières grasses puissent se séparer, il doit en rester un léger excès à la sortie du réservoir. La composition de l'eau étant variable, il faut, pour obtenir toujours une acidité convenable, que ce réservoir ait une grande capacité : 500 mètres cubes.

Les eaux acidulées sont alors traitées par un lait de chaux, pour neutraliser l'excès d'acide, puis décantées dans un grand réservoir dont elles sortent limpides et de couleur légèrement ambrée.

D'après MM. Delattre, l'installation pour une usine traitant 20.000 kilogs de laine par jour, coûterait 45.000 francs.

Le coût de l'épuration augmente quand la production de l'usine diminue. Les dépenses de fonctionnement, y compris l'intérêt et l'amortissement s'élèveraient à 8000 francs environ par an.

Encouragés par les bons résultats qu'ils obtenaient à leur usine de peignage, de Dorignies, MM. Delattre continuèrent leurs essais, et proposèrent à certaines villes intéressées comme : Bradford, Verviers, Roubaix et Tourcoing, un procédé modifié contenant surtout une méthode nouvelle de traitement des boues qui méritait d'attirer l'attention.

Le réactif précipitant fut d'abord un mélange d'acide sulfurique et de sulfate ferrique, puis l'acide sulfurique seul. Les eaux traitées étaient décantées dans une série de bassins, appelés *déposantes*, où elles abandonnaient les boues précipitées. Le dégraissage des boues humides s'opérait d'une manière méthodique et automatique dans des appareils composés essentiellement d'un long tube cylindrique légèrement incliné dans lequel on faisait circuler, d'une part la boue à dégraisser qui le parcourait de haut en bas, et, d'autre part, le dissolvant (benzine ou éther de pétrole) qui cheminait de bas en haut. La boue et le dissolvant étaient intimement mélangés dans le tube par l'action d'un malaxeur.

La boue dégraissée sortait à la partie inférieure du tube, et, après avoir été débarrassée de la benzine qui a pu être entraînée au moyen d'un chauffage à 100° environ, elle était pompée toute chaude dans des filtres-presses qui donnaient des tourteaux, contenant 25 à 30 pour 100 d'eau, directement utilisables comme engrais. Par distillation, la benzine était séparée des graisses et rentrait dans le travail.

Les essais entrepris à l'usine de Grimonpont, comme nous le rappellerons plus loin, ne donnèrent pas les résultats annoncés par les inventeurs, et de plus l'épuration des eaux était loin d'être suffisante ; aussi ce procédé fut-il abandonné.

M. Maclean Wilson donne la description d'une des meilleures installations anglaises d'extraction des graisses par le procédé à l'acide, et les résultats d'opérations bien conduites.

La capacité totale des quatre cuves de lavage est de 10 mètres cubes, ces cuves étant employées en série. On y traite différentes sortes de laines et en moyenne on produit par semaine environ 82 mètres cubes d'eaux savonneuses. Les laines sont encore lavées dans trois autres cuves dont on doit évacuer environ 7 mètres cubes par semaine.

Les eaux passent d'abord dans six bassins de décantation d'une capacité totale de $7^{m3},500$ et d'une profondeur de $0^m,50$ où elles abandonnent les sables et les terres. Elles passent ensuite dans un bassin d'attente de 50 mètres cubes de capacité, d'où elles sont pompées dans quatre cuves en bois ayant chacune une capacité de 50 mètres cubes. Lorsqu'elles sont refroidies, on ajoute 217 kilogrammes d'acide sulfurique par cuve pleine. Elles sont mélangées puis laissées au repos pendant 24 heures, ou plus, jusqu'à ce que la graisse surnage et

forme à la surface une couche jaune plus ou moins claire. On
sépare l'eau du magma graisseux. Les eaux passent à travers
des filtres composés de pierres cassées et de scories de 0^m,75
de profondeur et de 8^m,10 de long sur 5^m,75 de large avec une
couche de sciure de bois pour retenir les graisses, puis sur un
filtre secondaire de même composition et de 6 mètres de large
sur 7^m,50 de long. L'effluent est évacué au ruisseau. Les premiers filtres sont colmatés environ au bout d'un mois, on
remplace alors la couche de sciure de bois.

Le magma est déversé sur trois filtres, deux mesurant
chacun 7^m,20 sur 5^m,10 et le troisième 10^m,20 sur 5^m,85, qui
sont construits comme les autres filtres mais qui ont seulement 0^m,30 de hauteur de matériaux, l'effluent des deux premiers seulement est envoyé avec les autres eaux sur les filtres
indiqués plus haut. On laisse le magma quelques jours sur
ces filtres pour enlever le plus d'eau possible, puis on le met
en sacs et on le passe dans une presse à main chauffée par la
vapeur. On traite ainsi quatre tonnes 1/2 par semaine. Le
mélange d'huile exprimée et d'eau acide est séparé dans un
petit bassin et l'eau est évacuée. L'huile est purifiée à la
vapeur par l'acide sulfurique. Le liquide acide est mélangé
aux eaux savonneuses avant leur traitement.

L'installation complète a coûté 15750 francs. On estime la
vapeur nécessaire à 625 francs par an. La société qui exploite
ce procédé paye à l'industriel 2000 francs par an, qui trouve
ainsi un bel intérêt du capital engagé.

En traitant 11525 kilogs de laine brute (comprenant 48 pour
100 de laine et 52 pour 100 de graisses et de matières étrangères) avec environ 16 mètres cubes d'eau, on emploie de
226 à 272 kilogs de savon noir.

M. Maclean Wilson donne des analyses de ces eaux en
juin 1908 :

On remarquera que l'effluent final est encore très impur;
mais, dans le cas particulier, il est déversé dans un très grand
volume d'eau, aussi l'effet n'est pas sensible dans la rivière
en aval. Cela présente une très grande amélioration sur l'état
antérieur, les eaux de la rivière étant alors troubles et recouvertes de matières grasses.

PAR LITRE	EAU BRUTE MÉLANGÉE	EFFLUENT DU BASSIN DE PRÉCIPITATION DES GRAISSES	EFFLUENT DU FILTRE A MAGMA	EFFLUENT FINAL
Extrait	26gr,274	15gr,415	14gr,100	13gr,142
Matières en suspension totales	15,194	0,129	0,116	0,074
Matières en suspension cendres.	1,182	0,009	0,008	0,005
Azote ammoniacal . . .	2,919	2,860	2,832	2,828
Azote organique	2,502	0,992	1,076	0,856
Alcalinité en Na^2CO^3. .	5,500	»	»	»
Acidité en SO^4H^2. . . .	»	0,529	0,686	0,588
Graisses après acidification	11,710	0,1044	0,0172	0,0344

Les diverses boues recueillies ont la composition centésimale suivante :

	BOUES DE 1ʳᵉ DÉCANTATION	BOUES DES FILTRES A EAU	BOUES DES FILTRES A MAGMA	TOURTEAUX DES PRESSES
Boues humides :				
Humidité	50,32	85,75	58,50	25,96
Matières volatiles au rouge.	5,76	»	34,30	51,68
Matières fixes au rouge.	65,92	»	7,20	24,36
Boues sèches :				
Matières volatiles au rouge.	8,27	»	82,65	67,96
Matières fixes au rouge.	91,75	»	17,35	52.04
Azote.	0,30	»	1,47	2,46
Matières grasses	5,49	67,48	67,42	37,87

Tout récemment M. Maclean Wilson dans un rapport présenté en 1911 au West Riding Rivers Board cite les mauvais résultats obtenus dans deux usines pour l'extraction des graisses des eaux de lavage de laines. Les eaux sont reçues dans un premier bassin où elles abandonnent les sables et les matières terreuses. Elles sont alors pompées dans un réservoir où elles sont additionnées d'acide sulfurique : les graisses

se séparent. Les eaux acides traversent un second réservoir,
puis sont filtrées sur des scories qui sont si rapidement couvertes de graisses, qu'on doit les nettoyer fréquemment. Dans
une usine, 40 pour 100 des graisses s'échappaient avec les
eaux; dans l'autre 17 pour 100 seulement, ce qui se traduit
par une perte de 3000 francs pour l'une, et de 20 000 francs
pour l'autre par année.

L'auteur attribue ces mauvais résultats à deux causes principales. L'acide sulfurique était ajouté en quantité insuffisante
pour obtenir la séparation de la matière grasse, ou bien
l'acide était versé dans une eau trop chaude, la séparation
n'étant complète qu'à une température relativement basse. De
plus, le mélange de l'acide et l'eau n'est pas réalisé d'une
façon parfaite. Il serait peut-être économique (ce qui permettrait de supprimer les bassins de séparation), de filtrer les
eaux acides comme cela se fait pour les autres eaux industrielles.

Toutefois, ce procédé ne peut donner un effluent qu'on
puisse rejeter impunément dans une rivière, car il est acide et
contient une grande quantité de matières organiques solubles
qui, après saturation de l'acidité, fermentent.

Pour épurer ces eaux acides, il faut d'abord les traiter chimiquement. Les meilleurs réactifs sont la chaux et le sulfate
ferrique. Comme indication, il a fallu pour l'eau de l'

	Usine A.		Usine B.
Pour saturer l'acidité. .	0ᵍʳ,850	par litre de chaux et	0,950
Pour précipiter.	1ᵍʳ,970	—	1,870
—	3ᵍʳ,580	par litre de sulfate ferrique	2,000

Ce traitement produit un précipité volumineux qui formait
à l'usine A 24 pour 100 du volume total du liquide, à l'usine B
16 pour 100 du volume total du liquide; mais ces volumes
seraient réduits de beaucoup si les graisses étaient extraites
complètement avant la précipitation. Même dans ce cas,
l'auteur estime à environ 250 kilogrammes les boues à
90 pour 100 d'eau produites par mètre cube. Il serait probablement économique de passer ces eaux au filtre-presse au
lieu de les abandonner à la décantation.

On peut, par exemple avec un sel de fer, obtenir la précipi-

tation des matières organiques et des graisses; ces dernières
sont séparées ensuite en acidifiant les boues.

Même après précipitation et décantation parfaite, le liquide
est encore fortement putrescible, et on a fait des expériences
de son traitement sur les filtres biologiques. On obtient des
effluents imputrescibles en déversant à intervalles réguliers de
petites quantités d'eau pendant 8 heures par jour au taux de
187 litres par mètre cube de matériaux. Au bout d'un mois, les
résultats étaient aussi satisfaisants, mais on constata un commencement de colmatage à la surface des lits.

Le prix de ce traitement est toutefois considérable.

Pour l'usine A il faut quatre bassins de 45 mètres cubes qui,
construits en bois avec fondations, vannes, etc..., peuvent être
évalués à 10 000 francs. Le lit bactérien à percolation d'une
surface de 500 mètres carrés sur 1 m. 80 de profondeur coûterait de 12 000 à 15 000 francs. La seconde filtration ne sera
pas nécessaire, mais on doit prévoir pour l'effluent un bassin
de décantation d'une capacité de 18 mètres cubes, d'un prix
peu élevé. Si on trouve pratique de filtrer les eaux précipitées
pour en séparer les boues, il faut prévoir une installation de
11 250 francs. Soit, pour le tout, une dépense approximative
de 55 000 francs.

Les dépenses de fonctionnement sont : 6500 francs de produits chimiques et 1750 francs pour les filtres presses; amortissement 5500 francs; soit par année : 11 750 francs.

Pour l'usine B, les frais d'installation s'élèveraient à
42 500 francs et ceux de fonctionnement à 16 000 francs.

Il faudrait donc que les boues soient traitées pour en retirer
la totalité des graisses et que le résidu fût vendu comme
engrais, pour couvrir ces dépenses.

Procédé employé à l'usine Holden à Croix (Nord) ([1]). — Les
eaux à épurer ont la composition suivante par mètre cube :

Matières grasses	9ker,500	
Matières organiques	5ker,841	13ker,541
Matières minérales ou insolubles	7ker,082	

Elles passent dans un bassin en tôle, doublé de plomb dans

([1]) D'après De La Coux.

lequel on introduit 5 kilogrammes d'acide chlorhydrique du
commerce à 22° B. par mètre cube. Les acides gras sont mis
en liberté et viennent flotter à la surface sous forme d'un
magma entraînant quelques matières terreuses, magma ayant
la composition suivante :

Graisses . . . . 45,50 %
Matières organiques . . . . 18 35 %
Matières minérales. . . . . 37,87 %

L'eau claire qui s'écoule renferme encore :

Matières grasses. . . . . 1ᵏʳ,100 par mètre cube.
Matières organiques . . . . 1ᵏʳ,672   —
Matières minérales. . . . . 1ᵏʳ,145   --
                                    ――――――――
                                    5ᵏᵍ,917   —

L'eau acide est neutralisée par la chaux ; elle abandonne un
précipité et est rejetée après décantation.

Le coût du traitement est de 0 fr. 22 par mètre cube, soit
0,20 pour l'acide chlorhydrique à 4 francs les 100 kilogrammes
et 0,02 pour la chaux.

Le magma est pressé à chaud et laisse s'écouler une graisse
non saponifiable ; le résidu est épuisé de la graisse qu'il contient par le sulfure de carbone ; le tourteau représentant
1 kilogramme par kilogramme de laine peignée, titre 1 pour 100
d'azote.

A l'usine Holden, on extrait 6 kilogrammes de graisse, éva-
luée à 25 francs les 100 kilogrammes, par mètre cube d'eau :
le traitement laisse donc un bénéfice de 1 fr. 28 qui semble
suffisant pour couvrir et au delà les frais de manutention.

Rowley Mills à Lepton (Angleterre) [1]. — Rowley Mills, à
Lepton, coulent d'abord les 90 mètres cubes d'eaux résiduaires du peignage de laines dans un puisard de 20 mètres
cubes, d'où une pompe les envoie dans trois bassins de précipitation, en bois, contenant chacun 45 mètres cubes, où
se fait la récupération des graisses. Celles-ci sont précipitées par l'acide sulfurique (environ 50 litres par bassin) ; le
mélange de l'eau et de l'acide se fait par injection d'air et de

[1] D'après H. Maclean Wilson et *Wasser und Abwässer*, t. III, p. 529.

vapeur pendant 7 à 8 minutes. On fait alors une prise d'échantillon, et suivant l'aspect on ajoute un peu plus d'eau ou un
peu plus d'acide. Au bout de 5 heures, on vide l'eau acide de
manière à ne laisser dans le bassin qu'une couche de 30 centimètres; l'eau se rend dans un bassin de neutralisation en
bois, de 16 mètres cubes, d'où elle est renvoyée dans un autre
bassin semblable, situé au-dessus.

Quand chaque bassin de précipitation a servi deux fois et a
traité par suite 90 mètres cubes d'eau, on fait écouler les
boues sur un des quatre filtres à boues. Ces derniers sont
constitués par une couche de scories de 9 mètres de longueur
sur 2 m. 60 de largeur et 0 m. 60 de hauteur, recouverte d'une
couche de morceaux de briques. L'eau de drainage s'écoule
dans le premier puisard de 20 mètres cubes, signalé plus
haut et elle est renvoyée avec l'eau à épurer dans les bassins
de précipitation. Les boues desséchées sont mises en petits
sacs contenant environ 5 kilogrammes et on obtient chaque
jour 60 sacs semblables, provenant de 90 mètres cubes d'eau.
Ces sacs sont expédiés à une usine spéciale pour l'extraction
des graisses, qui livre l'acide sulfurique et paie en outre, une
redevance de 16 fr. 75 à la tonne de boues.

La neutralisation dans les bassins se fait au moyen de lait
de chaux préparé à l'avance dans un récipient de 2 mètres cubes.
On utilise 15 kilogrammes de chaux pour 45 mètres cubes
d'eau traitée dans les bassins de précipitation. L'eau neutralisée s'écoule par un siphon et une rigole de bois vers un lit
bactérien percolateur, de 9 mètres de diamètre et 1 m. 20 de
hauteur, constitué par des scories. La grosseur des matériaux
varie de 50 millimètres en bas à 6 millimètres à la surface.
L'eau est répandue sur le lit au moyen d'un sprinkler alimenté
lui-même par une roue à augets.

Lors du nettoyage des bassins de neutralisation, on fait
écouler les boues sur un filtre à cendres de 2 m.8 × 1 m. 80.

Cette installation a coûté 15 000 francs. Les frais d'exploitation s'élèvent à 1500 francs pour le surveillant, 225 francs
pour la chaux : les recettes provenant des boues se montent à
1500 francs environ.

Ce procédé est employé depuis quelques années dans
l'usine et donne, suivant M. Maclean Wilson, de très bons

résultats, comme le montrent les analyses qu'il donna en 1909 :

EN GRAMMES PAR LITRE	EAU RÉSIDUAIRE	EFFLUENT		
		BASSINS D'ACIDIFICATION	BASSINS DE NEUTRALISATION	FINAL
Matières en suspension organiques	0,992	0,268 à 1,186	0,414 à 1,089	0,004 à 0,060
Matières en suspension minérales	0,0955	0,090 à 0,120	0,084 à 0,155	0,0024 à 0,0064
Matières en solution organiques	2.204	2,550 à 5,086	2,460 à 5,105	2,044 à 2,654
Matières en solution minérales	1,204	1,786 à 2,182	1,790 à 2,262	1,922 à 2,400
Azote ammoniacal	0,0052	0,0026 à 0,009	0,0026 à 0,0074	0,0019 à 0,007
Azote organique	0,045	0,0059 à 0,0324	0,0144 à 0,0275	0,0025 à 0,0104
Oxygène absorbé en 4 heures	0,1865	0,0244 à 0,0572	0,0218 à 0,0572	0,004 à 0,0107
Alcalinité en CO³ Na²	1,059	»	»	»
Acidité en SO⁴H²	»	0,490 à 1,176	0,608 à 1,156	trace à 0,519
Graisses	1,592	0,273 à 1,019	0,551 à 0,946	»

Les boues ont la composition suivante :

	Magma de précipitation par l'acide	Boues du bassin de neutralisation
Humidité	64,50 %	69,75 %
Matières organiques et volatiles	54,50 %	17,25 %
Cendres	1,20 %	13,02 %

Le produit desséché renferme :

Matières organiques et volatiles	96,70 %	57,00 %
Cendres	5,50 %	43,00 %
Azote	5,14 %	0,69 %
Matières grasses totales	78,60 %	40,00 %

Hudson Worsted Co. Hudson. Mass. ([1]). — Dans cette usine, on traite 68 950 kilogrammes de laine par semaine, il doit être évacué de 6810 à 12 620 mètres cubes d'eaux résiduaires par jour en plein travail.

Les eaux passent d'abord dans des bassins de décantation, où elles abandonnent les plus grosses matières en suspension, puis elles sont élevées sur une tour réfrigérante pour en abaisser la température ; elles tombent alors dans des bassins où elles sont additionnées d'acide sulfurique et agitées par un

([1]) WESTON, *Eng. Rec.*, 27 août 1910, p. 254.

courant d'air comprimé. Ordinairement, les graisses et autres matières en suspension se déposent lentement sous forme de boues. Le liquide clair traverse alors un bassin de décantation, où la plus grande partie des boues grasses se déposent, puis des lits de sable ou de cendre. L'effluent qui s'écoule alors est suffisamment purifié pour être déversé dans la rivière ou l'égout.

Les boues s'écoulent du fond des bassins sur de minces lits de sable où elles se sèchent. Ces boues sont alors placées dans des presses hydrauliques : on extrait ainsi la plus grande partie des graisses.

La récupération, par ce procédé, lorsque le prix des graisses est inférieur à 0 fr. 22 par kilogramme, ne peut ordinairement être poursuivie avec profit. Au-dessus de ce prix il peut y avoir un certain bénéfice suivant la situation de l'usine et les autres circonstances locales.

L'effluent contient moins de 200 milligrammes de graisses et 200 milligrammes de matières en suspension par litre. Bien qu'il soit acide il peut être déversé dans une rivière ou un égout sans danger.

Traitement par les alcalis.

On a employé le carbonate de soude pour traiter les eaux savonneuses, mais il ne peut en être question pour les eaux résiduaires de peignage de laines. Seule, la chaux est d'un usage courant, comme du reste pour certaines autres eaux résiduaires industrielles. Nous aurons occasion d'y revenir à propos des expériences de Grimonpont pour les eaux de Roubaix-Tourcoing.

Livingstone Mills Batley (Angleterre)[1]. — Les eaux traitées sont un mélange d'eaux de lavage et de teinture de laines pour vêtements; cependant les eaux chargées de graisses sont envoyées dans une autre usine où ces dernières sont récupérées; il reste donc les eaux de lavage et celles de teinture. Les matières colorantes employées sont l'indigo synthétique (procédé au bisulfite), divers dérivés de l'aniline et un peu

[1] D'après H. Maclean Wilson.

d'extrait de myrobolans. Le volume journalier des eaux résiduaires est de 34 mètres cubes.

Les eaux sont reçues d'abord dans un bassin d'attente de
68 mètres cubes, puis élevées par une pompe centrifuge. La
grande capacité de ce bassin permet le mélange des eaux provenant des divers ateliers et pour éviter le dépôt des matières
en suspension le tuyau d'aspiration de la pompe plonge jusqu'au fond. Cette pompe ne fonctionne que 6 à 8 heures par
jour et seulement lorsque le bassin est plein.

Pour neutraliser et précipiter les eaux, on emploie le lait de
chaux préparé dans un mélangeur cylindrique. Les eaux
mélangées de chaux tombent dans un petit bassin de $1^{m3},500$
placé au-dessus du bassin de décantation dans lequel se
déposent les matières les plus lourdes. Passant sur un large
déversoir, les eaux tombent dans le plus grand des deux bassins de décantation d'une capacité de 42 mètres cubes, dans
lequel se trouve une cloison pour retenir les écumes. Elles
tombent alors dans le deuxième bassin en passant au-dessus
du mur de séparation. Ce bassin, d'une capacité de $15^{m3},500$
est divisé en deux parties par une cloison transversale supportant de l'autre côté un filtre que les eaux traversent de bas
en haut avant d'être évacuées. Les deux bassins ont le fond
incliné vers une canalisation qui conduit les boues sur un
filtre de 21 mètres carrés, formé de scories sur une hauteur de
$0^{m},45$. On évacue chaque jour un peu de boue qui, par temps
sec, peut être enlevée au bout de 3 à 4 jours.

Cette installation donne de bons résultats d'épuration et
pourrait permettre de traiter un volume double d'eau résiduaire. Il serait probablement nécessaire d'augmenter alors
la surface du filtre à boues.

Le prix d'installation a été de 11 625 francs, compris les
pompes et canalisations; la dépense par semaine, chaux et
main-d'œuvre, est de $8^{fr},10$.

Traitement par les sels.

On a proposé un certain nombre de réactifs chimiques qui
n'ont pas été employés pour la plupart à cause de leur prix
trop élevé : le chlorure ferreux (Legrand), le chlorure de manga-

nèse (Gaillet), le ferrozone et la chaux (Howaston), le liquide provenant du lavage des lignites, sulfates ferreux, ferrique et l'alumine (Houzeau), le sulfate ferreux et la chaux, la magnésie, puis, plus tard, le phosphate de soude ferrugineux (Boblique), etc.

G. Gianoli(¹) a décrit une méthode qui a donné de bons résultats. Elle consiste à traiter les eaux encore chaudes, 60 à 80°, par une solution acidulée de sulfate ferreux. Les alcalis sont saturés par l'acide et le savon se combine au fer. On traite les savons par l'acide sulfurique sous une pression de 1/2 à 3/4 d'atmosphère : les acides gras ainsi obtenus sont suffisamment purs pour être saponifiés immédiatement et le savon obtenu rentre dans le travail, tandis que le fer en solution sert à nouveau.

Procédé Gaillet et Huet(²). — Ce procédé a été employé en 1881 au peignage de laines Delattre, à Dorignies, près Douai, pendant un certain temps.

Les eaux sont débarrassées des boues par décantation : ces boues peuvent être utilisées comme engrais. Les eaux sont alors additionnées d'une solution de perchlorure de fer et d'acide chlorhydrique; on écume les acides gras séparés qui viennent flotter à la surface et on les presse à chaud. Les eaux sont ensuite neutralisées par un lait de chaux qui produit une précipitation abondante : elles sortent des bassins de décantation bien clarifiées. Les boues calcaires pressées donnent des tourteaux susceptibles d'être employés comme engrais. Le traitement des eaux provenant de laines non désuintées a donné les résultats suivants, d'après les analyses qui ont été publiées par M. Gaillet (par litre) :

	Eau brute		Eau épurée	
Matières minérales solubles. . .	12ᵍʳ,68		13ᵍʳ,14	
— — insolubles. .	1ᵍʳ,34	total 14,02	néant	total 13,41
— organiques volatiles. .	13ᵍʳ,60		5ᵍʳ,70	
— — fixes. . . .	2ᵍʳ,12	— 15,72	1ᵍʳ,05	— 4,75
TOTAL.	29ᵍʳ,74		17ᵍʳ,89	

(¹) D'après Naylor.
(²) P. GAILLET, Épuration des eaux de vidange des fabriques. *Ann. de l'Ass. des élèves de l'Institut Industriel du Nord*, Lille, 1886.

D'après les analyses de M. Meurein, inspecteur départemental de la Salubrité du Nord :

	Eau brute	Eau épurée
Extrait sec.	9^{gr},9	4^{gr},70
Graisses.	6,50 ⎫	néant ⎫
Matières organiques.	1,20 ⎬ 9,9	1,40 ⎬ 4,70
— minérales.	2,20 ⎭	5,50 ⎭

Ce dernier déclare que ce traitement donne d'excellents résultats.

Pour les usines n'ayant à traiter que 20 à 50 mètres cubes d'eaux résiduaires par jour, M. Gaillet donne un autre mode de travail. Le traitement continu étant trop délicat, voici comment il conseillait d'opérer. Chaque bac de lavage était vidé dans une cuve circulaire en maçonnerie et on y ajoutait alors la dose de réactif nécessaire, perchlorure de fer et acide chlorhydrique; un agitateur mécanique permettait d'obtenir un mélange bien intime. On faisait alors écouler dans la cuve du lait de chaux pour bien assurer la saturation de l'acide et la précipitation du fer. L'eau était alors pompée dans un réservoir placé à environ 7 mètres au-dessus du niveau du sol, d'où elle s'écoulait dans un filtre-presse à grand débit. L'eau qui s'en écoulait était limpide et à peine colorée.

Ce procédé, essayé à Fourmies (Nord), fut reconnu comme le meilleur et recommandé en 1881 par une Commission nommée par le Conseil de Salubrité du département du Nord.

Les tourteaux des filtres peuvent, après séchage, servir à la fabrication du gaz d'éclairage dont la valeur, d'après le rapport de la Commission, peut couvrir largement la dépense résultant de ce traitement.

Un procédé analogue fut employé au peignage Tordeux, à Avesnelles (Nord), jusque 1890, date de l'arrêt de l'usine.

Les eaux étaient traitées par un mélange de chaux et de sulfate de fer, puis filtrées sur des fascines et sur du sable. Le précipité, d'une épaisseur de 15 à 20 centimètres, était enlevé à la bêche et séché au soleil. On l'employait pour la fabrication du gaz d'éclairage de l'usine.

M. Tordeux nous assure, dans les renseignements qu'il a bien voulu nous communiquer, que les résultats d'épuration ont toujours été excellents. Il ajoute toutefois que l'application de ce procédé pour une grande usine lui paraît difficile par suite des grandes surfaces de terrains nécessitées pour les filtres et le séchage des boues.

Traitement par évaporation (¹).

Traiter les eaux résiduaires de lavage de laines de façon à les réemployer sans avoir jamais à en rejeter; récupérer tous les produits utilisables contenus dans ces eaux, tel est le but du procédé Smith et Leach breveté en Angleterre en 1900. Les appareils employés sont un évaporateur Yaryan, un séparateur par centrifugation et un incinérateur cylindrique rotatif.

Les eaux savonneuses, au sortir des bacs de lavage de la laine, passent dans des bassins de décantation où elles abandonnent les sables et les boues. Ces bassins sont au nombre de trois et ont une capacité totale égale au volume des eaux écoulées pendant un jour et demi. Deux sont en usage, le troisième en nettoyage.

Les eaux sont alors évaporées dans l'appareil Yaryan (²) jusqu'à réduction à un dizième ou un quinzième de leur volume primitif. L'évaporateur est à quadruple effet, l'opération étant répétée quatre fois, à des températures et pressions successivement plus basses et chaque section consiste en un chauffeur, une chambre à réception et un récepteur où la vapeur est séparée du liquide concentré et s'écoule dans un bassin en attendant l'emploi. On recueille ainsi environ 80 pour 100 des eaux.

Le liquide concentré après avoir été chauffé à une température voisine du point d'ébullition est traité dans un séparateur centrifuge (³) basé sur le principe des écrémeuses de lait. On a ainsi, d'un côté, les boues et sables, puis les eaux savon-

(¹) D'après H. Maclean Wilson. Un procédé basé sur le même principe et peut-être des mêmes inventeurs, a été décrit très sommairement dans le troisième volume de ces *Recherches*, p. 106.

(²) et (³) Naylor signale que l'évaporateur Kestner peut donner de bons résultats, et comme un très bon type de séparateur celui de Fawett Presten et Cᵒ et C. M. Mathey.

neuses contenant toute la potasse de la laine et enfin une
dernière couche consistant presque entièrement en graisse de
laine.

Les boues et sables sont retirés de temps à autre à la main.
Les liquides sont évacués par des conduites séparées : les
graisses sont purifiées par chauffage avec de l'eau, puis séparées par refroidissement; les eaux savonneuses sont évaporées de nouveau de façon à réduire le volume des trois
quarts. Les dernières passent alors dans un incinérateur cylindrique rotatif où, la matière organique étant brûlée, il ne
reste que du carbonate de potasse. On a ainsi obtenu séparément :

1° Eau distillée;

2° Graisse de laine;

3° Carbonate de potasse brut;

4° Boues et sables.

L'eau distillée n'est pas parfaitement pure : elle contient de
l'ammoniaque et une trace de graisse entraînée pendant l'évaporation, mais elle est de très grande valeur pour le lavage
des laines. Les inventeurs estiment qu'il faut de 15 à 30 pour
100 de savon en moins pour le travail si on emploie cette eau
au lieu de celle distribuée dans les villes et si elle est utilisée
à la température exigée pour le lavage des laines.

La graisse de laine ainsi obtenue a une plus grande valeur
que la graisse noire du traitement des eaux par l'acide sulfurique, attendu qu'elle est obtenue des eaux non fermentées et
sans emploi d'acide minéral. Elle ne contient pas d'acide gras
et peut être employée sans purification comme lubréfiant ou
pour tous les usages de la graisse noire purifiée. Le prix
marchand de cette graisse est double de celui de la graisse
noire. Elle est reconnue comme lubréfiant[1] de valeur en
présence de l'eau à une température supérieure à 100° F
(37°8 C).

Le carbonate de potasse contient 50 à 70 pour 100 de carbonate pur, suivant la proportion de sables et de boues entraînées et peut être soit employé à l'état brut pour le lavage de
la laine, soit vendu pour être purifié.

[1] Cette graisse ne contenant ni acides gras, ni huiles, ni glycérine, n'a
aucune action corrosive sur les métaux.

Le sable et les boues ont peu de valeur comme engrais mais peuvent être employés avec avantage comme amendements.

Ce procédé présente deux avantages accessoires : les eaux étant traitées à l'état frais, l'épuration s'effectue sans nuisance; de plus, l'ensemble des appareils occupe un espace très restreint comparativement à celui nécessité par les bassins de décantation indispensables pour les procédés par précipitation.

Ce procédé était installé en 1900 aux Field-Head Mills de Bradford pour traiter 55 mètres cubes par jour. Le prix de l'installation totale a été de 112 500 francs. Les dépenses en charbon et en main-d'œuvre ont été considérables. Il faut, en effet, trois ouvriers et une consommation de 20 tonnes de charbon par semaine. D'un autre côté, la valeur des produits obtenus est très grande. En temps ordinaire, on lave par jour 4500 kilogrammes de laine contenant 12 à 15 pour 100 de graisse et 6 à 7 pour 100 de carbonate de potasse. Le prix de la graisse peut être donné de 500 francs la tonne et celui de la potasse de 575 francs la tonne et comptant à $0^{fr},19$ le mètre cube d'eau distillée, la valeur totale des sous-produits est de 400 à 500 francs par jour.

Il n'est pas économique de traiter moins de 454 litres d'eau par heure et le prix de l'installation étant très élevé il y aurait avantage pour les industriels à se grouper pour que toutes les eaux soient traitées dans une usine centrale.

D'après les affirmations de la Yaryan Company, il faut, dans ses appareils, 1 kilogramme de charbon pour évaporer 40 kilogrammes d'eau et l'eau distillée produite revient à $0^{fr},55$ le mètre cube en tenant compte du prix de l'appareil, de la main-d'œuvre et du charbon.

Nous trouvons dans l'ouvrage de Naylor les analyses suivantes :

SABLES ET BOUES DU SÉPARATEUR

Humidité.	25,20 %
Graisses en savons.	9,60 %
Composés azotés.	1,64 %
Composés minéraux.	63,56 %

GRAISSES

	Centrifugées	Clarifiées
Humidité	4,00 %	0,60 %
Matières insaponifiables (cholestérine).	42,60 %	44,60 %
Matières saponifiables	52,14 %	55,65 %
Matières insolubles organiques.	0,46 %	0,75 %
Matières insolubles minérales	0,80 %	0,40 %

POTASSE BRUTE

Carbonate de potasse.	55,48 %
Carbonate de soude.	1,45 %
Chlorure de potassium	5,21 %
Sulfate de potasse	6,08 %
Matières minérales insolubles.	29,82 %
Matières carbonisées	1,96 %
Alcalinité totale exprimée en carbonate de potasse. .	57,54 %

Un autre procédé de traitement par évaporation a été employé dans l'usine de *Thomas Biggart and C°*, à Dabry Ayrshire (Angleterre) [1].

Dans cette usine, le dégraissage des laines est obtenu par le savon de potasse seul.

Les eaux savonneuses du premier bassin contenant environ les 9/10 des graisses et de la potasse sont écoulées dans un bassin rectangulaire dans lequel elles laissent déposer les sables, etc., pendant douze heures.

On les envoie alors dans un appareil évaporateur où on les concentre jusqu'à consistance sirupeuse. Le liquide, mis à refroidir dans des bassines, abandonne les graisses qui surnagent et qu'on enlève de temps à autre. La partie semi-liquide qui reste, contenant la potasse et les matières organiques autres que les graisses, est coulée dans un four à incinérer. La chaleur dégagée par ce four, les matières organiques brûlant sans addition de combustibles, est utilisée pour l'évaporation des eaux. La potasse brute est purifiée pour rentrer dans le travail.

La graisse est chauffée avec de l'acide sulfurique et peut alors être vendue ou purifiée plus complètement.

Ce procédé est, paraît-il, rémunérateur ; il n'exige qu'un emplacement restreint et évite toute nuisance. Cependant il ne

[1] D'après Naylor.

paraît pas s'être répandu. On traite ainsi de 27 à 51 mètres cubes d'eau par semaine. On en retire, par semaine, 350 kilogrammes de graisses à 150 francs la tonne et 500 kilogrammes de potasse à 412ᶠʳ.50 la tonne. 100 kilogrammes de sels (sulfate et chlorure de potassium) à 175 francs la tonne. On doit employer environ, pour l'évaporation, 200 kilogrammes de charbon.

Le *procédé Roger Burril, Griffin* (1892) rentre dans cette même catégorie.

Il consiste à mélanger aux produits concentrés des eaux de lavage une matière absorbante ayant des caractères d'acidité. On détruit ainsi l'émulsion formée par la graisse et l'eau et on sépare de la graisse l'ammoniaque et la potasse. La graisse pourrait ensuite être extraite du mélange en employant un procédé mécanique quelconque, en dissolvant la graisse ou en la faisant passer à travers les parois filtrantes.

Les eaux de lavage sont concentrées par évaporation, mélangées à 20 pour 100 du poids de phosphate acide de chaux. On mélange et on chauffe au voisinage de la température d'ébullition pour retirer l'eau que contient la masse. On agite constamment aussi longtemps qu'il se dégage des vapeurs et jusqu'à ce qu'il apparaisse une fumée de matières grasses.

Épuration des eaux résiduaires de peignages en Angleterre.

M. Schiele a consigné les résultats d'une enquête sur les procédés d'épuration employés en Angleterre, dans un livre paru récemment. Nous résumons ci-après les parties les plus importantes de cet ouvrage.

L'épuration des eaux résiduaires de peignages de laines se fait ordinairement, en Angleterre, de la façon suivante : on les envoie d'abord dans une cuve de décantation où elles abandonnent les matières terreuses et argileuses en suspension, puis on les fait traverser un tamis qui retient les filaments de laine entraînés et on les recueille dans un bassin où elles subissent la précipitation chimique. On utilise le plus souvent pour cette précipitation, l'acide sulfurique, par exemple à

Brighouse, à Pudsey, à Keighley, à Wakefield, à Norden Butterwort; parfois on a recours au lait de chaux et au perchlorure de fer, par exemple à Norden-Kelsall et Kemp. Le mélange de l'eau et du précipitant se fait dans le bassin au moyen d'un agitateur, ou de dispositifs spéciaux tels qu'insufflation d'air comprimé, emploi de roues hydrauliques où se fait le mélange, etc. La quantité d'acide sulfurique à employer et la durée du contact à adopter dépendent de la concentration de l'eau. Dans les petites usines, on laisse souvent les bassins remplis pendant deux ou trois jours, et on laisse ensuite s'écouler le liquide décanté.

Les boues riches en matières grasses qui se précipitent dans les bassins sont le plus souvent envoyées sur des filtres de drainage formés de scories, ou pressées au filtre à toiles. Les boues ainsi desséchées sont alors traitées en vue de la récupération des graisses : on les presse à chaud, les graisses s'écoulent sous la forme d'une huile brune qui se vend en Angleterre de 150 à 300 francs les 1000 kilogrammes. Cette extraction ne se fait pas dans les petites usines qui vendent ordinairement leurs boues à des industriels qui les traitent et écoulent les graisses obtenues surtout dans les savonneries. Les tourteaux qui restent après le pressurage sont le plus souvent vendus, parfois donnés pour l'utilisation agricole. Dans quelques villes du Lancashire, on envoie ces résidus par chemin de fer dans le comté de Kent où ils servent pour la fumure du houblon. A Bradford, dont les eaux d'égout renferment 15 pour 100 d'eaux résiduaires de peignages de laines, les tourteaux contiennent après pressurage, encore 15 à 25 pour 100 de matières grasses, et ne peuvent être utilisés en agriculture : on les mélange avec un septième de leur poids de charbon et on les brûle. A Rochdale, où la proportion d'eaux résiduaires de peignages de laines atteint seulement 7 pour 100, les agriculteurs voisins utilisent environ la moitié des tourteaux, l'autre moitié est expédiée plus loin par chemins de fer ou canaux.

La méthode d'extraction des graisses des eaux de peignages par centrifugation est également à l'étude dans les installations anglaises. Les matières grasses séparées par l'appareil centrifuge sont fondues plusieurs fois, purifiées par ébullition dans l'eau, et finalement malaxées avec de l'eau. Elles sont vendues dans le commerce sous le nom de « lanoline. »

Les eaux qui s'écoulent des bassins de précipitation chimique sont envoyées dans des fosses de décantation, où elles se réunissent le plus souvent avec les autres eaux résiduaires de l'usine (eaux de lavage, eaux ménagères, matières fécales, etc.). Elles y subissent une décantation; parfois on neutralise leur acidité, puis on les laisse s'écouler dans les cours d'eaux ou dans les égouts.

L'extraction des graisses des eaux résiduaires de peignages de laines est souvent très rémunératrice, quand il s'agit d'usines importantes; une fabrique des environs d'Halifax retire ainsi chaque année un bénéfice de 12 000 francs par l'extraction de ces graisses qui s'écoulaient autrefois dans le canal. A Bradford, on s'est plaint cependant que les fabriques de la ville n'avaient monté l'extraction des graisses que pour en retirer un bénéfice et non pas pour épurer leurs eaux, de sorte que cette partie du travail était négligée dès que le prix des graisses était trop bas pour rendre l'exploitation rémunératrice. On ne retient qu'environ les trois quarts des matières grasses, le reste s'écoule au canal avec l'excès d'acide sulfurique ou de sels de fer. D'ailleurs l'épuration est souvent considérée dans les usines comme un travail sans importance qu'on confie par suite à des ouvriers inexpérimentés et sans valeur.

Quand les eaux de peignages de laines doivent être épurées en mélange avec d'autres eaux d'égout, on a recours le plus souvent à un traitement préalable par précipitation chimique, par fosse septique ou par bassins de décantation, et l'effluent est épuré par épandage ou par lit bactérien.

Nous examinerons sommairement les principales installations anglaises, dans lesquelles l'épuration porte sur des eaux de peignages de laine, en indiquant les solutions qui ont été adoptées et les résultats obtenus.

Les installations de Bradford, de Hendon, d'Hudersfield, de Leeds, de Swinton ont déjà été décrites dans des volumes précédents et nous n'y reviendrons pas ici [1].

_____

[1] Voir pour Bradford : 5e volume. p. 107; pour Hendon, 2e volume, p. 104; pour Huddersfieldd, 2e volume, p. 107; pour Leeds, 2e volume, p. 107 et ce volume, p. 155; pour Swinton, 2e volume, p. 120.

BRIGHOUSE. — La ville de Brighouse ne tolère l'évacuation des eaux résiduaires dans les canaux que lorsqu'elles ont
subi un traitement préalable qui s'effectue de la façon suivante :

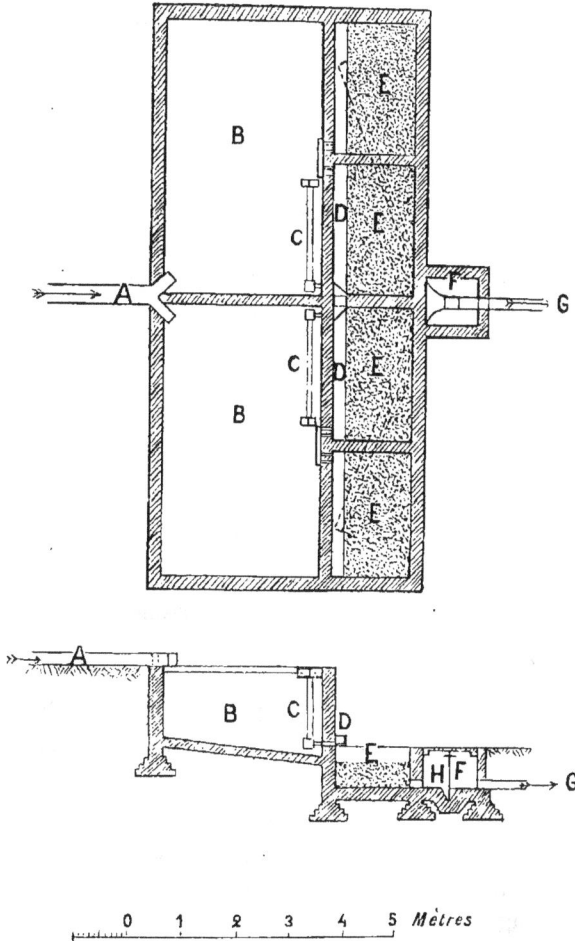

Fig. 17. — Traitement des eaux résiduaires de peignages de laines. à Brighouse.

A. arrivée de l'eau; B, B, bassins de précipitation chimique; C, C, flotteurs décanteurs
D. gouttière de répartition; E, E, E, E, filtres à coke; F, orifice de contrôle municipal; G, sortie
de l'eau; H, seau mobile pour l'échantillonnage de l'eau purifiée.

les eaux coulent d'abord dans deux bassins dont le volume
total est égal au volume des eaux évacuées chaque jour. Ces
eaux y sont additionnées d'acide sulfurique, qui précipite les

matières grasses, puis décantées sur quatre filtres à coke
placés au-dessous. Ces filtres peuvent servir également au
drainage des boues et des graisses précipitées ; la figure 17
représente la disposition générale de cette installation.

KEIGHLEY. — Les eaux résiduaires de la ville de Keighley
(22 000 habitants) renferment 50 pour 100 d'eaux industrielles
provenant de 4 peignages de laine, 5 peignages de coton,
1 teinturerie, 4 tanneries, 5 filatures, etc., mais les industriels doivent faire subir à leurs eaux une purification préalable avant de les évacuer dans les canaux de la ville. On peut
citer comme exemple de cette purification préalable l'installation faite au peignage de laines de J. P. Heaton et Cie, et

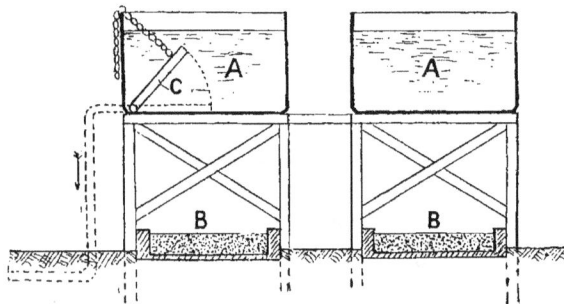

Fig. 18. — Traitement des eaux résiduaires du peignage de laines de J. H. Heaton et Cⁱᵉ,
à Keighley.

A, A, bassins de précipitation chimique ; B, B, filtres d'égouttage des boues ;
C, tube de décantation.

représentée par la figure 18. Les eaux chargées de graisses
sont envoyées par une pompe dans deux réservoirs ouverts en
fer, placés dans la cour de l'usine. On y ajoute de l'acide sulfurique, on agite ; après repos on évacue dans les canaux de la
ville au moyen d'un tube décanteur, articulé ; les boues sont
évacuées sur deux filtres de $0^m,50$ de hauteur environ, formés
de scories. Elles s'y dessèchent et on les expédie ensuite dans
une usine centrale où se fait l'extraction des graisses des boues
qui proviennent de diverses usines. Les eaux industrielles
ainsi traitées se mélangent alors aux autres eaux de la ville.
L'épuration se fait par filtration intermittente, mais les résul-

tats en sont insuffisants et l'épuration biologique est actuellement à l'étude.

PUDSEY. — Les eaux de la ville de Pudsey (15 000 habitants) renferment 44 pour 100 d'eaux résiduaires industrielles

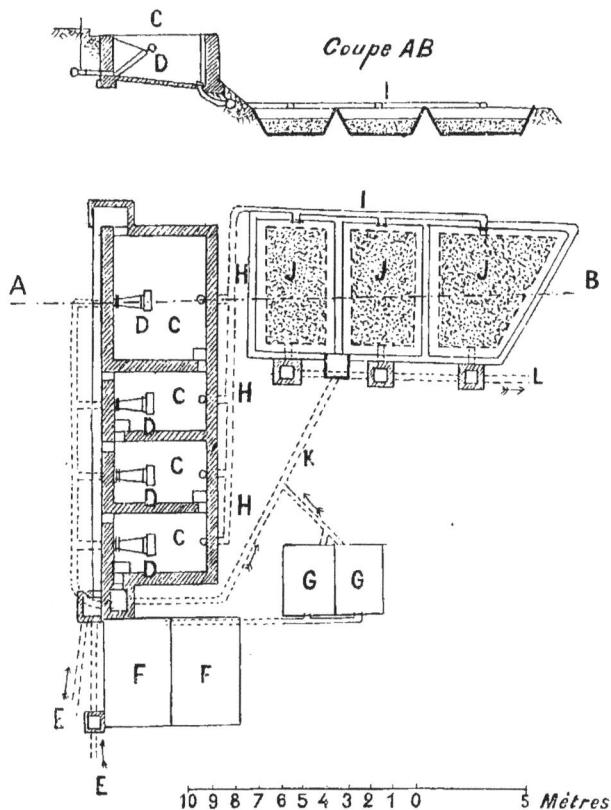

Fig. 19. — Traitement des eaux résiduaires d'une usine de peignage de laine, à Pudsey

C, C. C, C, bacs de décantation; D, D, D, D, flotteurs décanteurs; E, E, arrivée des eaux;
F, F, bassins de précipitation chimique, G, G, filtres à boues grasses; H, canalisation des boues
décantées; I, gouttière d'arrivée des boues; J, J, J, filtres à boues; K, canalisation d'eau
purifiée, L, évacuation de l'eau dans les canaux de la ville.

qui doivent subir une épuration préalable, avant d'être évacuées dans les canaux de la ville. L'ensemble des eaux résiduaires de Pudsey est épuré dans deux stations. A Smalewill,
les eaux sont traitées par précipitation chimique au moyen de

la chaux, dans trois bassins de décantation, puis elles passent
sur 8 lits bactériens et sur un-demi hectare de terre. A
Houghside, l'épuration se fait dans 9 fosses septiques

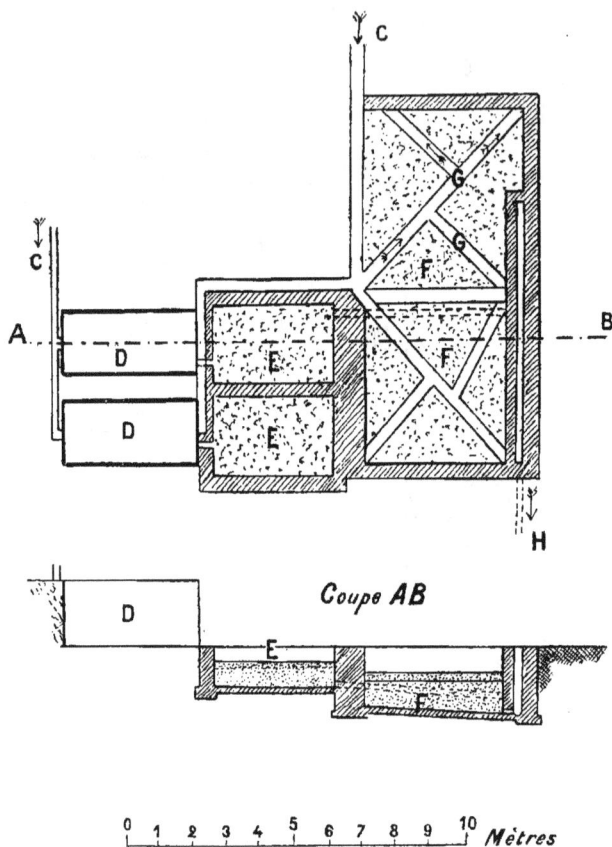

Fig. 20. — Traitement des eaux résiduaires d'une usine de peignage de laines, à Pudsey.
C, arrivée de l'eau ; D, D, bassins de précipitation chimique ; E, E, filtres à boues ; F, F, filtres
à eau ; G, G, gouttières de répartition ; H, sortie de l'eau purifiée.

ouvertes, puis sur 9 lits percolateurs et sur 4 hectares 8 de
terre.

La purification préalable des eaux industrielles se fait dans
les usines et on peut citer comme exemples les deux installations suivantes destinées à épurer sommairement les eaux

résiduaires d'un peignage de laines auquel est jointe une teinturerie. La quantité d'eau à traiter par jour atteint environ 70 mètres cubes. Dans l'installation représentée par la figure 19, les diverses eaux résiduaires sont traitées séparément. Les eaux concentrées et riches en graisses qui viennent du peignage sont traitées par l'acide sulfurique dans deux bassins de précipitation; les eaux de la teinturerie sont envoyées dans de simples bacs de décantation. Les boues qui se déposent dans les bassins de précipitation sont évacuées sur deux filtres où elles s'égouttent. Les boues qui proviennent des eaux de la teinturerie sont également envoyées sur trois filtres à boues. Les eaux décantées qui viennent des bassins de précipitation, de décantation, ainsi que les eaux d'égouttage des filtres, vont rejoindre les eaux de la ville, mais on peut, si cela est nécessaire, faire passer les eaux des bassins de décantation ou de précipitation chimique sur un ou plusieurs des trois filtres, quand ils ne sont pas utilisés pour l'égouttage des boues.

Dans l'installation représentée par la figure 20, toutes les eaux résiduaires de l'usine (peignage et teinturerie) sont traitées ensemble. Les eaux arrivent d'abord dans deux bassins de précipitation, où elles sont additionnées d'acide sulfurique, puis elles passent sur deux filtres, tandis que les boues sont évacuées sur deux autres filtres spéciaux où elles s'égouttent. Les eaux s'écoulent ensuite directement au canal. Les résultats de ces deux installations sont excellents.

QUEENSBURY. — A Queensbury, les 550 mètres cubes d'eaux résiduaires provenant de 6500 habitants sont mélangés avec 15 mètres cubes d'eaux de brasserie et 200 mètres cubes d'eaux de peignages de laine, mais ces dernières subissent à l'usine un traitement préalable. L'épuration de l'ensemble de ces eaux se fait par précipitation au moyen de l'alun de fer suivie de filtration intermittente. Les résultats sont satisfaisants.

ROCHDALE. — La ville de Rochdale (75000 habitants) possède deux installations d'épuration des eaux résiduaires; l'une placée à Roch Mills épure environ 85 pour 100 du

volume total; l'autre à Castleton, épure le reste. Ces eaux
renferment environ 7 pour 100 d'eaux industrielles provenant
surtout de peignages de laines, et on a toujours eu de grosses
difficultés pour l'épuration à cause de l'irrégularité d'évacuation de ces eaux résiduaires industrielles. La purification
préalable est exigée dans les nouvelles usines; mais beaucoup d'usines anciennes évacuent leurs eaux sans épuration,
brusquement et en grandes quantités à la fois.

A la station de Roch Mills, l'eau traverse d'abord une fosse
à sables munie de grilles à nettoyage mécanique; elle est
ensuite additionnée d'alun de fer en gâteaux qu'on place dans
des réservoirs en forme de corbeilles; en même temps on y
fait tomber goutte à goutte de l'acide sulfurique en quantité
variable suivant l'alcalinité de l'eau. Trois agitateurs mélangent l'eau et les réactifs, puis le liquide se rend dans l'un des
deux bassins de décantation de 480 mètres cubes de capacité,
où se fait une première décantation grossière; il coule ensuite
dans cinq bassins de précipitation de $49^m,7$ de longueur,
$12^m,20$ de largeur et $1^m,50$ de profondeur. Un sixième bassin
de mêmes dimensions sert de fosse septique ouverte et
alimente deux lits bactériens percolateurs d'essais. La contenance totale des bassins est de 6400 mètres cubes, soit
83 pour 100 du volume journalier. L'eau traverse les bassins
sans arrêt, et l'effluent est épuré, soit par épandage, soit sur
lits bactériens à double contact. Les deux bassins de décantation sont vidés tous les cinq jours; les cinq bassins de précipitation sont vidés, le premier au bout de deux semaines,
le dernier au bout de six semaines; la fosse septique est vidée
tous les quatre mois.

Les boues sont envoyées par une canalisation et par une
pompe dans un réservoir de 200 mètres cubes où elles se
décantent; on y ajoute du lait de chaux pour les presser
plus facilement. Elles sont alors poussées par une pression
d'air comprimé à six atmosphères dans quatre presses à
boues, et chaque presse livre 1070 kilogrammes de boues à
60 pour 100 d'eau. Les gâteaux sont brisés et utilisés par les
agriculteurs qui les paient environ $0^{fr},60$ la tonne.

A la station de Castleton, on employait autrefois la précipitation chimique par l'alun de fer; aujourd'hui on a recours à

l'épuration biologique. L'eau traverse une fosse à sables et
des râteaux, puis passe dans trois anciens bassins de décantation et enfin dans deux fosses septiques ouvertes de
1400 mètres cubes. Elle s'écoule alors sur les six lits percolateurs de 6 mètres de diamètre et de $2^m,60$ de hauteur formés
de morceaux de coke. La répartition se fait par sprinklers
Candy Wittaker. L'effluent des lits percolateurs passe enfin
dans deux bassins de décantation de 250 mètres cubes de
capacité. Les boues sont envoyées dans six bassins dont le
fond forme drainage et où elles se dessèchent avant d'être
livrées aux agriculteurs au prix de $1^{fr},25$ le mètre cube.
Les résultats de l'épuration sont satisfaisants.

WAKEFIELD. — La ville de Wakefield (45 000 habitants)
produit 9000 mètres cubes d'eaux d'égout par jour. Ces eaux
renferment 50 pour 100 d'eaux résiduaires industrielles et
notamment d'eaux de peignages de laines ; et quelques usines
seulement leur font subir une épuration préalable. Voici un
exemple typique de cette épuration dans un peignage de
laines : les eaux arrivent dans six petits réservoirs en bois de
$2^m,40$ de largeur, 3 mètres de longueur, et $1^m,50$ de profondeur, et dans deux grands réservoirs dont la contenance est
égale à celle de cinq petits, soit 54 mètres cubes. L'addition
de l'acide sulfurique pour la précipitation des matières
grasses se fait dans ces réservoirs ; le mélange s'effectue au
moyen d'agitateurs mécaniques ou par injection d'air comprimé. Les boues chargées de matières grasses sont évacuées
sur un filtre de drainage placé au-dessous et pressées à
chaud après dessiccation. L'huile obtenue est utilisée dans
l'usine.

Les eaux de la ville de Wakefield passent d'abord dans deux
grandes fosses à sables, puis elles sont additionnées d'une
grande quantité de ferrozone (950 grammes par mètre cube) :
elles se rendent alors dans les fosses septiques. Celles-ci sont
disposées en deux étages de quatre fosses et les eaux, après
avoir parcouru les fosses septiques de l'étage supérieur, traversent celles de l'étage inférieur. La contenance totale des
huit fosses septiques est de 5500 mètres cubes soit 60 pour 100
du volume journalier. Leur nettoyage a lieu toutes les six

semaines. Les boues sont évacuées dans deux bassins où elles se décantent; puis une grue à vapeur les transporte à dix

	PROPORTION D'EAUX INDUSTRIELLES	1ᵉ TRAITEMENT PAR PRÉCIPITATION CHIMIQUE		
		NATURE DES EAUX	MOYEN DE PRÉCIPITATION	TRAITEMENT DE L'EAU APRÈS PRÉCIPITATION
BRADFORD . . . . . Thornton et Tong. Sandy Lane et Greengates. Eccleshill et Idle. Installation projetée à Esholt.	50 %	Peignages de laines. Teintureries. Brasseries.	Produits chimiques surtout acide sulfurique.	Lits bactériens et épandage. Lits percolateurs. Epandage. Lits percolateurs et épandage.
ROCHDALE.	7 %	Peignages de laines. Tanneries, savonneries.	Acide sulfurique et alun de fer.	Lits bactériens à double contact et épandage.
BRIGHOUSE.	7 %	Peignages de laines et de coton, brasseries, teintureries, etc.	Produits chimiques.	Epandage.
PUDSEY	44 %	Peignages de laines, tanneries.	Chaux.	Lits bactériens.
QUENSBURY	40 % et 5 %	Peignages de laines. Brasseries.	Alun de fer.	Filtration intermittente.
SWINTON	17 %	Peignage de laines. Tanneries. Teintureries.	Chaux et sulfate de fer.	Lits bactériens à double contact.

fosses qu'on remplit sur une hauteur de 45 centimètres. Le fond de ces fosses est formé d'un drainage en tuyaux de poterie, sur lequel est placée une couche de 45 centimètres de grosses scories de 7 à 10 centimètres, surmontée elle-même d'une couche de 10 centimètres de scories fines. Les boues s'y dessèchent et on en obtient 12 000 cubes par an. Quant à l'effluent des fosses septiques, il est traité par épandage sur

| | 2º TRAITEMENT SANS PRÉCIPITATION CHIMIQUE PAR FOSSE SEPTIQUE | | | |
	PROPORTION D'EAUX INDUSTRIELLES	NATURE DES EAUX	PROPORTIONS DE LA FOSSE SEPTIQUE EN FRAC-TIONS DE LA QUANTITÉ D'EAU À TRAITER PAR JOUR	TRAITEMENT ULTÉRIEUR DE L'EAU
LEEDS. . . . . . Rodley Works.	36 %	Peignages de laines, teintureries.	1,0	Lits percolateurs et sol.
HYDE.	25 %	Peignages de laines. teintureries, etc.	2,0	Bassins de dé-cantation et lits percolateurs.
RODCHDALE . . . Fluss Roch.	7 %	Peignages de laines. tanneries, savonneries, etc.	1,25	id.
Castleton	»	id.	1,0 ·	id.
WAKEFIELD . . .	50 %	Peignages de laines, teintur., brasseries.	0,60	Filtration intermittente.
HALIFAX. . . . . (en construction)	»	Peignages de laines, industries métallurgiques.	»	Lits bactériens à double contact et sol.
PUDSEY.. . . . . Houghside.	44 %	Peignages de laines, tanneries. usine à gaz.	»	Lits percolateurs et sol.

environ 14 hectares de terre. Chaque hectare reçoit donc environ 640 mètres cubes par jour, et par suite de ce chargement très abondant, l'utilisation agricole n'est pas possible. L'installa-tion totale a coûté 590 000 francs non compris l'achat du ter-rain d'épandage. On achète chaque année pour 22 500 francs de ferrozone et les dépenses totales annuelles s'élèvent à 100 000 francs, soit un peu plus de 2 francs par habitant.

Les tableaux précédents résument les conditions d'épuration des eaux résiduaires des diverses villes, lorsque ces eaux renferment beaucoup d'eaux de peignages de laines.

Les villes de Huddersfield, dont les eaux renferment 39 pour 100 d'eaux résiduaires industrielles et de Keighley, dont les eaux renferment 50 pour 100 d'eaux résiduaires industrielles et notamment de peignages de laines, ont jusqu'ici épuré leurs eaux par précipitation chimique seule ou par filtration intermittente, mais comme ces procédés se sont montrés insuffisants, elles envisagent l'installation des procédés biologiques. La ville de Liversedge construit actuellement des lits bactériens. A Trowbridge, où la proportion d'eaux industrielles atteint 55 pour 100, on a construit des bassins de décantation d'un volume égal au volume journalier des eaux, et l'effluent de ces bassins est épuré par lits bactériens à double contact.

AMÉRIQUE. — M. A. W. Clark a décrit [1] les expériences de la station de Lawrence pour le traitement des eaux résiduaires de peignages de laines de l'État de Massachusetts (U. S. A.).

La *filtration* des eaux de peignages seules a donné de mauvais résultats, mais lorsqu'elles étaient diluées dans un grand volume d'eaux d'égout domestiques, l'épuration par filtration intermittente a été satisfaisante. Lorsqu'on les déverse directement sur les filtres à sables ou à coke, ces eaux colmatent rapidement la surface et l'effluent ne diffère pas de l'eau résiduaire. Les eaux clarifiées par les précipitants chimiques filtrent facilement mais l'épuration est pratiquement nulle.

Par la *sédimentation*, ces eaux abandonnent une quantité considérable de matières solides, mais dans aucun cas il ne se dépose plus de 50 pour 100 de la matière organique en suspension. Généralement ce pourcentage est moindre, car les matières grasses et les savons ont une tendance à flotter en entraînant d'autres matières en suspension.

Tous les *précipitants chimiques* ordinaires ont été essayés : chaux, sulfate ferrique, sulfate ferrique et chaux, alun de fer,

(1) 41e rapport au Massachusetts Stade Board of Health, 1910.

sulfate d'alumine, sulfate ferreux, chlorure ferrique, chlorure de calcium, etc. Dans toutes les expériences on a reconnu qu'il fallait de grandes quantités de réactifs pour obtenir la coagulation.

Différentes proportions d'alun, dépassant 3 kilogrammes par mètre cube, donnèrent peu de résultats; il en fut de même avec le sulfate ferrique. La quantité de sulfate ferrique et de chaux pour obtenir une bonne coagulation et précipitation fut un peu moindre. Quelques eaux ne purent être clarifiées même par l'addition de 5 kilogrammes de sulfate d'alumine par mètre cube. On put obtenir dans certains cas quelque précipitation par l'addition de $1^{kg},5$ par mètre cube de sulfate ferreux ou de chlorure ferrique. Le chlorure de calcium produisit un meilleur effet mais il fallut employer de 1 à 2 kilogrammes par mètre cube pour les eaux concentrées. Dans tous les cas le filtrat était presque sans odeur.

Les insuccès dans l'emploi des précipitants pour obtenir une bonne clarification des eaux de peignages, excepté avec des quantités excessives, ont de nombreuses causes. Puisque la proportion de matières organiques et minérales contenues dans ces eaux est de 100 à 500 fois celle des eaux d'égout domestiques, on comprend qu'il faille de grandes quantités de précipitants. Une autre difficulté vient des volumes considérables de boues produites. Une grande partie des matières grasses sont en état de semi-émulsion, plus légère que l'eau; la coagulation tend à rassembler ces matières en masses contenant moins d'eau qu'avant la coagulation, et ce coagulum flotte en raison de sa légèreté et entraîne une partie des précipitants au lieu de les laisser tomber au fond du bassin.

Par la *filtration au travers du coke et des scories* on obtient une bonne clarification. Lorsqu'on peut considérer les eaux de peignages comme des eaux d'égout provenant des canalisations d'une ville, le meilleur traitement consiste dans la combinaison des bassins de décantation et des filtres à coke : l'effluent clarifié est alors épuré par les lits bactériens.

De nombreuses expériences furent faites à la station avec les eaux d'un peignage rejetant 158 mètres cubes par jour comprenant les eaux de lavage des laines et d'étoffes et les eaux de teinture. D'après les analyses, ces eaux correspondaient à un volume d'eau d'égout domestique égal à 900 mètres cubes. Environ 20 pour 100 de la matière organique en suspension se déposaient en 24 heures. En employant $2^{kg},5$ *d'acide sulfurique* par mètre cube on obtint une bonne coagulation des matières grasses qu'on retenait facilement par la filtration : le liquide pouvait être évacué dans les égouts. On éliminait ainsi 70 pour 100 de la matière organique et 90 pour 100 des matières grasses, qui pouvaient atteindre 99 pour 100 après filtration sur le coke ou le sable. La graisse est retirée ensuite des boues ; elle est vendue au Massachusetts environ 22 francs les 100 kilogs.

Dans une importante usine de Lawrence les laines sont traitées par le procédé breveté *naphta*, et on récupère, paraît-il, environ 22 650 kilogrammes de graisse par semaine, qui ont une valeur double de celles obtenues par le traitement par l'acide. Ce procédé[1] vise seulement l'extraction de la graisse, mais une grande quantité de boues doit être retirée de la laine.

M. Clark donne la composition moyenne par litre des eaux de quelques grandes usines du Massachusetts.

USINES	RÉSIDU TOTAL		PERTE AU ROUGE		AMMONIAQUE	AZOTE		OXYGÈNE ABSORBÉ	GRAISSES
	Total	Dissous	Total	Dissous		Total	Dissous		
	gr.	gr.	gr.	gr.	gr.	gr.	gr.	gr.	gr.
A	95,542	40,382	73,510	24,460	0,109	1,326	0,655	5,747	51,350
B	60,070	56,570	40,190	16,800	0,325	1,275	0,672	5,156	20,090
C	217,905	47,595	78,615	24,013	0,157	2,299	0,869	9,389	41,500
D	59,147	21,780	24,520	11,854	0,296	0,647	0,548	2,950	16,560

Cet auteur cite aussi des essais de traitement d'eaux résiduaires de peignages de laines mélangés d'eaux de teinture. Il obtint une bonne précipitation par l'addition de 300 à 500 grammes de chaux par mètre cube. Avec 550 grammes de chaux, le taux des matières organiques, déduit de la quantité d'oxygène consommé, fut réduit de 90 pour 100 et de 70 pour 100 par la perte au rouge. Les eaux résiduaires appliquées

---

[1] Dégraissage de la laine par les dissolvants tels que l'éther de pétrole (voir au début de cette étude).

sur des filtres à la dose de 112 litres par mètre carré et par jour donnèrent un effluent limpide, légèrement coloré en vert et imputrescible. L effluent de la précipitation chimique donne, par filtration sur sable à la dose de 112 litres par mètre carré et par jour, une eau aussi bien épurée.

Les eaux résiduaires d'une autre usine furent suffisamment épurées par sédimentation puis filtration sur lits de sable au taux de 560 litres par mètre carré et par jour. Les eaux de lavage de laines avaient été privées de leurs graisses avant leur mélange avec les autres eaux.

Épuration des eaux de l'Espierre, Roubaix-Tourcoing (Nord).

L'Espierre (¹) est un petit ruisseau qui prend naissance près de Mouveaux, passe au-dessous de Tourcoing et, contournant Roubaix, va se mêler au Trichon, autre ruisseau venu de Blanc-Sceau. Il se transforme, pendant la traversée de Roubaix, en un véritable égout à ciel ouvert, collectant toutes les eaux ménagères et industrielles de cette ville. Avant de se jeter dans l'Escaut, l'Espierre est encore grossi, jusqu'à la frontière, du Barchem, qui reçoit les eaux de Tourcoing et de Mouscron. C'est précisément à ce confluent qu'a été installée l'usine épuratoire de Grimonpont.

Bien qu'ayant un débit propre très faible, ce ruisseau, à de certaines heures, a un courant très rapide par suite de l'afflux des eaux résiduaires industrielles. Le volume quotidien qui était estimé, il y a une dizaine d'années, à 30 000 mètres cubes, est actuellement au minimum de 50 000 mètres cubes et on doit prévoir une augmentation momentanée portant le débit à 100 000 mètres cubes par jour.

Ces eaux sont très souillées et on comprend aisément que leur apport dans l'Escaut, en Belgique, y produise une conta-

---

(¹) J. ARNOULD. La protection des cours d'eau et des nappes souterraines contre la pollution par les résidus industriels. *Rapport au Congrès international d'hygiène*, Paris, 1889.

E. ROLANTS, La question de l'épuration des eaux de l'Espierre, *Revue d'hygiène*, 1903.

C. GRIMPRET, ingénieur des Ponts et Chaussées. *Rapport au Congrès d'hygiène et d'assistance à Tourcoing*, 1906.

mination qui ne commence à s'atténuer qu'aux environs de Gand. Aussi, depuis plus de 50 ans, les communes belges riveraines de l'Escaut ont-elles vivement protesté auprès du gouvernement français pour amener une amélioration à cet état de choses.

En 1887, à la suite d'un décret du Président de la République, la création d'une usine épuratoire fut décidée à Grimonpont et la construction, d'après les plans de M. Gruson, alors ingénieur en chef, et Devos, ingénieur ordinaire des ponts et chaussées, fut terminée en 1889.

. Les eaux de l'Espierre sont des eaux d'égout d'un caractère tout spécial, car elles se composent surtout d'eaux industrielles parmi lesquelles les eaux de peignage de laine représentent environ un tiers du volume total. Le tableau suivant ne donne qu'une idée approchée de la composition de ces eaux, car elle change à tout moment.

TABLEAU 1. — **Eaux de l'Espierre.**

Moyenne des analyses faites quotidiennement pendant 7 jours consécutifs en juillet 1881.

Par litre.

Matières grasses	1gr,080	2gr,220
— organiques	1gr,140	
Sulfate de sodium.	0gr,250	
Chlorure de sodium.	0gr,190	
Carbonate de sodium	0gr,240	
— potassium.	1gr,180	
— calcium	0gr,700	2gr,228
Silice, alumine, fer	0gr,660	
Azote organique.	0gr,090	
— ammoniacal.	0gr,008	
— nitrique	0	
Résidu sec		4gr,448

L'usine d'épuration de Grimonpont se trouve à 4 kilomètres de Roubaix et à 700 mètres de la frontière belge. Elle est construite au bord du canal dans lequel se jette l'Espierre et est entourée de vastes terrains d'une superficie de 8 hectares 54 ares.

Cette usine est agencée de telle manière que tous les essais d'épuration chimique peuvent y être tentés. Les eaux y arrivent et reçoivent une quantité de réactif chimique variable suivant leur degré de pollution, puis sont dirigées dans une

série de grands bassins où le précipité obtenu se rassemble.
On décante alors les eaux claires qui sont conduites au canal
et les boues sont mises à sécher sur les terrains attenant à
l'usine ([1]).

Des expériences nombreuses ont été entreprises à Grimonpont; on peut les diviser en quatre séries principales :

1° Le premier réactif et le plus employé fut la *chaux* dont
l'usine est outillée pour produire la quantité nécessaire.
L'épuration obtenue avait été jugée suffisante dans les essais
faits devant la Commission internationale de 1896. Mais cette
épuration est d'un prix élevé; elle est en outre très imparfaite.

TABLEAU II. — **Précipitation par la chaux.**
Résultats par litres.

	MATIÈRES EN SUSPENSION		RÉSIDU SEC A 100°		PERTE AU ROUGE MATIÈRES ORGANIQUES		RÉSIDU MINÉRAL		MATIÈRES ORGANIQUES EN ACIDE OXALIQUE	
	Eau brute	Eau épurée	Eau brute	Eau épurée	Eau brute	Eau épurée	Eau brute	Eau épurée	Eau brute	Eau épurée
De 6 h. du matin à 6 h. du soir. .	2ᵍʳ,006	0ᵍʳ,516	5ᵍʳ,860	2ᵍʳ,344	2ᵍʳ,046	0ᵍʳ,938	1ᵍʳ,844	1ᵍʳ,406	1ᵍʳ,260	1ᵍʳ,050
De 6 h. du soir à 6 h. du matin. .	1ᵍʳ,018	0ᵍʳ,432	3ᵍʳ,256	1ᵍʳ,928	1ᵍʳ,501	0ᵍʳ,575	1ᵍʳ,754	1ᵍʳ,353	1ᵍʳ,400	1ᵍʳ,050
Moyenne.	1ᵍʳ,512	0ᵍʳ,474	3ᵍʳ,558	2ᵍʳ,136	1ᵍʳ,773	0ᵍʳ,785	1ᵍʳ,785	1ᵍʳ,380	1ᵍʳ,300	1ᵍʳ,050

La décantation n'était pas toujours très bonne et, ce qui fut
plus grave, on ne parvenait pas à se débarrasser des boues
produites par la précipitation. Ces boues sont sans valeur
comme engrais, car leur destruction est très lente dans la
terre qu'elles colmatent et, de plus, leur dessiccation pour en
permettre l'enlèvement était très difficile. Enfin on reprochait
à l'effluent une alcalinité propre au développement des
microbes de putréfaction. Le tableau II résume les résultats
obtenus ([2]).

[1] Voir la description donnée par M. Devos dans les comptes rendus des
travaux du *Congrès international d'hygiène de Paris*, 1889, p. 685.
[2] Les tableaux II, III et IV nous ont été obligeamment communiqués,

2° En 1894, MM. A. et P. Buisine proposèrent l'emploi du *sulfate ferrique* à 60°. On obtint ainsi une bonne précipitation et des boues qui, sèches, contenaient 30 pour 100 de graisses (dont 60 pour 100 saponifiables). Les analyses de l'effluent des bassins de décantation sont rapportées dans le tableau III.

TABLEAU III. — **Précipitation par le sulfate ferrique.**

Résultats par litres, eau précipitée.

	MATIÈRES EN SUSPENSION	RÉSIDU SEC	PERTE AU ROUGE	RÉSIDU MINÉRAL	MATIÈRES ORGANIQUES EN ACIDE OXALIQUE
Maximum .	1ᵍʳ.006	3ᵍʳ,121	1ᵍʳ,770	1ᵍʳ,351	0ᵍʳ,425
Minimum..	0ᵍʳ,096	1ᵍʳ,512	1ᵍʳ,054	0ᵍʳ,300	0ᵍʳ,010
Moyenne. .	0ᵍʳ,261	1ᵍʳ,966	1ᵍʳ,400	0ᵍʳ,566	0ᵍʳ,211

Mais l'emploi de ce réactif s'étant généralisé chez les industriels entre deux séries d'expériences, la teneur en graisses saponifiables tombait à 19 pour 100 environ, tout à fait insuffisante.

3° MM. Delattre proposèrent ensuite un procédé basé sur l'emploi de l'*acide sulfurique* étendu, qui déplace les acides gras des savons contenus dans les eaux de peignages et les précipite en même temps que les autres graisses et toutes les matières en suspension.

Les eaux additionnées de réactif étaient abandonnées à la décantation, puis écoulées au cours d'eau. Le dépôt boueux, sans dessiccation préalable, était alors traité dans des appareils spéciaux par la benzine ou un dissolvant analogue. La solution de matières grasses était distillée, la benzine récupérée et il restait comme résidu la graisse brute. La boue dégraissée était facilement passée au filtre-presse et les tourteaux obtenus étaient vendus comme engrais.

Les essais effectués à Grimonpont furent loin de donner les résultats annoncés par les inventeurs et firent ressortir en définitive le prix de l'eau épurée au taux excessif de 0 fr. 07

en 1903, par MM. Gruson et Bienvaux, alors inspecteur et ingénieur des ponts et chaussées.

par mètre cube. Ils furent abandonnés. Les résultats d'épuration sont résumés dans le tableau IV.

TABLEAU IV. — **Précipitation par l'acide sulfurique.**

Résultats par litres.

	MATIÈRES EN SUSPENSION		RÉSIDU SEC A 100°		PERTE AU ROUGE MATIÈRES ORGANIQUES		RÉSIDU MINÉRAL		MATIÈRES ORGANIQUES EN ACIDE OXALIQUE	
	Eau brute	Eau épurée	Eau brute	Eau épurée	Eau brute	Eau épurée	Eau brute	Eau épurée	Eau brute	Eau épurée
Maximum . .	3ᵍʳ,702	0ᵍʳ,576	8ᵍʳ,706	3ᵍʳ,172	3ᵍʳ,503	1ᵍʳ,508	2ᵍʳ,236	1ᵍʳ,949	1ᵍʳ,750	1ᵍʳ,200
Minimum. . . .	0ᵍʳ,504	0ᵍʳ,050	2ᵍʳ,068	1ᵍʳ,456	0ᵍʳ,800	0ᵍʳ,655	1ᵍʳ,268	0ᵍʳ,821	0ᵍʳ,950	0ᵍʳ,100
Moyenne.	1ᵍʳ,654	0ᵍʳ,226	3ᵍʳ,596	2ᵍʳ,516	1ᵍʳ,816	0ᵍʳ,885	1ᵍʳ,780	1ᵍʳ,631	1ᵍʳ,287	0ᵍʳ,799

Expériences de l'Institut Pasteur. — Nous avons fait, nous-mêmes, quelques essais au laboratoire en 1903, pour déterminer les quantités moyennes d'acide sulfurique, de chaux et de sulfate ferrique nécessaires pour obtenir, non pas l'épuration, mais une bonne clarification. Nous avons employé l'acide sulfurique à 53° Bé, la chaux éteinte et le sulfate ferrique du commerce. Les résultats obtenus sont résumés dans le tableau V.

Ces essais portent sur des mélanges d'eaux prélevées d'heure en heure pendant les journées des 15, 16, 17 et 18 mars 1903. Ces jours ont été choisis pour montrer les différences que peut présenter la composition de ces eaux. Le tableau V ne mentionne que les résultats obtenus avec les quantités de réactif ayant donné la meilleure clarification.

Dans toute précipitation chimique, il y a un rapport déterminé entre la matière à précipiter, la quantité de cette matière et la proportion de réactif pour obtenir la meilleure élimination. Ainsi dans la convention proposée par MM. Delattre aux villes de Roubaix et Tourcoing, il était stipulé que la dose d'acide serait de 1 kilogramme par mètre cube d'eau et on voit que nous avons dû dépasser cette dose sauf pour le dimanche où l'eau de l'Espierre ne contenait pas d'eaux de

TABLEAU V.

Résultats en grammes par mètre cube.

		SAMEDI 15	DIMANCHE 16	LUNDI 17	MARDI 18
Eau brute	Matières en suspension. . . .	1540	289.5	1694	2047
Épuration par l'acide sulfurique.	Quantités d'acide à 53° B. ajoutées.	1417	502	1417	1791
	Acide libre après précipitation, en SO_4H^2.	560	80	540	520
	Matières en suspension après 1 heure de repos.	158	102	216	218
	Matières grasses obtenues	502	»	615,5	793,5
Épuration par la chaux.	Quantités de chaux éteinte ajoutées.	3500	2500	4500	4000
	Matières en suspension après 1 heure de repos.	246	84,8	315	561
	Matières grasses obtenues	420	»	505	616
Épuration par le sulfate ferrique.	Quantités de sulfate ferrique ajoutées	1000	600	1100	1200
	Matières grasses obtenues.. . .	441	»	812	875

peignage. Avec cette dose convenue nous avons obtenu les résultats suivants :

	15 mars	17 mars	18 mars
Matières en suspension par mètre cube.	182 gr.	269 gr.	287 gr.
— grasses obtenues —	422 gr. 5	559 gr.	585 gr.

Les eaux décantées ne contenaient alors que des traces d'acide libre, tandis que celles mieux clarifiées en contenaient un trop grand excès.

Après le traitement par la chaux, même à la dose optimum, les matières en suspension entraînées sont en trop grande quantité : de plus, les eaux sont très alcalines.

Par contre, le sulfate ferrique donna d'excellents résultats : l'effluent est neutre et ne contient plus de matières en suspension.

La précipitation par la chaux fournit le moins bon rendement en matières grasses. Il est vrai que les graisses ainsi obtenues sont très peu colorées et semblent, au premier aspect, plus utilisables. Les graisses à l'acide sont vert foncé, celles au sulfate ferrique sont fortement colorées en rouge par les savons de fer.

Nous concluions, à cette époque, que l'on peut obtenir une bonne clarification par l'emploi d'un réactif chimique, tel que le sulfate ferrique, mais que l'épuration proprement dite était loin d'être parfaite.

4° M. Bienvaux, ingénieur chargé du service, reprit les essais à la *chaux*, mais au lait de chaux concentré utilisé jusqu'alors, il substitua un lait extrêmement dilué de façon qu'il ne contienne plus en suspension que des particules très fines de chaux. Il put ainsi diminuer considérablement les quantités de chaux employées et obtenir de meilleurs résultats. Au lieu de 2 à 5 kilogrammes par mètre cube, il montra qu'il suffisait de 400 à 500 grammes de chaux.

Après le départ de M. Bienvaux, son successeur, M. Grimpret, a entrepris, sur la demande de M. Dron, maire de Tourcoing, une série d'expériences à Tourcoing même, par la méthode proposée par M. Bienvaux, mais sur les eaux de peignages seules, non diluées par les eaux pluviales, les eaux ménagères et les autres eaux industrielles. Après quelques tâtonnements, dus à la grande concentration des eaux (12 grammes de résidusec par litre), il obtint un effluent jaune ne contenant que très peu de matières en suspension et toutes les graisses étaient entraînées dans les boues.

L'évacuation des boues est le problème le plus difficile à résoudre. Des essais de calcination faits à l'usine à gaz de Tourcoing donnèrent un gaz plus éclairant que le gaz ordinaire mais d'un prix de revient plus élevé que ce dernier, parce que les sous-produits (coke, goudron, brai, etc.), qui constituent une des principales ressources des usines à gaz, n'existent pas si on emploie ces boues.

Celles-ci, étant très riches en matières organiques compo-

sées en majeure partie de graisses et de savons, sont très
combustibles. Des essais effectués avec des gazogènes ont
montré que le poids de boues nécessaires pour obtenir un
cheval-heure peut être évalué à 1 kilogramme environ. Les
cendres peuvent être utilisées, car on y rencontre tous les éléments de la chaux hydraulique.

D'après les dernières expériences sur l'épuration des eaux
de peignages traitées dans les conditions indiquées ci-dessus,
le prix de revient du mètre cube ne doit pas dépasser, pour
l'installation complète, $0^{fr},025$ en comptant l'amortissement
du capital de premier établissement en 50 années, évalué à
1 200 000 francs et en négligeant les diverses sources de revenus : gaz pauvre, cendres, etc.

On a proposé enfin une méthode d'épuration plus complète,
car si la précipitation par la chaux permet d'obtenir un liquide
bien clarifié et d'éliminer les matières grasses, l'eau traitée
contient encore une forte quantité de matières organiques
putrescibles. Cette méthode consisterait à traiter séparément
les eaux de peignages de laine par la chaux, l'effluent de cette
première opération serait réuni aux eaux ménagères et aux
autres eaux industrielles et épuré par les procédés biologiques
artificiels. On ne peut songer à l'irrigation culturale dans une
région surpeuplée comme celle qui environne les villes de
Roubaix et de Tourcoing.

Cette méthode a été expérimentée à Tourcoing en 1906 où,
d'une part, M. Grimpret fut chargé de traiter les eaux de peignages de laines seules comme il a été rapporté plus haut,
d'autre part les eaux ménagères et industrielles furent épurées
dans une installation établie sur nos indications (¹) et analogue
à celle de la station expérimentale de la Madeleine. Des deux
côtés les résultats obtenus montrèrent que la solution est
ainsi possible. Il semble bien probable, en effet, que le mélange de l'effluent des eaux de peignages traitées par la chaux
avec les autres eaux usées pourra être épuré facilement par
les lits bactériens.

(¹) Nous avons donné la description et les plans de cette station dans le
II° volume de ces *Recherches*, page 185, et les résultats III° volume, p. 108.

Épuration des eaux résiduaires de Verviers
(Belgique).

Le problème de l'épuration des eaux résiduaires de Verviers présente des difficultés tout à fait comparables à celles qu'offre l'épuration des eaux de l'Espierre.

La Vesdre reçoit à Verviers 36000 mètres cubes d'un mélange d'eaux résiduaires d'usines et de tout-à-l'égout. Les eaux résiduaires industrielles collectées par le canal dit « des Usiniers » représentent à elles seules un débit moyen de 23000 mètres cubes par jour. Leur composition est assez variable suivant la marche du travail industriel, mais d'après les renseignements qui nous furent fournis en 1901 par M. le Dr Malvoz, de Liége ([1]), et par MM. Delattre ([2]), elles renferment environ 512 grammes de matières organiques par mètre cube, et elles forment dans le lit de la Vesdre des masses épaisses de boues grasses que le travail naturel des microbes n'arrive pas à détruire.

Ces eaux proviennent en grande partie des lavoirs à laines, et d'usines de carbonisage.

En 1901, à la demande de M. le gouverneur de la province de Liége, nous avons effectué des expériences pour voir si l'épuration bactérienne, seule ou combinée à la précipitation chimique, était applicable aux eaux de Verviers ([3]).

Nous avions d'abord posé en principe que l'épuration devait comprendre :

1° La séparation de matières inertes entraînées (sables, pierres, charbon, fragments de métaux) ;

2° La précipitation ou la solubilisation et la dégradation des matières organiques ;

3° La destruction des germes microbiens pathogènes.

([1]) E. Malvoz, E. Proost et P. van Pée. Étude chimique et bactériologique des eaux de la Vesdre. *Ann. de la Société médico-chirurgicale de Liége*, juin 1889.

([2]) *Étude sur l'épuration des eaux d'égout de la ville de Verviers.* Brochure publiée par la Société d'épuration par les procédés Delattre. — Imp. Le Bigot, 1901.

([3]) Dr A. CALMETTE et E. ROLANTS. Sur l'application des procédés d'épuration biologique aux eaux résiduaires de Verviers. *Revue d'hygiène*, août 1901.

L'oxydation simple sur lits bactériens aérobies est absolument inapplicable aux eaux chargées de matières grasses.

La fermentation anaérobie en fosses septiques, suivie d'un double passage des eaux effluentes en lits bactériens aérobies, donna des résultats très peu satisfaisants. Les expériences furent faites dans les conditions variées, d'abord avec un jour seulement de fermentation anaérobie dans une fosse septique en pleine activité ; ensuite en prolongeant la fermentation pendant deux fois vingt-quatre heures. L'effluent de la fosse septique était traité successivement par deux passages de deux heures chacun sur des lits de scories. Les eaux du canal des Usiniers s'épurèrent très mal : elles sortaient des lits bactériens dégrossies mais non épurées.

De plus, ces eaux détériorent promptement les lits bactériens, et les scories s'obstruent par suite de l'accumulation de graisses infermentescibles à leur surface.

Nous avons, par comparaison, traité de la même manière les eaux d'égout de Verviers non mélangées avec les eaux du canal des Usiniers. Celles-ci, après vingt-quatre heures de fermentation en fosse septique, et après deux passages en lits bactériens de contact, se sont débarrassées de 85 pour 100 environ de la matière organique et de 30 pour 100 de la matière albuminoïde, qu'elles renfermaient.

En même temps que nous poursuivions ces expériences, MM. Delattre, les inventeurs d'un procédé de traitement des eaux de peignages dont nous avons parlé plus haut, faisaient à Verviers des essais d'application de leur méthode aux eaux de cette ville.

Nous donnons ci-dessous les quantités moyennes de réactifs employés ainsi que les précipités et leur composition.

Mélange précipitant employé par mètre cube	Canal des Usiniers	Égouts	Mélange 2/3 canal 1/3 égout
Sulfate ferrique.	550 gr.	360 gr.	480 gr.
Acide sulfurique à 53°.	250 gr.	»	170 gr.
Résidu sec obtenu par la précipitation chimique par mètre cube.	1088 gr.	438 gr.	847 gr.
Contenant graisse %.	28 gr. 15	8 gr. 74	22 gr.
— azote %.	2 gr. 96	2 gr. 26	2 gr. 70

Les analyses de MM. Delattre sur les eaux brutes et précipitées ont donné les résultats suivants :

	EAU DU CANAL DES USINIERS		EAU DES ÉGOUTS	
	BRUTE	PRÉCIPITÉE	BRUTE	PRÉCIPITÉE
	gr.	gr.	gr.	gr
Extrait à 110° . . . . par litre	0,794	0,998	0.250	0,420
Matière organique.	0,286	0,094	0,109	0,070
Matière minérale	0,508	0,904	0.141	0,550
Matières en suspension totales.	0.362	»	0,528	»
— — organiques.	0,226	»	0,224	»
— — minérales.	0,156	»	0,504	»
— organiques en oxygène.	0,0687	0,0271	«	0,026
Réactif précipitant par m³ :				
Sulfate ferrique	»	681,0	»	340,0
Acide sulfurique à 55°. . . .	»	285,0	»	»

Des échantillons d'eaux précipitées nous furent envoyés par
MM. Delattre.

Ces eaux, renfermant encore une proportion assez élevée de
matières organiques, étaient putrescibles. Cependant, elles
peuvent s'épurer très facilement par passages sur lits bactériens de contact, comme le montrent les résultats moyens
que nous avons obtenus.

EN MILLIGRAMMES PAR LITRE		MATIÈRE ORGANIQUE EN OXYGÈNE		AZOTE AMMONIACAL	AZOTE ALBUMINOÏDE	NITRATES
		EN SOLUTION				
		acide	alcaline			
Canal des Usiniers.	Eau brute.	59,0	48,0	4.2	1,05	2,0
	Effluent du lit de 1er contact.	7,2	9,0	1,42	0,50	10,5
	— 2e —	5,1	5,2	0,36	0,28	18,0
Égouts.	Eau brute.	24,0	26,0	10,2	1,54	5,5
	Effluent du lit de 1er contact.	5,5	5,3	4,5	0,187	29,0
	— 2e —	1,9	2,9	0,48	0,20	53,0
Mélange 2/3 et 1/3.	Eau brute.	29,0	21,0	5,55	0,07	4,0
	Effluent du lit de 1er contact..	5,6	4,7	2,1	0,25	16,5
	— 2e —	4,3	5,0	0,55	0,21	51,5

Nous avons remarqué aussi à cette époque que la précipitation obtenue par l'addition d'une quantité convenable du réactif proposé, sulfate ferrique ou acide sulfurique, permet *au laboratoire* l'élimination complète des germes. Nous pensons cependant qu'il n'en serait pas tout à fait de même dans la pratique du traitement de grands volumes d'eau, mais il y a lieu de penser que le nombre serait réduit dans des proportions considérables.

En 1904, *M. Schoofs* ([1]) a repris les essais d'épuration des eaux du canal des Usiniers par les méthodes biologiques, fosse septique et lits bactériens de contact. Il a pendant un mois utilisé ces eaux seules, puis pendant trois mois et demi un mélange de 2/3 de ces eaux et 1/3 d'eau d'égout. La durée de séjour en fosse septique amorcée par des matières fécales a été de 1 à 5 jours, le plus souvent 3 jours. La durée de contact sur les lits bactériens a été de 2 heures.

La teneur en matières grasses et autres, solubles dans l'éther, a varié de $0^{gr},0924$ à $1^{gr},4244$ par litre. Par l'aspect et l'odeur, la fosse septique n'a paru fonctionner qu'au bout du vingt-sixième jour. L'ammoniaque y augmentait, mais, par contre, l'azote albuminoïde diminuait, les matières dissoutes totales diminuaient de même que les matières solubles dans l'éther.

Dans les effluents des lits bactériens, on constatait une diminution de l'oxydabilité, celle des matières grasses a été variable et quelquefois assez importante. Les nitrates n'ont apparu qu'à la fin des essais; la présence de nitrites n'a été constatée pour le lit de premier contact qu'après trois mois et pour le lit de deuxième contact qu'après deux mois; ces derniers étaient plus abondants que les nitrates. L'auteur donne les conclusions suivantes :

1° Si l'épuration biologique des eaux résiduaires de l'industrie de la laine n'a pas fourni une eau absolument limpide et à l'abri de tout reproche, tout au moins nous avons obtenu un produit qui n'était plus susceptible de subir la décomposition putride.

2° Les lits de coke n'ont pas été obstrués par les matières grasses pendant toute la durée de nos essais.

([1]) *La Technologie sanitaire*, 15 octobre 1904.

5° Le passage successif par deux lits d'oxydation paraît nécessaire.

Conclusions.

La diversité des méthodes employées pour épurer les eaux résiduaires de peignages de laine montre combien, dans la plupart des circonstances, le problème est difficile à résoudre.

Dans les usines peu importantes, le volume des eaux résiduaires étant relativement faible, l'épuration chimique est suffisante, lorsque l'effluent doit être rejeté dans un égout de ville ou dans une rivière à grand débit. On peut pratiquer la récupération des graisses par un des procédés que nous avons décrits, mais l'effluent doit être ensuite traité par la chaux pour neutraliser l'eau et précipiter une partie des impuretés. Cette dernière précipitation est toujours facilitée et rendue plus efficace par l'addition de sulfate ferrique. Dans d'autres cas, on précipite simplement par un lait de chaux dilué; les boues séchées peuvent être brûlées ou traitées dans un appareil gazogène.

Les grandes usines sont généralement placées au centre des agglomérations enserrées par les habitations de leur nombreux personnel. De plus, elles doivent évacuer chaque jour un volume d'eau considérable : ainsi deux usines de Roubaix produisent journellement, l'une 1650 mètres cubes et l'autre 4200 mètres cubes d'eaux résiduaires. Il est généralement difficile d'installer dans un espace relativement restreint les appareils nécessaires à une épuration réelle, sauf pour le procédé par évaporation qu'il serait très souhaitable de voir se répandre, car il résoudrait le problème de la façon la plus heureuse au point de vue hygiénique.

Nous pensons aussi qu'il sera toujours plus pratique et plus économique d'épurer chimiquement les eaux de peignages de laines avant leur mélange avec les eaux d'égouts de ville, l'épuration de ces dernières devenant une opération relativement simple.

L'épuration chimique, ou plutôt le traitement des eaux résiduaires pour en retirer les produits utiles et marchands,

serait obtenue plus facilement et avec de meilleurs résultats
dans une usine centrale avec un personnel spécialisé, dirigé
par un ingénieur compétent. A cette usine centrale qu'il conviendrait d'organiser sous la forme coopérative, devraient être
reliés par des canalisations à faible section tous les peignages
qui seraient ainsi débarrassés du travail de récupération.
L'effluent des bassins de précipitation chimique devrait être
limpide, neutre ou légèrement alcalin avant d'être mélangé
aux eaux d'égout. L'exécution d'un tel projet nécessitera sans
doute des frais assez considérables de premier établissement
à cause de la longueur des canalisations et des dispositifs de
pompage indispensables dans les villes non accidentées
comme Roubaix et Tourcoing. Mais son adoption s'imposera
nécessairement dans un avenir prochain.

La clarification par voie chimique des eaux de peignages
réalisera déjà une amélioration considérable de la salubrité
des cours d'eau, et suffira sans doute à mettre fin aux réclamations incontestablement justifiées du gouvernement belge
en ce qui concerne l'Espierre, et à celles des propriétaires
riverains de la Vesdre et de l'Ourthe en aval de Verviers.

CHAPITRE XVII

ÉPURATION DES EAUX RÉSIDUAIRES INDUSTRIELLES

Épuration des eaux résiduaires de raffineries de pétrole (¹).
— Une enquête a été faite en Galicie par le gouvernement au
sujet de l'épuration des eaux résiduaires des raffineries de
pétrole. Dans le district de Drohobyer, on a constaté que
22 raffineries de pétrole évacuaient leurs eaux dans le fleuve
Tysmienica, sans aucune épuration, et causaient ainsi de
graves dégâts dans les champs et les prairies situées en aval.
Cette situation avait entraîné de nombreux procès. Pour y
mettre fin, on a obligé les industriels raffineurs à remettre un
projet donnant la description exacte des dispositifs d'épuration des eaux résiduaires, basés sur la quantité de pétrole
brut travaillé par jour, la quantité journalière d'eau à utiliser
et les quantités d'eaux résiduaires acides et d'eaux de lessi-
vages produites par jour. Les bassins de clarification doivent
être construits en matériaux étanches (ciment, béton, murs
en briques, etc.)

Les eaux résiduaires doivent être divisées en deux parties.
La première comprend les eaux de refroidissement, de condensation, et les eaux qui se séparent par distillation du pétrole
brut. Ces eaux, peu contaminées, sont conduites par des
canaux couverts dans au moins deux ou plusieurs bassins
placés au point le plus bas de la fabrique. Ces bassins doivent contenir la quantité journalière de ces eaux, augmentée
du volume correspondant à une pluie de 40 à 50 millimètres,

(¹) D'après Wielezynski. *Petroleum*, 1910, 5ᵉ année, p. 1237 et *Wasser und
Abwässer* T. III, p. 555.

les eaux de pluie venant se joindre à ce premier groupe
d'eaux résiduaires. Il est nécessaire de prévoir des dispositifs
de filtration sur chiffons de laine pour retenir le pétrole : ces
filtres doivent de temps à autre être remplacés et nettoyés.
Après ce traitement, les eaux du premier groupe peuvent être
évacuées dans les rivières ou servir de nouveau à la fabrication. Une petite raffinerie (moins de 2000 wagons de pétrole
brut par an, ne faisant que la benzine et le pétrole) utilise par
jour 0,5 à 0,6 mètre cube d'eau par 100 kilogs d'huile brute,
dont 25 pour 100 pour le raffinage et 75 pour 100 pour le
refroidissement et la condensation. Les raffineries moyennes
(2000 à 4000 wagons avec fabrication de tous les dérivés du
pétrole) utilisent 2 à 3 mètres cubes d'eau par jour et par
100 kilogs d'huile brute. Des grosses raffineries (plus de 4000
wagons) utilisent 1,5 à 2 mètres cubes d'eau par 100 kilogs,
dont 24 pour 100 pour l'alimentation des chaudières, 18 pour
100 pour le raffinage du pétrole, 7 pour 100 pour le raffinage
des huiles et 51 pour 100 pour le refroidissement et la condensation. Pendant le travail, on perd environ 15 pour 100 de
ces dernières eaux. Ces chiffres peuvent servir de points de
repère pour le calcul de la dimension des bassins pour les
eaux du premier groupe.

Les eaux résiduaires du second groupe sont les eaux de
raffinage qui renferment beaucoup de substances nuisibles et
notamment : 1° des acides provenant a) du raffinage du pétrole
et de la benzine, b) du raffinage des huiles, c) du traitement
de la paraffine; 2° des eaux acides provenant du lavage du
pétrole, de la benzine et des autres huiles légères; 3° des
lessives carbonatées sodiques, du lavage des fûts et de tous
les produits.

1° Les acides doivent être réunis, quand ils sont assez
fluides, dans des bassins en fonte, ouverts; on les dilue à
50 et 55 degrés Baumé avec de l'eau et on les abandonne au
repos jusqu'à ce que la masse goudronneuse se rassemble à
la surface. Ce goudron peut être utilisé comme combustible,
en mélange avec de la sciure de bois ou de la poudre de
charbon, ou servir à la préparation de l'asphalte; les acides
dilués sont achetés par les fabriques d'engrais. Il est recom-
mandable de prévoir une évacuation de goudrons et des acides

dans des monte-jus, afin de pouvoir les envoyer au moyen de l'air comprimé dans leurs réservoirs spéciaux. Si les acides ne sont pas assez fluides et forment un goudron épais, on peut les mélanger directement avec de la chaux, des cendres de charbon, du charbon en poudre, de la sciure de bois ou de la tourbe et les brûler.

Quand les acides dilués qui restent après la séparation du goudron ne peuvent pas être vendus ou utilisés, on doit s'en servir en partie pour la neutralisation des lessives carbonatées sodiques dont nous avons parlé plus haut. Ce qui reste doit être envoyé par un tuyau bien étanche dans deux bassins en fer ou en bois recouvert de plomb ou dans deux réservoirs en ciment, placés sous terre. On y neutralise les acides par une quantité suffisante de chaux ou de lait de chaux; on enlève les goudrons qui se séparent, et le liquide est envoyé à la clarification. Les dispositifs de clarification de ce liquide consistent en deux séries de chambres en enfilade : l'eau y arrive au niveau du sol; l'écoulement se fait au contraire à hauteur du niveau du liquide. Les deux séries doivent pouvoir fonctionner simultanément ou isolément. La séparation des huiles minérales et des matières en suspension s'effectue dans ces chambres. Dans les dernières, on dispose un filtre de coke et de tourbe maintenue par les tamis; l'eau traverse ce filtre de bas en haut. La dernière chambre porte encore un filtre de tourbe ou mieux de chiffons de laine, pour retenir les dernières traces d'huile. Le nettoyage de ces chambres et de ces filtres doit avoir lieu de temps à autre. Les eaux purifiées se réunissent dans un bassin commun où elles se mélangent à toutes les autres eaux épurées de la fabrique et notamment à celles du premier groupe. Ce bassin doit être précédé d'une fosse à boues, et il doit être muni près de l'orifice de sortie d'un séparateur destiné à retenir les dernières traces d'huile. La contenance totale de toutes ces chambres et bassins doit représenter, pour les moyennes et les grandes raffineries, 4 à 6 fois le volume résiduel à traiter par jour. Les eaux acides peuvent ainsi rester 4 à 6 jours dans les dispositifs d'épuration et se dépouiller de tous produits nuisibles. Dans tous les cas l'écoulement d'eau épurée qui sort des appareils de clarification ne doit pas dépasser un litre à la seconde.

2° et 3°. Les eaux de lavage acides ou carbonatées sodiques doivent être réunies dans deux bassins au moins, placés sous terre, dans lesquels arrive un tuyau de vapeur pour mélanger la masse et la chauffer. Il est bon de placer ces bassins dans le voisinage des autres dispositifs d'épuration. Si les eaux de lavages acides ne sont pas en quantité suffisante pour neutraliser les eaux carbonatées sodiques et décomposer les savons de pétrole qu'elles contiennent, on y ajoute, comme nous l'avons vu plus haut, les acides de raffinage dilués et recueillis après séparation du goudron, de manière à avoir finalement une réaction nettement acide. On fait alors bouillir jusqu'à ce que la masse savonneuse soit complètement décomposée et l'émulsion claire. On décante la couche superficielle d'huile et on fait couler l'eau encore un peu acide dans les chambres de clarification que nous avons décrites plus haut. Dans les grandes raffineries, il peut être utile de faire une installation spéciale pour les eaux acides et une autre installation pour les eaux carbonatées sodiques : dans ce cas, la deuxième installation doit comprendre également 2 à 3 chambres munies de filtres en pierre calcaire poreuse, où s'effectue la neutralisation complète : on peut également ajouter un peu de lait de chaux. Là encore, la vitesse d'écoulement de l'eau épurée ne doit pas dépasser un litre à la seconde.

Le degré d'épuration des eaux doit être le suivant : l'eau ne doit présenter aucune trace visible d'huile minérale, être parfaitement claire, donner une réaction légèrement alcaline au papier tournesol et ne pas contenir plus d'un demi-gramme par litre de matières minérales dissoutes et en suspension (ce dernier chiffre semble trop bas).

Les boues extraites des bassins doivent être mises à l'abri des pluies qui pourraient entraîner des substances nuisibles.

Les raffineries de pétrole peuvent employer d'autres dispositifs d'épuration que ceux qui précèdent, à condition de soumettre leur projet à l'approbation de l'administration publique.

Épuration des eaux résiduaires de laiterie par l'épandage [1]. — D'après une enquête faite auprès de propriétaires de laiteries, l'épandage serait une excellente méthode d'épuration

[1] D'après le *Molkereizeitung*, *Hildesheim*, 1910, n°ˢ 9 et 11.

des eaux résiduaires de cette industrie. Les sols légers, sablonneux, sont les meilleurs; une décantation préalable dans des bassins de maçonnerie donne ordinairement de bons résultats en diminuant les mauvaises odeurs de l'épandage. Il est bon de munir les orifices de déversement des bassins de grillages destinés à retenir les matières flottantes. Le terrain d'épandage doit être très grand et bien préparé. Pour éviter les mauvaises odeurs, on peut, deux ou trois fois par semaine, additionner l'eau de quelques kilogrammes de chlorure de chaux, ou bien ajouter un peu de chaux dans les bassins de décantation. Sur les prairies d'épandage croissent de l'herbe, du trèfle, et aussi des arbres.

Épuration des eaux résiduaires des mines[1]. — L'examen des procédés employés en Westphalie pour l'épuration des eaux résiduaires des mines (eaux de lavage de charbon et de coke) montre qu'il n'est pas rationnel d'épurer ces eaux en mélange avec les eaux ménagères des colonies de mineurs, car on se trouve conduit à adopter, pour les bassins de décantation, des dimensions très considérables.

Il est indispensable de séparer complètement ces eaux résiduaires de mines des autres eaux résiduaires putrescibles. Pour le traitement spécial des eaux de mines (eaux de lavage de charbon et de coke), Köhne recommande l'emploi du système Imhoff Lagemann, qui a pour objet la séparation des fines particules de charbon en suspension dans l'eau. Les eaux sont envoyées dans des bassins de décantation dont le fond est muni d'un drainage. Les tuyaux de ce drainage s'ouvrent en dehors des bassins et restent fermés pendant la période de sédimentation; on les ouvre seulement pour la dessiccation de la boue (brevet Imhoff Lagemann). La boue fine ainsi séparée dans les bassins de décantation peut ainsi, d'après Muller, être traitée sur des lits spéciaux en scories, munis d'un drainage inférieur, sur lesquels les boues se dessèchent. On peut utiliser avec avantage l'air comprimé pour envoyer les boues sur ces lits.

[1] D'après Köhne. *Glückauf*. 1909. p. 1907-1915 et *Wasser und Abwässer*, t. III, p. 547, et d'après Muller. *Glückauf*. 1910. p. 1571 et *Wasser und Abwässer*. t. III, p. 348.

Pour les eaux résiduaires qui proviennent de la fabrication de l'ammoniaque (5000 mètres cubes par 100 tonnes d'ammoniaque produite), Köhne préconise la clarification dans des bassins spéciaux, où se déposent les boues calciques et le traitement ultérieur de l'effluent décanté, en mélange avec les eaux résiduaires ménagères.

Épuration des eaux résiduaires des fabriques de cellulose ([1]). — Les fabriques allemandes de cellulose ont produit en 1908. 545 013 tonnes de cette substance, et le rapide développement de cette industrie a eu pour conséquence une forte contamination des cours d'eau par les eaux résiduaires de ces usines. La fabrication se fait par cuisson du bois à haute température et sous pression avec une solution aqueuse de bisulfite de chaux; elle produit, comme eaux résiduaires, principalement les lessives de cuisson et les eaux de lavage de la cellulose. Ces lessives, ainsi que les premières eaux de lavage sont très riches en matières organiques, car elles en renferment 75 à 90 grammes par litre. Dans la plupart des fabriques on leur fait subir une épuration qui consiste à retenir les dépôts dans des bassins de décantation, après récupération partielle de l'acide sulfureux, puis à refroidir les lessives, à les neutraliser par la chaux et à les envoyer dans des bassins de précipitation. Cette méthode n'élimine pas les matières organiques dissoutes, dont la présence occasionne ultérieurement de graves contaminations des cours d'eau. Leur déversement détermine d'abondants développements d'algues qui envahissent entièrement les petits ruisseaux et sont même très appréciables dans les grands fleuves tels que le Mein, le Rhin et l'Elbe. Ces végétations aquatiques se décomposent bientôt et les phénomènes de putréfaction peuvent anéantir toute la flore et toute la faune des eaux dans le voisinage. On peut rendre cet inconvénient moins grave en évacuant ces eaux en plein courant, au milieu du fleuve; mais des expériences sont encore nécessaires pour reconnaître si ces eaux très diluées n'ont pas encore une action nuisible.

L'épuration biologique est impossible avec ces eaux, même

([1]) D'après Pritzkow. *Vierteljahrsschr. f. Gerichtl. Medizin u. öff Sanitäts-wesen, dritte Folge*, XL, 1910. p. 145 et *Wasser und Abwässer*, t. III, p. 349.

sous forte dilution; peut-être des expériences entreprises sur l'épuration biologique de ces eaux mélangées avec des substances très aisément putrescibles conduiraient-elles à des résultats satisfaisants. D'autres méthodes de traitement ont été expérimentées, principalement dans le but d'utiliser les matières que renferment ces eaux résiduaires : récupération du soufre, utilisation des matières organiques comme combustible, préparation de tourteaux après élimination des matières nuisibles et notamment des sulfites, emploi comme engrais en mélange avec des scories de déphosphoration, utilisation pour abattre la poussière des rues, fabrication d'alcool au moyen des sucres que renferment ces eaux (méthode déjà réalisée en Suède), préparation de matières colorantes, etc. Toutes ces méthodes ont encore besoin d'être étudiées avant de pouvoir entrer dans la pratique courante.

Épuration des eaux résiduaires de sucrerie (Fabrique d'Obodowka-Podolie)[1]. — Les eaux résiduaires de la fabrique de sucre sont épurées par épandage sur les champs d'irrigation qui fonctionnent déjà depuis trois ans à la plus grande satisfaction.

La fabrique transforme environ 50 000 000 kilogrammes de betteraves pendant une campagne, ou 350 000 kilogrammes par jour.

La surface des champs d'épandage est de 10 hectares environ divisés en quatre sections de deux hectares et demi chacune. Ces champs se trouvent éloignés de la fabrique de deux kilomètres et sont situés 57 mètres au-dessus du terrain de la fabrique.

Les eaux résiduaires sont portées sur les champs au moyen de pompes. A part les eaux de lavage des betteraves, toutes les autres eaux de la fabrique sont épurées et répandues sur les champs comme celle des diffuseurs des fosses, de pulpes, de lavage de CO^2, des filtres-presses, des W.-C., du lavage de la fabrique, etc., les eaux de lavage des betteraves sont introduites comme étant inoffensives dans des bassins de décantation situés près de l'usine où la terre et les autres mal-

---

[1] Douzinski. *Union des Services municipaux techniques et des travaux publiés.* Déc. 1910. p. 15.

propretés mécaniques se déposent. Ces eaux passent ensuite par des filtres de pierre à chaux, de coke et de sable et s'écoulent dans une rivière.

Toutes les autres eaux résiduaires mélangées avec la boue des filtres-presses (qui représentent 11,5 pour 100 du poids des betteraves) par des mélangeurs spéciaux se trouvant à côté des pompes, sont portées par des pompes dans les bassins de décantation du champ d'irrigation installés sur le point le plus élevé de ce champ. On compte trois bassins de décantation, dont les dimensions sont de $60 \times 30 \times 4$ mètres.

Ces bassins sont en partie creusés dans le sol et en partie on a surélevé leurs bords à cause des conditions locales (les champs d'irrigation ont une légère pente).

Les bassins sont remplis d'eaux résiduaires successivement; d'abord le 1, ensuite le 2 et finalement le 3. Au fur et mesure du remplissage des bassins de décantation et après que la boue s'est déposée, les eaux résiduaires épurées se déversent au moyen des bras flottants (vannes à flotteurs) dans le canal principal d'où l'eau se répand par son trop-plein sur les champs d'irrigation.

Les dimensions du mélangeur pour mélanger la boue avec les eaux résiduaires, qui sert en même temps de réservoir pour la pompe, sont : 3 m. $\times$ $2^m,3$. L'agitateur tourne vingt fois à la minute avec une force de 3/446. La pompe qui se trouve dans la fabrique même est à double effet et dans une position horizontale.

Comme la boue arrive avec les eaux résiduaires dans les bassins de décantation, ces bassins doivent être nettoyés en été après la campagne. Cette boue des bassins est enlevée et transportée sur les champs de betteraves comme engrais. Si la boue est bien séchée par le soleil, elle tombe en poussière et peut être répandue sur les champs comme engrais au moyen des machines à ensemencer. L'installation a été exécutée d'après les plans du directeur de la fabrique, Mathieu Ciechomsky.

L'installation comporte donc schématiquement :

Un canal collecteur de refoulement des eaux de la pompe dans les bassins de décantation ;

3 bassins de décantation ;

Un canal principal qui conduit les eaux dans les quatre sections de filtration ;

Des canalisations mettant en communication ces trois bassins ;

Trois bras flottants (ou sortes de vannes à flotteur).

En dehors du pompage, toute l'installation fonctionne automatiquement et donne des résultats très satisfaisants.

CHAPITRE XVIII

Détermination de l'oxydabilité des eaux d'égout et des effluents épurés.

La détermination de l'oxydabilité est la méthode généralement employée pour évaluer approximativement la quantité
de matière organique que contient une eau d'égout. Nous
avons déjà exposé toutes les réserves qu'il faut faire dans
l'interprétation des résultats ainsi obtenus [1].

M. Bonjean a proposé, pour arriver au même but, de déter
miner le *pouvoir réducteur* et *fixateur* qui, selon lui, présente
la plus grande importance au point de vue des nuisances que
les eaux d'égout peuvent entraîner dans les cours d'eau
(asphyxie des poissons et des végétaux, odeurs, etc.). Pour
cela il emploie l'action exercée par l'iode sur les substances
réductrices et organiques globales contenues dans les eaux.

En présence de certaines matières organiques telles que
les matières albuminoïdes, les peptones, les graisses, les
huiles, les tanins, etc., l'iode forme des combinaisons soit
par juxtaposition, soit par substitution, dans lesquelles il est
impossible de déceler directement sa présence. Ces matières
organiques fixent ainsi des quantités d'iode variables avec la
nature même de la substance et avec la température. C'est
ainsi que les matières albuminoïdes fixent plus d'iode que les
substances gélatineuses et que les quantités d'iode fixé sur
les matières albuminoïdes sont plus élevées à chaud qu'à
froid.

D'autre part, l'iode, en sa qualité d'oxydant, réagit en pré-

[1] E. Rolants. *Analyse des eaux d'égout*, Masson et Cⁱᵉ, 1908, p. 51.

sence de l'eau sur les produits réduits tels que l'hydrogène sulfuré, l'acide sulfureux, les sulfites, les sulfures et les sulfhydrates, l'ammoniaque, les amines, etc., en fixant l'hydrogène.

Or, tous ces produits existent dans les matières qui se déversent dans les eaux d'égouts : urines, matières fécales, substances grasses, gélatineuses, lait, etc., ou prennent naissance au cours du processus de la putréfaction et de la régression des matières organiques.

L'iode, comme le permanganate de potassium, réagit sur un certain nombre de substances à l'exclusion d'autres.

M. Bonjean donne la technique suivante [1] :

« 100 centimètres cubes de l'eau résiduaire à analyser sont additionnés de 10 centimètres cubes de solution d'iode dans l'iodure de potassium à 1 gramme d'iode par litre.

« Après dix minutes de contact à la température atmosphérique, on verse 10 centimètres cubes d'une solution d'hyposulfite de soude correspondant exactement volume à volume à la liqueur d'iode (environ $2^{gr},100$ d'hyposulfite cristallisée par litre) ; on ajoute 1 centimètre cube d'une solution d'amidon soluble à 2 pour 100 et on évalue la quantité d'iode absorbé avec la solution titrée d'iode, jusqu'à virage bleu ou violacé.

« Le nombre des dixièmes de centimètre cube de solution d'iode employés pour obtenir le virage représente en milligrammes la quantité d'iode absorbé par un litre de l'eau résiduaire.

« Lorsque les eaux résiduaires sont alcalines, il est nécessaire de les neutraliser, ce qui s'effectue très facilement après la détermination alcalimétrique : les solutions alcalines absorbent en effet de l'iode, mais, dans les proportions d'alcalinité des eaux résiduaires des agglomérations, la quantité d'iode absorbé par les carbonates alcalino-terreux est très faible.

« Les eaux pures qui possèdent une alcalinité de 500 milligrammes en carbonates alcalino-terreux, ce qui est le cas général des eaux calcaires, absorbent 2 milligrammes d'iode par litre. »

---

[1] M. Bonjean avait donné auparavant une technique un peu différente que nous avions essayée en 1908. Voir ces *Recherches*, 4ᵉ volume, p. 119.

Cette détermination, qui peut être facilement effectuée sur place, donne, d'après M. Bonjean, une indication immédiate sur certaines matières organiques et principalement sur les corps essentiellement et immédiatement réducteurs, lesquels sont particulièrement nocifs pour les poissons.

Nous avons déterminé, pendant six semaines consécutives, l'oxygène absorbé en 4 heures et le pouvoir réducteur (indice d'iode Bonjean) tant sur les eaux brutes et les effluents des fosses septiques que sur les effluents des lits bactériens de la station de La Madeleine. Les moyennes par semaine sont données dans le tableau ci-contre; elles ont été reportées en

Moyennes par semaine.

Résultats en milligrammes par litre.

	Du 4 au 9 juillet	Du 10 au 16 juillet	Du 17 au 23 juillet	Du 24 au 30 juillet	Du 31 juillet au 6 août	Du 7 au 11 août
Oxygène absorbé en 4 heures.						
Eau brute	69,9	64,6	69,5	65,9	58.5	68,0
Fosses septiques.	56,6	51,7	51,5	47,7	48,9	51,1
Lits bactériens A et B. . . .	10,2	9,9	10,9	10,4	9,3	9,8
— N° 1	17,1	15,8	15,9	14,7	12,8	15,4
— N° 2	20,3	20,7	25,8	21,7	20,4	23,1
— N° 6	15,9	13,8	15,5	15,4	11,5	11,6
Indice d'iode (Bonjean).						
Eau brute	175	166	188	182	171	185
Fosses septiques.	155	152	129	129	145	141
Lits bactériens A et B. . . .	17	16	17	17	16	17
— N° 1	29	24	21	25	19	19
— N° 2	39	31	37	41	38	47
— N° 6	26	19	22	22	18	20

partie dans les courbes permettant plus facilement la comparaison. Nous avons limité ces courbes aux résultats concernant les eaux brutes, l'effluent des fosses septiques, l'effluent des lits bactériens A et B le mieux épuré et l'effluent du lit bactérien n° 2 le moins épuré.

La comparaison peut être faite de deux manières : d'abord

ce qui frappe en premier à l'observation des courbes, ce sont **les variations et leur amplitude.** Pour l'eau brute et l'effluent des lits A et B, l'allure générale des courbes est sensiblement

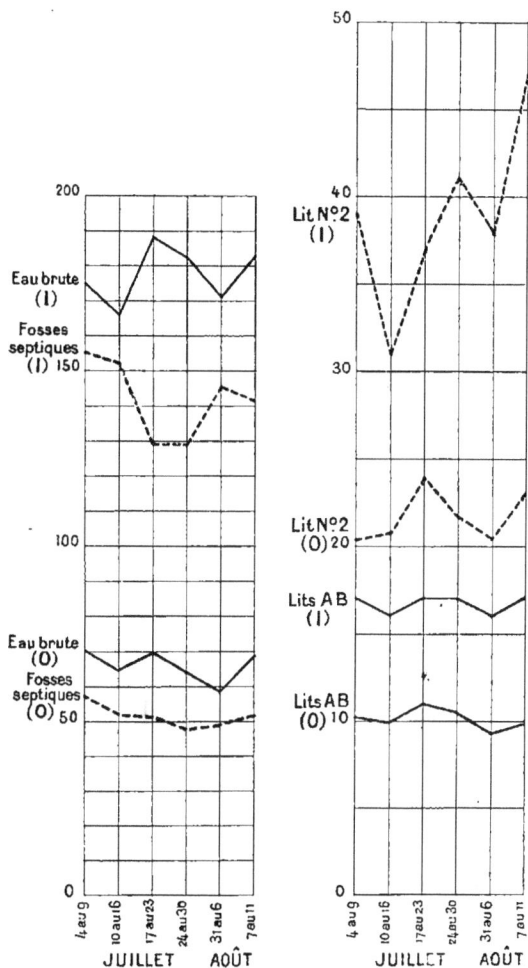

Graphique n° 14. — Comparaison des résultats des déterminations de l'oxygène absorbé en 4 heures (O) et de l'indice d'iode (I).

la même, les variations ne sont pas toujours aussi importantes mais elles sont dans le même sens. Il n'en est pas de même pour l'effluent des fosses septiques et celui du lit n° 2 :

les variations de l'indice d'iode sont beaucoup plus grandes
que celles de l'oxygène absorbé en 4 heures et à des augmentation pour l'un peuvent correspondre des diminutions pour
l'autre. Il semble bien que les deux réactifs employés, iode et
permanganate de potassium n'agissent pas sur les mêmes
corps ou avec la même intensité.

Si maintenant nous calculons le rapport existant entre les
résultats moyens de la durée d'expérience trouvés pour l'oxygène absorbé et l'indice d'iode, nous obtenons les rapports
$\dfrac{1}{0}$ suivants :

Eau brute.   2,7
Effluent des fosses septiques.   2,7
   —   des lits A et B..   1,7
   —   du lit n° 2. . . , ...   1,8

Nous voyons donc apparaître une nouvelle donnée, et par-
tant de ce fait que dans l'eau pure les résultats qu'on obtiendrait par les deux méthodes seraient très voisins, ou presque
nuls, on peut avancer que, meilleure est l'épuration, plus bas
sera le rapport entre l'oxygène absorbé en 4 heures et l'indice
d'iode. Comme ces deux déterminations sont très simples et
faciles, nous allons les introduire dans nos analyses journalières et nous pourrons étudier, sur une période de longue
durée, si cette donnée se vérifie, ce qui permettrait probablement d'avoir une opinion très rapide sur le fonctionnement
d'une station d'épuration d'eaux d'égout.

Le contrôle bactériologique de l'épuration des eaux d'égout ([1]).

Dans un travail lu à l'Illinois Water Supply Association,
Loederer et Frank Bachmann ont étudié quelles indications
peuvent donner les analyses bactériologiques dans les différentes phases de l'épuration des eaux d'égout. Il faut d'abord
avouer que sur ce sujet, la bactériologie est encore peu avan-
cée : il y a encore beaucoup à apprendre concernant les phé-

([1]) *Engineering Record*, 22 juillet 1911, p. 89.

nomènes dus à la vie des infiniment petits dans les eaux
d'égout, et ceux qui résultent de la pullulation de quelques
organismes plus élevés dans les filtres. La bactériologie est
aujourd'hui utile à ce sujet, principalement lorsqu'on doit
désinfecter les effluents ou seulement les amener à un haut
degré de pureté. En d'autres termes, c'est lorsque l'épuration
des eaux d'égout se rapproche de la purification des eaux de
consommation que les méthodes bactériologiques sont importantes. L'importance indiscutable du contrôle bactériologique, pour la purification de l'eau potable qui consiste principalement à éliminer les germes de maladies infectieuses,
peut difficilement être exagérée ; cependant le point essentiel
sur lequel insistent les hygiénistes produit inévitablement
une opinion incorrecte de son utilité dans le cas de l'épuration des eaux d'égout, dans les conditions présentes.

Dans la plupart des cas, on recherche dans l'épuration des
eaux d'égout la réduction ou l'élimination des matières
putrescibles de l'eau brute pour que l'effluent ne puisse
causer aucune nuisance. Il n'est pas question de les transformer en eaux potables, et pour vérifier l'opération, l'analyse
chimique apporte plus de renseignements que l'analyse bactériologique. Lorsque le résultat chimique est seul désiré,
comme dans ce cas, il est particulièrement intéressant de
voir si les méthodes bactériologiques utiles pour le contrôle
de la purification de l'eau, ne causent pas une perte de temps,
sur laquelle MM. Loederer et Bachmann insistent en prenant
une station type comprenant des chambres à grilles, des
bassins de décantation, des filtres à percolation à gros matériaux et des bassins de sédimentation de l'effluent. En aucun
point la destruction des bactéries n'est obtenue, quoique
l'effluent final montre beaucoup moins de germes que l'eau
brute. La retenue des bactéries est en fait simplement acces-
soire et due principalement à l'entraînement par les matières
en suspension. Dans les fosses septiques il y a d'abord
accroissement des germes, suivi d'une diminution lorsque
l'action septique se produit, de sorte qu'il est ridicule évidemment d'appuyer un jugement sur l'efficacité de la fosse
par la numération des germes. La numération dans l'effluent
des bassins de sédimentation est de plus de valeur, quoique

les déterminations chimiques de la destruction de l'azote organique et des matières carbonées soient de première importance.

En dehors de ce fait que les résultats chimiques sont plus désirés que les résultats bactériologiques dans les stations d'épuration des eaux d'égout, les auteurs montrent les défauts des méthodes de recherches des germes microbiens. Il est impossible, sans une grande dépense, d'analyser bactériologiquement un assez grand nombre d'échantillons pour montrer l'efficacité d'un traitement, tandis que le prélèvement d'échantillons pour des analyses chimiques comparables est beaucoup plus simple.

Les difficultés rencontrées sont très nombreuses. On doit comparer le nombre de germes contenus dans les différents effluents avec celui de l'eau brute. On prendra au moins 3 échantillons de cette dernière et 3 échantillons à chaque partie de la station, aux heures plus avancées, pour montrer les changements qui s'opèrent. Ces échantillons seront prélevés avec une attention sérieuse des détails apparemment peu importants. Il est extrêmement difficile, en fait pratiquement impossible, de faire ce travail comme il devrait l'être, ce qui est une source d'incertitudes sur la signification des résultats obtenus.

Les échantillons prélevés la nuit sont gardés dans une glacière; de même pendant le jour, ils ne sont mis en plaque qu'après un certain temps. Les auteurs montrent par des exemples que ces pratiques faussent les résultats. Dans un cas le séjour des échantillons au laboratoire a fait accroître le nombre des germes de 85 000 à 105 000 en 2 heures et 550 000 en 24 heures, tandis que le séjour dans la glacière a réduit le nombre de 125 000 à 55 000 en 2 heures et à 10 000 en 24 heures. L'effluent d'un filtre à percolation gardé au laboratoire a montré un nombre de germes croissant de 20 500 à 31 000 en 2 heures et à 52 000 en 24 heures. A la glacière, le nombre a diminué de 22 000 à 18 000 en 2 heures et à 9 000 en 24 heures. Ces changements, qui sont typiques et non extraordinaires, montrent combien les numérations sont difficiles à établir sérieusement.

Un autre point sérieux mis en lumière par les auteurs est

la variation constante dans des périodes brèves du nombre des bactéries des eaux d'égout. Les bactéries se trouvent principalement dans les grosses particules en suspension et il est pratiquement impossible de répartir uniformément ces matières dans l'eau et de les garder ainsi. Un grand nombre d'expériences a montré qu'il est impossible de faire une numération comparable de germes même à des intervalles très courts comme de minute en minute. Une eau d'égout contient 70 000 germes à un certain moment, 120 000 la minute suivante, 170 000 quatre minutes et 85 000 six minutes plus tard. Les mêmes variations se rencontrent à toutes les phases de l'épuration. Par exemple les numérations faites sur des échantillons d'effluent de filtre à percolation prélevées de minute en minute ont donné : 16 500, 15 500, 18 500, 15 500, 15 500, 9 000, 9 000, 12 000, 12 000 et 12 500.

Devant de telles variations diminuant l'exactitude du travail bactériologique, les auteurs protestent, comme bactériologistes, contre l'importance donnée aux numérations de germes pour juger du travail effectué dans une station d'épuration d'eaux d'égout.

Détermination d'un coefficient de sécurité dans le fonctionnement pratique des installations d'épuration d'eaux d'égout [1].

Il est particulièrement utile de pouvoir apprécier suivant des règles précises la valeur de différents projets présentés pour une installation d'épuration d'eaux résiduaires, et de ne pas se borner à l'examen du côté financier de la question. Il est d'ailleurs difficile de comparer entre eux des projets qui ont été établis pour des installations différentes, dans lesquelles les conditions locales de construction et d'épuration peuvent varier beaucoup.

A. Kajel propose une méthode d'appréciation assez ingénieuse et qui peut rendre des services dans l'examen de la

(1) D'après A. Kajel. Gesundheits Ingenieur. 54e année. 1911, n° 7. p. 122.

comparaison des divers projets. Il envisage cinq coefficients différents, qui interviennent dans la valeur pratique d'une installation d'épuration d'eaux résiduaires et dont la somme constitue le coefficient de sécurité pratique de l'installation.

1° La valeur pratique E d'une installation est proportionnelle au volume utile par mètre cube d'eau à traiter par jour. Si J est le volume total utile prévu pour l'installation, A la quantité journalière d'eau à traiter, on a

$$E \text{ proportionnel à } \frac{J}{A}$$

2° La valeur pratique d'une installation est également proportionnelle au volume de matériaux de lits bactériens employé par mètre cube d'eau à traiter par jour. Si O est le volume total des lits bactériens on a donc :

$$E \text{ proportionnel à } \frac{O}{A}$$

3° La valeur pratique d'une installation, sous le rapport de la marche du travail, croît avec la partie du volume de l'installation qui est susceptible d'être séparée des autres parties. Si J_1 représente le volume susceptible d'être séparé des autres parties lors du fonctionnement et J le volume total utile, on a

$$E \text{ proportionnel à } \frac{J_1}{J}$$

Dans le cas le plus favorable ce chiffre $\frac{J_1}{J}$ est égal à 1.

4° La valeur pratique d'une installation, sous le rapport des lits bactériens, dépend de la hauteur de l'espace réservé à l'aération au-dessus du fond et de la partie du pourtour qui est accessible à l'action directe de l'eau. Si h_1 est la hauteur de l'espace réservé à l'aération au-dessus du fond et h la hauteur totale du lit, u_1 la partie du périmètre accessible à l'action de l'eau et u le périmètre total du lit, on a

$$E \text{ proportionnel à } \frac{h_1}{h} + \frac{u_1}{u}$$

5° La valeur pratique d'une installation croît avec le volume réservé pour les boues. On peut compter que ce volume représente environ le quart de celui d'une fosse septique. Si S est le volume réservé pour les boues et A la quantité d'eau à traiter par jour, on a

$$E \text{ proportionnel à } \frac{S}{A}$$

La somme de ces cinq valeurs

$$\frac{J}{A}, \quad \frac{O}{A}, \quad \frac{J_1}{J}, \quad \frac{h_1}{h} + \frac{n_1}{n}, \quad \frac{S}{A}$$

donne un chiffre qui représente la valeur pratique qu'on peut attendre de l'installation projetée. Ce chiffre peut être rapporté au prix demandé et on peut ainsi juger si une installation coûteuse n'est pas plus avantageuse sous le rapport de la valeur pratique et du fonctionnement ultérieur qu'une installation bon marché, ou si inversement il n'est pas plus avantageux de recourir à une installation moins coûteuse.

Voici deux exemples qui indiquent comment ces calculs doivent se faire. Il s'agit de deux projets présentés pour une épuration de 70 mètres cubes par jour.

Projet n° 1. Devis : 17 500 francs.

2 fosses septiques pouvant être isolées l'une de l'autre, à 50 mètres cubes.	100 mc.
1 fosse à sable ne pouvant pas être isolée.	5 mc.
1 lit bactérien en deux parties pouvant être isolées.	90 mc.
Volume total utile J.	195 mc.
Volume J_1 des parties pouvant être isolées.. . . .	190 mc.
Hauteur h_1 de l'espace d'aération au-dessus du fond du lit bactérien.	0m,20
Hauteur totale h du lit bactérien..	1m,60
Périphérie n du lit bactérien.	26m
Partie accessible n_1 pour le nettoyage du fond. .	8m,50
Volume S prévu pour les boues $\frac{100}{4} = 25$ mc.	

Calcul du coefficient de sécurité représentant la valeur pratique de l'installation :

$$E = \frac{A}{J} + \frac{O}{A} + \frac{J_1}{J} + \frac{h_1}{h} + \frac{n_1}{n} + \frac{S}{A} = \frac{195}{70} + \frac{90}{70} + \frac{190}{195} + \frac{0.20}{1.60} + \frac{8.5}{26} + \frac{25}{70}$$

D'où :

$$E = 2.786 + 1.267 + 0.974 + 0.452 + 0.557 = 5.856.$$

Projet n° 2. Devis : 14 000 francs.

2 bassins de décantation, pouvant être isolés à 50 mètres cubes.	60 mc.
1 fosse à sables, ne pouvant pas être isolée.. .	5 mc.
1 lit bactérien, ne pouvant pas être isolé.	115 mc.
Volume total utile J.	180 mc.
Volume J_1 des parties pouvant être isolées. . . .	60 mc.
Hauteur h_1 de l'espace d'aération au-dessus du lit bactérien.	0m,25
Hauteur totale h du lit bactérien.	1m,85
Périphérie u du lit bactérien.	28 m.
Partie accessible u_1 pour le nettoyage du fond. . .	0 m.

Pas de volume S prévu pour le dépôt des boues.

Calcul du coefficient de sécurité représentant la valeur pratique de l'installation :

$$E = \frac{J}{A} + \frac{O}{A} + \frac{J_1}{J} + \frac{h_1}{h} = \frac{180}{70} + \frac{115}{70} + \frac{60}{180} + \frac{0.25}{1,85}$$

D'où

$$E = 2,571 + 1,645 + 0,533 + 0,135 = 4,682.$$

Cette installation moins chère conduit donc à un coefficient de sécurité plus faible : le prix x correspondant à ce coefficient, en prenant pour base le premier projet serait tel que

$$\frac{5,856}{17\,500} = \frac{4,682}{X} \text{ d'où } X = 14\,042 \text{ fr. } 50$$

Ce chiffre correspond bien au prix demandé pour le deuxième projet, et les deux études peuvent être considérées comme identiques au point de vue du prix, le montant plus faible de l'une étant compensé par la diminution du coefficient de sécurité et de valeur qu'il entraîne.

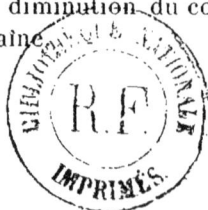

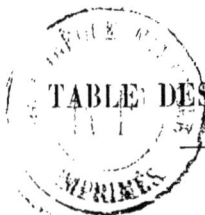

TABLE DES MATIÈRES

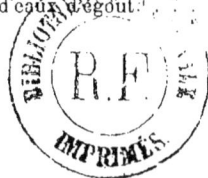

TABLE DES PLANCHES, FIGURES ET GRAPHIQUES

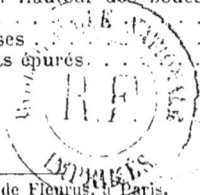

69846. — Imprimerie générale Lahure, 9, rue de Fleurus, à Paris.

www.ingramcontent.com/pod-product-compliance
Lightning Source LLC
Chambersburg PA
CBHW061123220326
41599CB00024B/4145